Regine Wilms

Ergotherapie mit suchtkranken Menschen

Neue Reihe Ergotherapie

Herausgeber:
Deutscher Verband der Ergotherapeuten e.V.

Reihe 1: Fachbereich Psychiatrie
Band 8

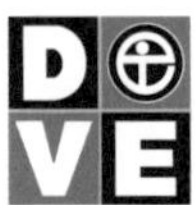

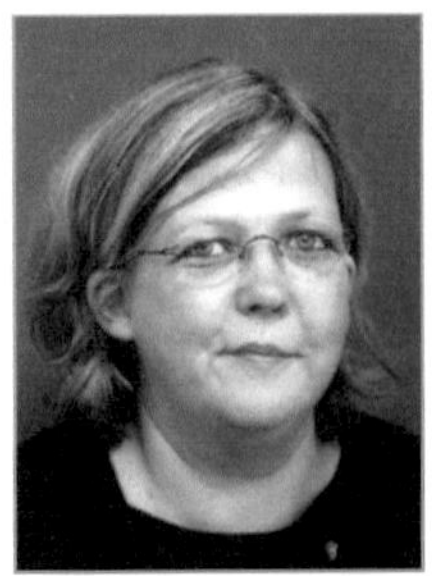

Regine Wilms, Ausbildung zur Ergotherapeutin an der Berufsfachschule in Neumünster. Nach dem Examen 1997 Anstellung an der Fachklinik Bokholt, dort baute sie nach eigenem Ergotherapiekonzept eine ergotherapeutische Abteilung auf, die sich zum Ziel setzt, Reintegrationshilfe in den Arbeitsalltag zu leisten. Ihre ergotherapeutischen Schwerpunkte sind die ausdruckszentrierte Methode, Hirnleistungstraining und Arbeitstherapie mit beruflicher Reintegration. Seit 2000 stellt sie ihr ergotherapeutisches Konzept zur Behandlung Abhängigkeitserkrankter in Veröffentlichungen, Seminaren und Vorträgen bundesweit vor.

Regine Wilms

Ergotherapie mit suchtkranken Menschen

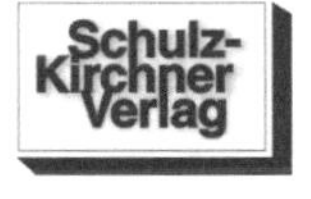

Idstein 2005

Bibliografische Information Der Deutschen Bibliothek
Die Deutsche Bibliothek verzeichnet diese Publikation in der Deutschen Nationalbibliografie; detaillierte bibliografische Daten sind im Internet über http://dnb.ddb.de abrufbar.

1. Auflage 2005
ISBN 978-3-8248-0470-2
Lektorat: Beate Kubny-Lüke
Layout: Susanne Koch
Titelfoto: Regine Wilms, Patientenarbeit zum Thema: „Beziehung"
Umschlagentwurf: Werkstudio.werbung und design GmbH, Düsseldorf

Druck und Bindung: Books on demand, www.bod.de
Printed in Germany

Inhalt

Geleitwort

Schon immer war die „Wiederherstellung der Erwerbsfähigkeit" das zentrale Therapieziel jeder Rehabilitationseinrichtung, so auch in Einrichtungen für Abhängigkeitserkrankte.

Große Einrichtungen für Alkoholabhängige haben oft mehrere Arbeits- oder Ergotherapeuten mit wunderbar eingerichteten Werkstätten, dazu meist auch noch ausgewiesene Kunst- oder Gestaltungstherapeuten. Die Möglichkeiten kleinerer Einrichtungen sind beschränkt.

In den Gründungsjahren der Kliniken arbeiteten die Patienten im Rahmen der „therapeutischen Gemeinschaft".

Gab es Spezialisten, so führten diese meist ein „Ergo-Einzelkämpfer-Dasein", hatten Probleme mit der Regulation des beruflichen Selbstwerts und taten sich eher schwer, den gebührenden Platz im therapeutischen Team einzunehmen.
Für diese Einrichtungen waren „eierlegende Wollmilchschweine" gefordert, professionell, selbstbewusst, innovativ , kreativ, handfest ..., die zur Not auch als „Ergo-Einzelkämpfer" standfest blieben.

Da berufliche Einbindung und persönlicher Erfolg im sozialen Leben eines Patienten besonders wichtige Säulen für eine drogenfreie Lebensführung und geradezu die wichtigsten rückfallverhindernden Faktoren sind, sahen auch wir uns in der „Pflicht", diesen Bereich mit professionellem Know How auszufüllen.

Die in unserer Klinik angebotene Kurzzeittherapie bot eine weitere Schwierigkeit. In einer Zeitspanne von nur 13 Wochen – mit einem gedrängten psycho- und soziotherapeutischen Setting und Patienten mit sehr inhomogener beruflicher Grundlage und individuellen Arbeitsstörungen – eine Ergo- und Arbeitstherapie zu etablieren, die von den Patienten gern angenommen, von den Leistungsträgern akzeptiert und vom Behandlungsteam unterstützt wird, ist sicher keine einfache Aufgabe.

Mit Regine Wilms gewannen wir damals eine Kollegin, die sich sehr schnell den Respekt aller Kollegen erwarb, da sie „die Ärmel aufkrempelte", ihre Ideen umsetzte, ausprobierte, das Team einbezog und – an den Notwendigkeiten von Seiten der Patienten und der Kostenträger orientiert – neue Anforderungen umsetzte.

So hat sie nach ihren Ideen der Ergotherapie in unserer kleinen Einrichtung – einerseits durch die „Ausdruckszentrierte Methode“ und andererseits durch eine umsichtige arbeitstherapeutische Diagnostik und eine an die kurze Verweildauer angepasste Arbeitstherapie – den ihr zustehenden Platz verschafft.

Das vorliegende Buch ist ein Meilenstein auf dem Weg zur Verbesserung des Stellenwerts der Ergotherapie in Einrichtungen für Abhängigkeitskranke.
Es wird angehenden Ergotherapeuten Mut machen, den ihnen zustehenden Platz in den Behandlungsteams einzunehmen und ihnen brauchbare Wege aufzeigen, dem Patienten nützlich zu sein.
Auch für die, die bereits im Berufsleben stehen, werden neue – und vor allem praktisch umsetzbare – Ideen dabeisein.

In dieser Geballtheit und Ausführlichkeit und mit dem besonderen Blick auf die von illegalen Drogen Abhängigen mit ihren besonderen, oft sehr schwierigen Persönlichkeiten ist bisher noch kein ergotherapeutisches Konzept veröffentlicht worden.

Tue erst das Notwendige, dann das Mögliche und plötzlich schaffst Du das Unmögliche. (Franz von Assisi)

Dieser Satz beschreibt einerseits das Vorgehen von Regine Wilms in der Etablierung ihrer Vision von Ergotherapie unter besonderen Bedingungen, andererseits könnte es für viele unserer Patienten einen brauchbaren und hoffnungsstiftenden Sinnspruch abgeben.

Den Leser erwartet eine spannende und innovative Lektüre.

Karin Wied
Ärztliche und therapeutische Leitung der Rehabilitationsabteilung
Fachklinik Bokholt

Einleitung

Die Behandlung Abhängigkeitserkrankter bedarf eines komplexen Hilfesystems, das inzwischen ein breit gefächertes Angebot als Hilfe zum Ausstieg bereit hält. Dieses Buch wendet sich in erster Linie an Ergotherapeuten, die in diesem Bereich meistens alleine, z.T. ohne Kontakt zu Berufskollegen, arbeiten. Obwohl eine Vielzahl von Denk- und Behandlungsansätzen vorgestellt werden, ist das Buch trotzdem maßgeblich von den langjährigen eigenen Erfahrungen in dieser Arbeit geprägt. Denn jedes ergotherapeutische Konzept ist in hohem Maße an die Struktur der behandelnden Einrichtung gebunden.
Die Ergotherapie ist im Suchthilfesystem eine noch randständige und oft wenig konzeptionierte Therapieform. Dies wird sich in den kommenden Jahren sicherlich ändern, da die Kostenträger zunehmend die Bewältigung des Alltags als Indiz dafür nehmen, ob eine Therapie erfolgreich war. Längere Tradition hat die Ergotherapie in der Entwöhnungsbehandlung Drogenabhängiger und Alkoholkranker, hier oft mit dem Schwerpunkt Arbeitstherapie.
Abhängige von illegalen Drogen gelten nicht als Sympathieträger und werden als schwierige Patienten angesehen. Sie werden von der Gesellschaft ausgegrenzt und ihre Krankheit ist schwer zu behandeln. An dieser Stelle sei auf die Schwierigkeiten im Sprachgebrauch hingewiesen. Für diese Krankheit, aber auch für die Erkrankten, gibt es eine Fülle von Bezeichnungen, die unterschiedliche Haltungen deutlich werden lassen:

- Abhängigkeitserkrankte
- Drogensüchtige
- Drogenabhängige
- Konsumenten harter Drogen
- Suchtkranke

Es fiel mir als Autorin schwer, einen einheitlichen Begriff zu benutzen, der Leser wird also die verschiedenen Bezeichnungen wieder finden.
Die Öffentlichkeit verbindet mit Drogensucht Kriminalität, Unehrlichkeit und Betrug. Der Tenor lautet: „Drogensüchtige tragen selbst die Schuld für ihre Sucht!" Am liebsten würde mancher sie einfach ignorieren, sie in ihr anscheinend selbst gewähltes Elend laufen lassen oder gettoisieren. Alle in der Drogenhilfe arbeitenden Berufsgruppen kennen die gesellschaftlichen Ressentiments, die im Übrigen auch die Behandelnden treffen. So ist es für die vielen engagierten Helfer eine fortwährende Anstrengung bei ständig steigenden Erkrankungszahlen (pro Jahr wächst die Anzahl Drogensüchtiger laut WHO um 5%), bei einer chronisch rezidivierenden Krankheit, mit vielen Rückfällen und wenig therapeutischen Möglichkeiten, den Mut und die Perspektive nicht zu verlieren.

Die Behandlung eines Drogenabhängigen dauert lange und fordert ein hohes Maß an Frustrationstoleranz von allen Beteiligten. In der Aneinanderreihung verschiedener Maßnahmen kann die psychosoziale Behandlung bis zu zehn Jahren dauern. Das ist sinnvoll, da nur eine konsequente, langsame Behandlung dauerhaft stabilisierend wirkt.
Trotz hoher Arbeitslosigkeit ist die Wiederherstellung der Erwerbsfähigkeit auch heute noch das Ziel jeder Rehabilitationsbehandlung. Die drogenabhängigen Menschen sind weit entfernt von diesem Ziel und haben sich oft aus jedem sozialen Kontext herauskatapultiert. Aber auch für sie gilt es, ein vollwertiges, selbstverantwortliches Mitglied des sozialen Systems zu werden. Dieses Ziel ist den Kostenträgern von Suchtbehandlungen so wichtig, dass sie sich verpflichtet haben, das zu bezahlen, was der Erreichung dieses Zieles nutzt. Die Fragen, die hierzu geklärt werden müssen, lauten:

- Wie wird ein Drogenabhängiger arbeitsfähig?
- Wie kann er motiviert werden, Verantwortung zu übernehmen?
- Wie entdeckt er wieder den eigenen Wert und den Wert des Lebens? Wie bekommt er wieder Struktur in sein Leben und in seinen Alltag? Wie wird er wieder so handlungsfähig, dass er in vollem Umfang am gesellschaftlichen Leben teilnehmen kann?

Ausstieg aus der Drogensucht ist möglich. Auf unterschiedlichen Wegen finden Menschen den Weg und brauchen dabei Hilfe, mal mehr, mal weniger. Je länger die drogenfreien Phasen werden, desto größer ist die Heilungschance.
Ergotherapie ist eine Therapie, die dem psychisch, sozial oder physiologisch beeinträchtigten Menschen zu Handlungskompetenz verhelfen will, damit dieser wieder seine Rollen in seiner Umwelt und seinem gesellschaftlichen Kontext wahrnehmen kann. Durch zielgerichtetes und reflektiertes Handeln wird in der Behandlung Drogenabhängiger eine Veränderung herbeigeführt.
Die Fragen, denen sich die Ergotherapie bei diesem Klientel stellen muss, heißen:

- Wie kann die Ergotherapie in den Behandlungsplan eines Abhängigkeitserkrankten sinnvoll eingeflochten werden?
- Welche Mittel, Medien, Modelle und Methoden der Ergotherapie sind hilfreich?
- Wann ist Ergotherapie eine wichtige Ergänzung zur Psychotherapie?
- Wann ist sie unverzichtbar, um die Erwerbsfähigkeit wiederherzustellen?

In diesem Buch wird die ergotherapeutische Behandlung in einer Fachklinik vorgestellt, die für das spezielle Setting einer Kurzzeittherapie, d.h. drei Monate stationäre Entwöhnungsbehandlung, konzipiert wurde. Das Besondere an diesem

Konzept ist die Verzahnung von arbeitstherapeutischen sowie ausdrucks- und prozessorientierten Verfahren. Eine weitere Besonderheit ist die konsequente Vermittlung der Klienten in den ersten Arbeitsmarkt unter Berücksichtigung ihrer individuellen Ressourcen und Lebensziele.

Das Konzept wurde von mir über sechs Jahre entwickelt und teilweise evaluiert. Es baut auf einem neuropsychologischen und psychosozialen Verständnis der Suchterkrankung, des Entwöhnungsprozesses sowie auf verschiedenen psychotherapeutischen Modelle auf, die von multiprofessionellen Teams vertreten werden. Das Konzept wurde von mir prozesshaft und systemisch weiterentwickelt und auf dem Hintergrund langjähriger Behandlungserfahrungen immer wieder modifiziert.

Die Fachklinik Bokholt hat etwa 50 Behandlungsplätze. Sie besteht aus einer Entzugsabteilung für Erwachsene und für Kinder- und Jugendliche sowie einer Rehabilitationsabteilung „Kompakttherapie", die als eine von allen Kostenträgern anerkannte Rehabilitationseinrichtung gilt. Die Rehabilitationsabteilung bietet Platz für 22 Abhängige von illegalen Drogen, die nach der stationären Entgiftung drei Monate behandelt werden.

1 Suchterkrankung

1.1 Zur Situation suchtkranker Menschen

Die Zahl der Abhängigen von illegalen Drogen wird im Drogenbericht 2002 der Bundesregierung mit etwa 180.000 bei unbekannter Dunkelziffer angeführt. Die Zahl der Drogentoten ist mit 1.513 angegeben und damit im zweiten Jahr rückläufig. Während die Drogenbeauftragte der Bundesregierung den Rückgang der Drogentoten eindeutig auf den bundesweiten Ausbau der Hilfsprogramme zurückführt, geht sie aber nicht davon aus, dass der Drogenkonsum insgesamt gesunken sei.

Nach Angaben des Bundeskriminalamtes (BKA) sei weiterhin eine Verschiebung von Heroin zu den synthetischen Drogen zu beobachten. Die BRD hat sich zu einem der größten europäischen Absatzmärkte für synthetische Drogen entwickelt. 2002 wurden fast 2.200 kg Kokain und mehr als 3,2 Mill. Ecstasypillen sichergestellt. (s.a. www.BKA.de)

Vor dem Hintergrund dieser Zahlen gibt es ein System der Suchtkrankenhilfe, das neben diesen gesellschaftlichen Problemen die Krankheit des Einzelnen sieht und ihr zu begegnen versucht. Es wird in Kapitel 1.12 ausführlich dargestellt. Im Unterschied zu vielen anderen Erkrankungen wächst die Krankheitseinsicht bei den Suchterkrankten oft sehr spät. Eine Suchterkrankung führt unbehandelt jedoch, meist wegen der körperlichen Folgeerscheinungen, zum Tode. Sie zerstört das Leben und das Denken der Betroffenen, die familiären Beziehungen, die Freundschaften und die Arbeitsfähigkeit. Die Therapiemotivation entsteht erst unter massivem Leidensdruck. Darin unterscheiden sich Abhängigkeitserkrankte nicht wesentlich von anderen Patientengruppen: Auch diese gehen erst zum Arzt, wenn der Leidensdruck für sie selbst zu groß wird und das Leben einschränkt. Bei der Suchterkrankung steht dem individuellen Leidensdruck jedoch ein enormer Krankheitsgewinn gegenüber: Durch die Erkrankung sind positiv erlebte Rauscherlebnisse möglich. Ein Drogenkonsument ist zu einem Vielfachen an Leidensdruck bereit, um darauf nicht zu verzichten. Letzten Endes akzeptiert er lediglich den Tod als Grenze.

Niedergelassene Ärzte stehen der Erkrankung oft hilflos gegenüber. Unzureichendes Fachwissen verhindert eine adäquate Behandlung oder Anbindung an das Drogenhilfesystem. Trotzdem ist die Suchtkrankenbehandlung der Bereich der Medizin, in dem interdisziplinäre Zusammenarbeit verschiedenster Berufsgruppen am erfolgreichsten verläuft.

Ganz unabhängig vom Konsummuster ist die Besonderheit dieser Erkrankung:

- Der hohe Krankheitsgewinn
- Die schlechte Erreichbarkeit der Erkrankten
- Die sich spät entwickelnde Krankheitseinsicht
- Die der Krankheit eigenen Vermeidungs- und Abwehrtendenzen

Die Suchtkrankenhilfe hat sich darauf eingestellt und bietet Anlaufstellen mit unterschiedlich hohen Schwellen und Kommunikationswegen an (s. Kap. 1.12).

1.2 Systematik der Suchtstoffe und Suchterkrankungen

Das Abhängigkeitssyndrom ist eine zyklisch verlaufende biopsychosoziale Erkrankung.
Im „Handbuch der Rauschdrogen" von Schmidtbauer und Scheidt (1997) sind über 100 Substanzen angeführt, die süchtig konsumiert werden können.
Grundsätzlich ist festzuhalten, dass jedes Verhalten des Menschen von der Gewohnheit ins süchtige Verhalten übergehen kann. Man spricht von Sucht, wenn dieses Verhalten die psychosoziale Entwicklung des Individuums beeinträchtigt. Zunächst scheint die Sucht wirklich Erleichterung zu bringen. Irgendwann hat das Suchtmittel den Menschen unter Kontrolle.

Der Konsum bestimmter Stoffe verändert spezifisch psychische Zustände und Prozesse, einfacher gesagt: Jede Droge hat eine andere Wirkung. Zunächst lassen sie sich in stoffgebundene Süchte und nicht-stoffgebundene Süchte unterscheiden.

1.2.1 Stoffgebundene Suchterkrankung

Unter dem Stichwort „Psychische und Verhaltensstörungen durch psychotrope Substanzen" führt die ICD-10, F10-19 zehn Suchtmittel auf. Der Missbrauch von nicht abhängigkeitserzeugenden Substanzen wird unter F55 kategorisiert. Man kann also, stark vereinfachend, drei Hauptgruppen unterscheiden:

1. **Psychostimulantien**
   Hierbei geht es um Stoffe, die psychische Abläufe beschleunigen. Kokain steigert beispielsweise das Selbstkompetenzerleben und führt dann im Entzug zu depressivem Erleben. Ecstasy oder MDMA steigert das Ich-Erleben, die Umwelt wird intensiver gespürt. Koffein und Nikotin wirken anregend und steigern die Reagibilität. In diese Gruppe gehören auch alle anderen Amphetamine.

2. **Psychosedativa**
   Alkohol, Benzodiazepine, Barbiturate, Opiate und Morphine wirken dämpfend, entspannend und sedierend. Gerade am Alkohol wird deutlich, dass diese Mittel auch eine enthemmende Wirkung haben und daher der Dosierung entsprechend auch aktivierend und affektsteigernd wirken können. Je nach Dosierung baut Alkohol zunächst die inneren Anspannungen ab, wirkt in höheren Dosen bei manchen Menschen stark antriebssteigernd, macht oft auch aggressiv. Bei weiterer Dosissteigerung wirkt er wiederum narkotisierend. Darüber hinaus werden viele dieser Mittel als Gegenmittel zu stark aktivierenden Stoffen verwand wie Kokain oder Amphetamine, um beispielsweise wieder schlafen zu können.

3. **Psychotomimetika**
   Hierzu gehören alle Halluzinogene, die psychoseähnliche Zustände hervorrufen: LSD, Pilze, Marihuana, auch Schnüffelstoffe und Psilocybine sowie psychotrope Pflanzen weiten das psychische und sinnliche Erleben aus und lösen mitunter eine Plussymptomatik aus. Bei Jugendlichen sind diese Suchtstoffe verbreitet, da sie billig sind und als z.T. Naturstoffe ungefährlich erscheinen.

1.2.2 Nicht-stoffgebundene Suchterkrankungen

Nicht-stoffgebundene Süchte fallen im Alltag oft nicht auf. Dennoch können sie verheerende Folgen haben für die Familien, für die Gesundheit der Betroffenen und z.T. für deren finanzielle Situation. Klinisch sind bisher nur die Glücksspielsucht und die Esssucht von Bedeutung. Inzwischen werden jedoch weit mehr nicht-stoffgebundene Süchte diskutiert. Die Suchterkrankung äußert sich aber auch hier mit Kontrollverlust, Toleranzentwicklung, dem Verlust der willentlichen Einflussnahme trotz fortschreitender Störung aller sozialen Funktionsfähigkeiten und einem nicht unterdrückbarem Drang zum Konsum. Einige seien hier genannt.

Die Esssucht wird heute eher zu den Zwangserkrankungen gezählt und hat neben allen anderen Konsequenzen einer Suchterkrankung massive körperliche Folgen mit einer hohen Mortalität. Sie wird in psychosomatischen Kliniken behandelt.
Bezeichnend für die Kaufsucht ist, dass gar kein Bedarf für das Gekaufte besteht, die erworbene Ware oft nicht einmal ausgepackt wird. Der Kick ist die Kaufsituation, die für einen Moment die innere Leere füllt.
Die Arbeitssucht ist eine sozial hoch akzeptierte Verhaltensweise, ähnlich dem Alkoholismus. Sie äußert sich beispielsweise in exzessivem Weiterarbeiten trotz negativer Konsequenzen, heimlichen Arbeiten und Unruhezuständen bei nicht verfügbarer Arbeit. Massive familiäre und körperliche Probleme werden in Kauf genommen. Diese treten auf, weil die Arbeitskraft durch Medikamente, Koffein, Alkohol u.a. zwanghaft aufrechterhalten wird.

Für die Glücksspielsucht gibt es inzwischen gute Behandlungsangebote in Fachkliniken. Das ist dringend nötig, da diese zu extremen Belastungen der Familien und deren finanzieller Situation führt. Die Glücksspielsucht ist in den ICD-10 als behandlungsbedürftige Suchterkrankung aufgenommen.
Bei der Internetsucht wird die Kommunikation via Internet wichtiger als die Alltagskommunikation und versetzt den Süchtigen in die permanente Anspannung, etwas zu verpassen. Erste Auffälligkeit ist oft ein massiver Schlafmangel. Gefährlich ist dabei nicht die Nutzung des Internets zur Informationsbeschaffung, sondern der exzessive Aufenthalt in Chatrooms und Computerspiele, die in ihrer Unüberschaubarkeit zum Lebensmittelpunkt werden können.
Kontrovers diskutiert werden die Sportsucht, hier vor allem der Ausdauer- und Extremsport. Runners high ist zu einem geläufigen Begriff geworden, der das rauschartige Gefühl der Schwerelosigkeit beschreibt. Suchtcharakter bekommt die Sportbegeisterung, wenn Verletzungen und gesundheitliche Belastungen missachtet werden und starke Entzugssymptome auftreten.

1.3 Erklärungsmodelle

Sämtliche Versuche, die Entstehung der Drogenabhängigkeit mit einfachen Modellen zu beschreiben, sind bisher fehlgeschlagen. Nur ein multifaktorieller Erklärungsansatz wird dem Krankheitsbild gerecht. Dieser geht von der Interaktion psychischer, sozialer und biologischer Faktoren bei der Entstehung einer Suchterkrankung aus.

Im weitesten Sinne ist Sucht die Bezeichnung für einen zwanghaften Drang, durch bestimmte Reize oder Reaktionen Lustgefühle oder -zustände herbeizuführen. Man spricht dann von einer Sucht, wenn dieser Zwang über längere Zeit fortbesteht und nicht mehr kontrollierbar ist. Dieser so genannte Kontrollverlust führt dazu, dass immer mehr Zeit und Aktivität darauf verwendet wird, Drogen zu beschaffen, zu konsumieren und sich dann davon zu erholen. Mit Hilfe der Sucht, unabhängig davon, ob es sich um eine stoffgebundene oder nicht-stoffgebundene handelt, versetzt sich der Abhängige in eine Scheinwelt, die ihm besser erscheint als die Realität. Wichtige soziale, berufliche, aber auch Freizeitaktivitäten werden zunehmend eingeschränkt. Dies gilt ebenso für den Workaholic wie für den Junkie. Die Scheinwelt, die mit Hilfe des Suchtmittels aufgebaut wird, blendet alles Unangenehme aus. Der Rausch maskiert die momentane Befindlichkeit. Das Suchtmittel wird auch dann weiter eingenommen, wenn eine Vielzahl von Problemen in allen Lebensbereichen auftritt. Im Rausch scheint alles möglich zu sein und der Betroffene hat den Anschein, über volle Handlungskompetenz zu verfügen.

In jedem Rausch liegt paradoxerweise die Sehnsucht nach Freiheit verborgen. Die anhaltende Suche nach Autarkie führt aber in die Isolation. Die darauf folgende Vereinsamung erzeugt dann wiederum den Wunsch nach Bindung und gibt erneut einen Anlass für süchtigen Konsum. Tretter und Müller (2001) haben dieses Wechselspiel in einem Schema (s. Abb. 1) sehr deutlich dargestellt:

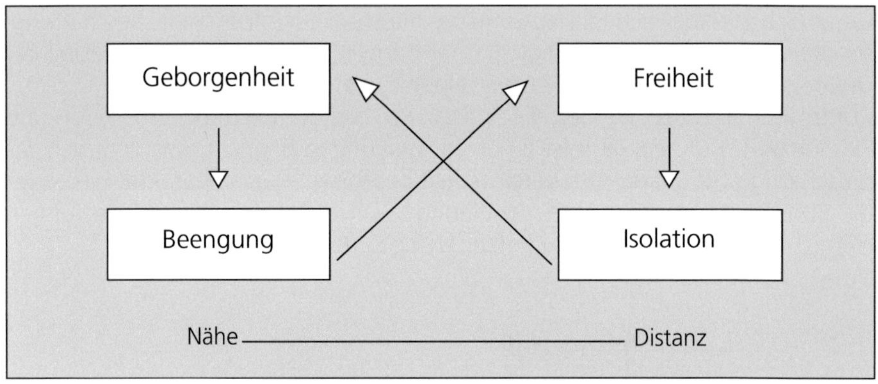

Abbildung 1: Das Wechselspiel der Sucht nach Tretter und Müller (2001, S. 21)

Eine Suchterkrankung ist eine chronisch rezidivierende Krankheit mit unsicherer Prognose. Die Ursachen süchtigen Verhaltens sind nach Feuerlein (1989) drei Bereichen zuzuordnen: dem Mittel, dem Menschen und den sozialen Bedingungen. Abhängigkeit entwickelt sich nur in den seltensten Fällen allein aus dem Konsum des Suchtmittels. Eine wesentliche Rolle spielen:

- die biologische Veranlagung
- die Stressbewältigungsstrategien
- der Umgang mit Konflikten
- das Problemlösungsverhalten
- das soziale Bezugssystem

Als Grundlage der Behandlung ist es wichtig, die Suchterkrankung als eine multifaktorielle Störung zu verstehen. Alle Versuche, für die Sucht einen monofaktoriellen Erklärungsansatz zu finden, sind bisher gescheitert.

Beispiele hierfür sind die Suche nach

- der Suchtpersönlichkeit, speziellen Persönlichkeitsmerkmalen Suchtmittelabhängiger (Platt, 2002). Wie u.a. Ellgring 1990 in einer Metastudie nachwies, ist dies nicht gelungen.
- speziellen biologischen Merkmalen: Vor allem in den USA wurde nach dem Erbfaktor und den biochemischen Grundlagen der Substanzabhängigkeit gesucht. Daraus ist u.a. das Methadonkonzept entstanden (Dole & Nyswander, 1989).
- psychoanalytischen Theorien: Sucht als Symptom einer neurotischen Persönlichkeitsstörung (Bäuerle, 1994).
- soziologischen Theorien: Der Fokus liegt hier auf der Auseinandersetzung des Individuums mit seinem gesellschaftlichen Umfeld (Berger et al., 1980).
- lernpsychologischen Theorien: Beispielsweise das Trias-Konzept nach Kielholz und Ladewig (1973), die vom Zusammenwirken von Person, Umwelt und Droge ausgehen.

Der multifaktorielle Erklärungsansatz der Suchterkrankung geht von einer Interaktion psychischer, sozialer und biologischer Faktoren aus. Faktoren, die bei der Entstehung einer späteren Suchterkrankung eine Rolle spielen, werden im Folgenden aufgeführt. Sie wurden durch Studien belegt, die hier jedoch nicht im Einzelnen aufgeführt werden sollen:

- Hyperaktivität im Sinne einer frühkindlichen Hirnfunktionsstörung
- negatives Selbstwertgefühl schon im jugendlichen Alter
- Fehlen erlernter Strategien zur Konfliktbewältigung
- reduzierte Stress- und Frustrationstoleranz
- reduzierte Selbstkontrolle
- mangelnde Zukunftsorientierung
- Abhängigkeitserkrankung eines Elternteils
- leichte Verfügbarkeit von Drogen im Lebensumfeld
- Grundannahme: „Mit Drogen ist man locker drauf."

Der interessierte Leser findet dazu weitere Ausführungen in dem Buch „Psychologie der Sucht" von Tretter und Müller (2001).
Je mehr dieser Faktoren zusammenkommen, desto wahrscheinlicher wird die Entwicklung einer Abhängigkeit.

In der Therapie wird nicht die Drogensucht als solche behandelt, sondern deren Genese. Zu einem bestimmten Zeitpunkt, unter bestimmten Bedingungen diente die Einnahme der Droge der Entlastung und der besseren Lebensbewältigung.

Hierbei können bestimmte familiäre Konstellationen, Rollenzuweisungen oder widrige soziale Umstände eine wichtige Rolle gespielt haben. Ohne dass hier Veränderungen stattfinden, ist Abstinenz nicht erreichbar! Abhängig von der Dauer der Therapie kann an den Sucht auslösenden Momenten gearbeitet werden, vielleicht sogar an den Traumata, die zu der Beziehungsstörung sich selbst und der Umwelt gegenüber geführt haben. Verschiedene der häufig zentralen Themen in der Therapie der Suchterkrankung sollen im Folgenden kurz benannt werden. Der Abhängigkeitserkrankte schwankt zwischen der Suche nach Beziehung und der Angst davor, dass diese wieder bedrohlich werden könnte. Therapie mit Suchtkranken verfolgt von daher immer die gelungene Begegnung und nie die Manipulation durch therapeutische Techniken. Das hört sich schlicht an, erfordert aber ein Höchstmaß an Selbstreflexion und Wachheit. F. Perls (2002 a und b) sagte einmal, der Neurotiker sei jemand, der das Offensichtliche nicht sieht. In diesem Sinne sollen in einer Suchttherapie Dinge offensichtlich werden, damit der Klient lernt, bisher Verborgenes und Verdrängtes zu sehen.
Abhängige haben es nicht gelernt, Grenzen zu achten: beim Konsum, im Umgang mit dem eigenen Körper und mit der eigenen Seele. Sogar an die Grenze des Todes gehen sie oft erschreckend risikofreudig heran. Grenzenlos gestalten sie auch ihre sozialen Kontakte. In der Grenzenlosigkeit verliert der Süchtige die Kontrolle und erlebt das Gefühl der Ohnmacht. Von daher suchen Suchtkranke auf der anderen Seite nach Grenzen, weil Grenzen Halt und Verlässlichkeit bieten. Drogensucht hat immer einen selbstzerstörerischen, autoaggressiven Charakter. Auch das ist eine Haltung, die bis an die Grenze geht. Wer süchtig ist, ignoriert Grenzen, wohl wissend, dass nur diese ihm Halt geben können.
Die Droge bestimmt das ganze Leben und ersetzt fast alle Grundbedürfnisse:

- „Beziehungen werden unwichtig, mit der Droge geht es mir auch alleine gut."
- „Essen wird unwichtig, weil ich meinen Körper nicht mehr spüre."
- „Es ist egal, ob ich noch zur Arbeit gehe, der Job befriedigt mich lange nicht so wie die Droge."
- „Finanzielle Unabhängigkeit bietet mir das Dealen."
- „Die Wohnung wird unwichtig, weil ich dort nur selten bin, das Geld für die Miete besser in Drogen angelegt ist und es immer irgendwo Unterschlupf gibt."

Der Suchtkranke opfert seine Handlungskompetenzen der Droge. Die Folge dieser reduzierten Auseinandersetzung mit der Realität ist die Schwächung der Ich-Kompetenz mit Störungen der Selbstwertregulation. Wenn ich mir nicht mehr sicher bin, was ich kann, bin ich mir auch meines Wertes nicht mehr sicher. Dieses unangenehme Gefühl verlangt nach Entlastung. Die Selbstbewertung ist gestört und erzeugt eine Selbstunter- und Selbstüberschätzung. Eine andere Entlastung scheint die Vermeidung darzustellen. Als Folge von Vermeidung stellen sich aber zwangsläufig Schuldgefühle ein, die wiederum Druck und Stress machen. Dieser circulus vitiosus führt geradewegs in die Handlungsunfähigkeit. Damit ist die Grundlage für z.B. eine befriedigende Berufsarbeit, aber auch für soziale Kontakte schwer gestört.

Hier sei auf H. G. Petzold verwiesen, der Drogenabhängigkeit als „ ... eine komplexe, somatische, psychische und soziale Erkrankung, die den Menschen in seiner Gesamtheit betrifft und Auswirkungen auf alle Lebensbereiche hat" bezeichnet (Petzold, 1996, 435 f). Als „Säulen der Identität" nennt Petzold Leiblichkeit, soziales Netzwerk, Arbeit und Leistung, materielle Sicherheit, Werte und Sinn. Diese Säulen machen den Lebenszusammenhang des Menschen aus:

- Zur Leiblichkeit gehört das körperliche Wohlbefinden, Sexualität, Gesundheit/ Krankheit oder Kraft.
- Das soziale Netzwerk wird gebildet durch familiäre Bezüge, Freundeskreis, Nachbarn, Rollen, aber auch Verluste.
- Die Säule ‚Arbeit und Leistung' besteht aus Arbeitszufriedenheit, Leistungsfähigkeit, Anerkennung und Anforderungen, die zu erfüllen sind.
- Die materielle Sicherheit ist jedem deutlich als tragende Säule.
- Die Bedeutung von Werten und Normen wird oft, auch in der Behandlung Suchtkranker, übersehen: Wie tragfähig ist mein Menschenbild? Habe ich eine stabile Weltanschauung? Wie verlässlich sind meine Grundüberzeugungen und Haltungen?

Jede dieser Säulen kann im Rahmen der Suchterkrankung an Tragfähigkeit einbüßen und zur Destabilisierung der Identität führen. Dieser Zustand ist für den Menschen beängstigend und drängt nach Auflösung. Je weniger diese Säulen im Rahmen der Suchterkrankung gelitten haben, desto leichter kann an Ressourcen angeknüpft und Stabilität rekonstruiert werden.
Die sozialen Bezüge verändern sich zunehmend. Szene-Kontakte stehen im Vordergrund, während gesunde Beziehungen in den Hintergrund geraten. Diese sind aber von ganz anderen Gesetzen bestimmt als jede gesunde Beziehung, deren Folge der Verlust sozialer Fertigkeiten ist. Es entsteht im Sinne des Lernens am Modell die zwingende Notwendigkeit, die Suchtkrankenbehandlung grundsätzlich als Gruppentherapie durchzuführen. „Spielregeln" einer gelungenen Beziehung wie Konfliktbereitschaft, Ehrlichkeit, Offenheit und Vertrauen müssen wieder geübt und positiv erfahren werden.
Darüber hinaus wird daran deutlich, wie wichtig der Abbruch aller Szene-Kontakte ist. Es ist für viele Suchterkrankte eine enorme Herausforderung und für

alle Betroffenen ein ganz wesentlicher Stabilisierungsfaktor „Clean"- Kontakte aufzubauen.

Ein weiteres Erklärungsmodell der Suchterkrankung bezieht sich auf die Bedürfnispyramide nach Maslow (Maslow, 1994, S. 179ff). Die Befriedigung der Grundbedürfnisse korreliert mit der Motivationslage des Menschen. Maslows Motivationstheorie ist ein einfaches Modell, das die Selbstaufgabe des Abhängigkeitserkrankten auch erklären kann.

Gemäß der Bedürfnispyramide nach Maslow gibt es verschiedene Bedürfnisse, die nach einer bestimmten Rangfolge geordnet sind (s. Abb. 2):

- Auf der untersten Stufe steht die Befriedigung physiologischer Bedürfnisse. Dazu zählen Trinken, Essen, Schlafen, Sexualität.
- Darauf folgt das Bedürfnis nach Sicherheit. Dazu zählen zum einen eher abstrakte Werte wie materielle und berufliche Sicherheit, Lebenssicherheit, zum anderen konkrete Bedürfnisse wie ein Dach über dem Kopf, Versicherungen, Kündigungsschutz, ein Zaun.
- Es folgen soziale Bedürfnisse, dazu zählen z.B. Kommunikation, Partnerschaft, Liebe, Freundschaft, Gruppenzugehörigkeit.
- Auf der nächsten Stufe steht die Anerkennung durch Dritte. Dazu zählen Bedürfnisse des Individuums wie Anerkennung, Geltung (Macht und Einfluss), Selbstachtung.
- Zuletzt kommt das Bedürfnis nach Selbstverwirklichung. Dazu zählen Individualität, Güte, Gerechtigkeit, Selbstlosigkeit (anderen etwas geben).

Maslow geht davon aus, dass das jeweils untergeordnete Bedürfnis befriedigt sein muss, bevor die Motivation entsteht, das nächste höhere Bedürfnis zu befriedigen. Maslow spricht von einer Bedürfnispyramide: Zunächst wollen die physiologischen Bedürfnisse befriedigt sein, dann das Bedürfnis nach Sicherheit, danach das Streben nach Liebe und Zugehörigkeit, gefolgt vom Bedürfnis nach Achtung und zuletzt dem Bedürfnis nach Selbstverwirklichung.
Der Abhängigkeitserkrankte baut diese Bedürfnispyramide quasi von oben nach unten ab. Letztendlich sorgt er auch nicht mehr für seine physiologischen Grundbedürfnisse. Das Streben danach lebt aber weiter in ihm, was ihn zu einem getriebenen Menschen macht.
Nach Maslow stellen auf Dauer unbefriedigte Bedürfnisse und Mangelmotivation eine ernsthafte Bedrohung für die Persönlichkeit dar.

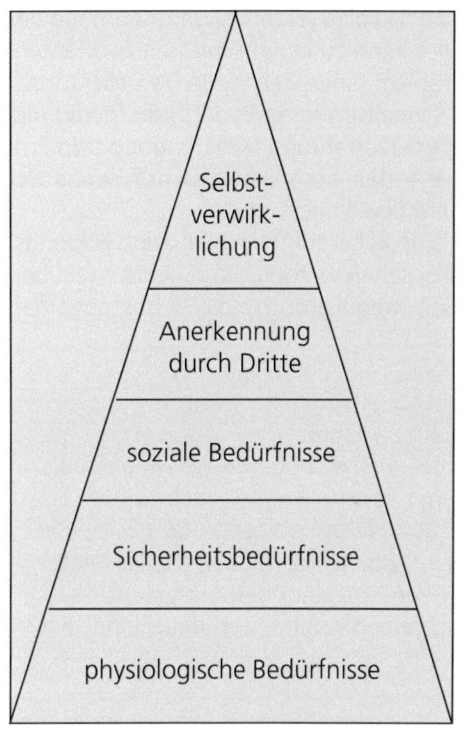

Abbildung 2: Die Bedürfnispyramide nach Maslow (1994, S. 59)

Die Klienten haben sich unter Suchtdruck von ideellen und ethischen Werten verabschieden müssen und ausgeprägte Scham- und Schuldgefühle entwickelt. Sie stehen diesen Gefühle ohnmächtig gegenüber, was den Wunsch nährt, unsichtbar zu sein, „sich zu ver-drücken". Diese psychische Spannungssituation wird durch Drogen kurzfristig gelöst.

Doch der unbewältigte Stress hat natürlich auch körperliche Auswirkungen. Er bringt den gesamten hormonellen und biochemischen Regelkreislauf des Körpers durcheinander.

Die Sucht impliziert die Erweiterung der Ich-Grenzen: „Ich fühle mich größer, wichtiger und geliebter, als es de facto ist." Die Realität wäre vielleicht nicht zu ertragen. Jedem von uns ist es möglich, seine Ich-Grenzen zu verändern. Man steht vor dieser Entscheidung immer dann, wenn man an ihre Grenzen stößt: „Sichere ich sie, verteidige ich sie, erweitere ich sie, enge ich sie weiter ein, gebe ich sie auf?" Jedes psychische Erleben spielt sich an dieser Grenze zwischen Ich und Umwelt ab. Drogensüchtige gestalten nicht aktiv und selbstverantwortlich ihre Ich-Grenzen, sondern ignorieren sie einfach und treten über sie hinweg. Dabei handelt es sich letztendlich um selbstverletzendes Verhalten. Sie sind immer weniger „bei sich" und verlieren den Kontakt zu sich selbst. Das Real-Ich innerhalb der realen Ich-Grenzen wird immer öfter „ausgeblendet" zu Gunsten der Wanderung jenseits der Grenzen. Das Wissen „eigentlich bin ich ganz anders" ist zunächst eine Entschuldigung vor sich selbst. Man erlaubt sich die „Drogenausflüge". Zunehmend entdeckt der Abhängigkeitserkrankte aber die Instabilität der Maßlosigkeit und der Grenzenlosigkeit. Das Synonym ist Haltlosigkeit. Das macht Angst. In dieser Angst erscheint die Rückkehr zum Real-Ich noch weniger verlockend als je zuvor. Schon entstehen neue Energien, diesen Zustand der Angst und Ohnmacht aufzuheben. Die Einschränkung der

Realitätsprüfung ist die Konsequenz und eine völlig verzerrte Wahrnehmung des realen Lebensumfeldes stellt sich ein. Dies kann zu eigentümlichen Größenfantasien führen. Signale, die auf dieses Problem hinweisen wollen, werden durch Rauscherlebnisse maskiert. Sucht ist die Schnellstraße zur Bedürfnisbefriedigung. Der normale Prozess über Leid- und Schmerzerfahrung, Anstrengung und Frustration wird umgangen. Diese Gefühle treten normalerweise auf, wenn der Mensch Angst und Stress verarbeiten und bewältigen muss.
Zusammenfassend kann die Suchterkrankung also als Auswirkung entwicklungsbedingter Störungen der Persönlichkeit gesehen werden. Das Suchtmittel übernimmt unzureichende Fähigkeiten zur Selbstregulierung und gleicht mangelhaft ausgebildete Ich-Funktionen aus.

Beispiel
Zitat aus dem Lebenslauf von Herrn B., 39 Jahre:
Seit meinem 20. Lebensjahr ist Heroin meine Droge gewesen, auch als ich substituiert wurde. Ich habe immer konsumiert, nur nicht im Knast, da hab ich dann exzessiv gekifft. Ich fand diese Coolness total klasse, mir konnte nichts und keiner was anhaben. Irgendwie hat sich das verselbstständigt. Heute steht die Coolness beim Konsum überhaupt nicht mehr im Vordergrund. Wenn ich das beschreiben sollte, ist es heute eher die „Abwesenheit von Leiden".

1.4 Stadien der Suchterkrankung

Die Drogenwelt erscheint manchem jungen Menschen zunächst als großer Kontrapunkt zu ungeliebten Lebenskonzepten. Er will ganz anders sein als die Eltern, will den Erwartungen und dem eingefahrenen Trott nicht entsprechen. Die Drogen verschaffen zunächst einen Status, eine Identität. Die Gruppe Gleichgesinnter gibt Geborgenheit. Doch dieses Geborgenheitsgefühl lässt bald nach. Zu erkennen ist das Geborgensein nur noch, wenn alle „drauf" sind. Der Konsum und der Rausch werden wichtiger als der andere. Erst nahm man die Droge, *wenn* man etwas zusammen erlebte, jetzt nimmt man die Droge, *um* etwas zusammen zu erleben. Die Droge ist das absolute Zentrum der Gruppe und des Einzelnen geworden. Jeder ist bemüht, seinen Konsum sicherzustellen. Kriminalität wird zur Regel und damit halten Misstrauen und Egoismus Einzug. Die Beziehungen verkümmern, jeder zieht sich auf sich selbst zurück. Irgendwann ist die Droge der einzige Bezugspunkt. Für die Beschaffung der Droge werden wachsende Risiken eingegangen und letzte Hemmschwellen fallen. Die Angst nimmt überhand: Angst vor der Polizei, dem anderen neben mir, die Angst vor

Überdosierung, die Angst vor dem Entzug. Die Droge beherrscht die Innen- und Außenwelt des Abhängigen. Das sind die typischen Drogenbeziehungen. Die Konsequenz ist eine „Beziehungsscheinwelt". Auch hier ist die Realitätsprüfung nicht mehr möglich. Gerade diese „Drogenfreundschaften" beschäftigen die Klienten in der Entwöhnungsbehandlung sehr. Erst hier wird ihnen deutlich, wie viel Enttäuschungen und Vertrauensbrüche sie erlebt haben. Erst jetzt spüren sie den Schmerz, der damit einher geht. All diese Kontakte abzubrechen, fällt daher den Klienten aus der Therapie heraus nicht schwer. Zurück im Alltag sieht es dann aber wieder anders aus.

1.5 Suchterkrankung und Behinderung

Eine Behinderung kann auch durch die Unfähigkeit gekennzeichnet sein, seinen sozialen Rollen gerecht zu werden: Man möchte diese Rollen gerne ausfüllen, es hindert aber etwas daran. Ist Sucht demnach eine Behinderung? Dies ist sicherlich nicht immer der Fall, sie kann aber bei schweren Verläufen zu einer Behinderung führen. In erster Linie sind daran hirnorganische Veränderungen beteiligt, die psychotisches Erleben auslösen können, aber auch in die Demenz führen können. Leider findet man in Sonderpflegeheimen zunehmend ehemals Drogenabhängige und Langzeitalkoholiker. Aber auch schon bevor es so weit kommt, kann es zur Beeinträchtigung der Leistungsfähigkeit kommen. Es gibt erste Gerichtsurteile, die bei Abhängigkeitserkrankten eine Behinderung feststellten. Darüber hinaus werden Behinderungen aufgrund der körperlichen Folgeschäden anerkannt. Vor allem für multimorbide Klienten sollte daher ein Behindertenausweis beantragt werden, da ihr Leistungsbild schon deutlich eingeschränkt ist. Damit kann der Klient die Unterstützung der Integrationsfachdienste in Anspruch nehmen und Sonderregelungen im Arbeitsleben geltend machen. Es gibt für Langzeitalkoholiker, inzwischen auch für Drogenabhängige in höherem Alter, betreute Wohneinrichtungen, die diese Klienten bis zum Lebensende versorgen, da sie selbst dazu nicht mehr in der Lage sind.

1.6 Doppeldiagnosen

Suchterkrankung ist oft gepaart mit einer psychischen Erkrankung, die entweder im Vorfeld bestand und die Sucht im Sinne einer Selbstmedikation erklärt oder Folge der Sucht ist. Als Beispiel sei hier der Alkohol im Zusammenhang mit depressiven Störungen genannt. Der Landschaftsverband Rheinland hat 1998 für die Rheinischen Kliniken eine Diagnosestatistik zum Zusammenhang psychischer Erkrankungen und Suchtkrankheit in Auftrag gegeben. Fast 30 000 Patienten

	Alkohol	Drogen-missbrauch	Medikamen-tenmissbrauch	Gesamt
Schizophrenien und nicht organische Psychosen	5,0%	4,7%	15,1%	29,7%
Neurosen	1,4%	0,9%	7,0%	3,0%
Persönlichkeits-störungen	6,7%	3,1%	19,9%	6,6%
hirnorganische Psychosen oder Störungen	8,4%	6,7%	4,3%	12,1%
andere psychische Störungen	14,4%	5,4%	15,6%	14,2%

Tabelle 1: Doppeldiagnosen im Rheinland 1998 (LVR 1998)

wurden damit erfasst. Die hier zusammengefassten Ergebnisse machen das Ausmaß deutlich.
Bei den häufig mit Sucht kombinierten Störungen handelt es sich um

- Persönlichkeitsstörungen
- Psychosen aus dem schizophrenen Formenkreis
- Manisch-depressive Erkrankungen
- Depressionen
- Neurotische Erkrankungen, insbesondere Angststörungen
- Essstörungen
- Psychosomatische Störungen

Offensichtlich erhöht eine psychische Störung das Risiko für Missbrauchsverhalten. In den letzten Jahren setzte sich die Erklärung zur Ätiologie der Doppeldiagnose im Sinne eines Interaktionsmodells durch. Damit wird beschrieben, wie sich die beiden Erkrankungen zunehmend gegenseitig beeinflussen. Die Wechselwirkung zwischen beiden Erkrankungen führt zu einem sehr individuellen Krankheitsbild, das schwer zu diagnostizieren ist. Die Psychiatrie wird diesen Patienten genauso wenig gerecht wie eine Therapieeinrichtung, die sich auf Suchtprobleme spezialisiert hat. Therapieempfehlungen zu psychischen Störungen sind oft kontraindikativ zur Suchtproblematik (z.B. medikamentöse Behandlung, konfrontative Methode in der Suchtbehandlung). Behandelt man nur die eine Erkrankung, wird die andere dadurch oft sogar verstärkt. So sind psychiatrische Erkrankungen in den meisten Suchtkliniken ein Ausschlusskriterium. Ausnahme sind Kliniken, die ein entsprechendes Setting anbieten, z.B. das Fachkrankenhaus Eiterbach.

Jede Form einer Persönlichkeitsstörung erhöht die Vulnerabilität für eine Suchtentwicklung. Am häufigsten findet man die antisoziale, die Borderline und die narzisstische Persönlichkeitsstörung im Zusammenhang mit einer Suchterkrankung. Lewis et al. (Goldberg, 1983) fanden 1983 beispielsweise heraus, dass eine antisoziale Persönlichkeitsstörung einen größeren Risikofaktor darstellt als Alkoholismus in der Familienanamnese (s.a. Kap. 1.8).

Regier et al. haben 1990 in Bezug auf die Lebensprävalenz nachgewiesen, dass von den 22,5% der amerikanischen Bürger, die im Laufe ihres Lebens eine psychische Störung als Hauptdiagnose entwickelten, ein Drittel zusätzlich an einer Sucht erkrankte. Umgekehrt liegt die Rate von Doppeldiagnosen bei Alkoholproblemen bei 45% und bei Drogenproblemen bei 72%.

Während zur drogeninduzierten Psychose erste Arbeiten vorliegen, gibt es nur sehr wenige Studien zum kausalen Zusammenhang von Suchtmittelproblemen und psychischen Störungen. Mueser et al. (1999) haben sich der Studien zur Schizophrenie und deren Zusammenhang mit Drogenkonsum gewidmet: Diese Patienten konsumieren vorzugsweise Halluzinogene, Amphetamine und Cannabis im Sinne einer Bewusstseinsklärung oder aber Reizabschirmung. Es hat sich herausgestellt, dass Patienten mit affektiven Störungen bevorzugt Barbiturate und Sedativa konsumieren, um eine emotionale Entlastung herbeizuführen.

Ein eindeutiger Zusammenhang zwischen einer bestimmten psychischen Störung und Opiatabhängigkeit scheint nicht erkennbar zu sein.

Die Symptome treten meistens mit wechselnder Ausprägung und unterschiedlichsten Syndromen auf. Sie sind meistens weder zeitlich stabil noch situationsunabhängig, sodass sich ein homogenes Syndrom nie beschreiben lässt. Die Konsequenz daraus ist, dass eine Therapie nur gelingen kann, wenn ein individuelles Verständnis der Krankheit gelingt und daraus ein indikationsbezogener, spezifischer Therapieplan erstellt werden kann. Da der Bedarf steigt, hat der Landschaftsverband Rheinland beispielsweise im Jahr 1999 ein Landesprogramm gegen Sucht verabschiedet (LVR 1999), um die Versorgung von Menschen mit komorbiden Problemstellungen zu verbessern. Folgende Grundsätze liegen dem Programm zu Grunde:

- Intensivierung der Forschung
- Fortbildungsreihen für Ärzte
- Koordination und Vernetzung der Angebote von Suchtkrankenhilfe und Psychiatrie
- gemeindenahe Angebote
- Entwicklung niederschwelliger und ambulanter Hilfen

Auch in anderen Bundesländern laufen Initiativen an, um die augenscheinliche Unterversorgung dieser an Zahl zunehmenden Patientengruppe zu optimieren.

1.7 Mortalität

Jeder, der in diesem Fachgebiet arbeitet, muss sich mit der Mortalität der Erkrankung auseinander setzen. Im süchtigen Verhalten wird eine selbstzerstörerische Komponente deutlich. Tölle (1994, S.141) interpretiert die Sucht als „protrahierten Suizid, den Rausch als Antizipation des Todes": Sowohl im Rausch als auch im Tod scheint alles Leid und Elend zu verschwinden, man entflieht einer unerträglichen Realität. Die Zahl der Drogentoten ist seit 2002 rückläufig. Etwa 1.500 Menschen starben 2002 an den Folgen des Rauschgiftkonsums. Seit Beginn der Erhebung durch das BKA 1973 sind 29.793 Drogentote bekannt. Meldepflichtig sind Todesfälle, die in einem kausalen Zusammenhang mit dem missbräuchlichen Konsum von Betäubungsmitteln oder derer Ersatzmittel stehen. Todesursache können Überdosierung (beabsichtigt oder nicht), gefährliche Entzugserscheinungen sowie Unfälle unter Drogeneinfluss sein. Dabei muss man auch hier von einer hohen Dunkelziffer ausgehen. Das führt zu immer neuen Konzepten des weit verzweigten Drogenhilfesystems, weil die Zahl der Drogentoten immer wieder eine Anfrage an dessen Effektivität ist. Besonders konkret wird der Zweifel an der eigenen Arbeit, wenn ehemalige Klienten, manchmal schon beim ersten Rückfall aufgrund der falschen Dosierung sterben.
Viele Suchtkranke haben Nah-Tod-Erfahrungen, durch die sie entweder aufgerüttelt werden oder die sie verdrängen. Für den Abhängigkeitserkrankten ist der Tod die letzte Grenze, die ihn vor die grundlegende Frage seiner Erkrankung stellt: „Will ich leben oder nicht?"

Jahr	Sicherstellungsmengen in kg			Konsumeinheiten	
	Heroin	Kokain	Cannabis	Ecstasy(-pillen)	Drogentote
1994	1.590	767	256.941	239.051	1.624
1996	898	1.373	9.357	692.397	1.565
1998	686	133	21.007	419.329	1.674
1999	796	1.979	19.907	1.470.507	1.812
2000	796	913	14.396	1.634.683	2.030
2001	836	1.288	8.942	4.576.504	1.835
2002	520	2.136	11.133	3.207.099	1.513

Tabelle 2: Entwicklung des Rauschmittelkonsums nach der polizeilichen Kriminalstatistik des BKA (2002)

1.8 Suchterkrankung und Persönlichkeitsstörungen

Nach neueren epidemiologischen Studien, beispielsweise Dittmann 1992, besteht eine hohe Komorbidität zwischen Persönlichkeitsstörung und Sucht. Die Ergebnisse reichen von 69-100% Persönlichkeitsstörungen bei Abhängigkeitserkrankten. „Persönlichkeitsstörungen sind tief verwurzelte, anhaltende, starre Muster des Verhaltens, Reagierens, Denkens und Fühlens auf unterschiedliche Lebensbedingungen und Situationen. Damit eine pathologische Störung diagnostiziert werden kann, müssen diese Merkmale unflexibel und unangepaßt sein und zu subjektivem Leiden oder Funktionseinbußen führen." (Saß et al., 1991, S. 218) Im DSM-IV werden die Persönlichkeitsstörungen nach ihrer Ähnlichkeit in drei Cluster eingeteilt (s. Tabelle 3).

Persönlichkeitsstörungen in Zusammenhang mit Suchterkrankungen gewinnen heute zunehmend in der psychotherapeutischen Diskussion an Bedeutung. Es hat sich gezeigt, dass Therapien oft stagnieren, weil man ausschließlich die Suchterkrankung behandelt. Viele Therapieabbrüche im Suchtbereich sind damit zu erklären, dass sich Klienten aufgrund ihrer Persönlichkeitsstörung bedroht fühlen. Die Diagnostik ist schwierig, weil sie aufgrund der Clusterüberschneidungen nicht immer trennscharf gestellt werden kann. Die Zuverlässigkeit wird dadurch infrage gestellt. Eine Vielzahl z.T. groß angelegter Studien haben aber ergeben,

die **Exzentrischen**	paranoide, schizoide, schizotypische Persönlichkeitsstörung	Personen mit dieser Störung erscheinen oft als seltsam, sonderbar und exzentrisch, misstrauisch und zurückgezogen, Wahrnehmung der Umwelt oft verzerrt
die **Dramatischen**	antisoziale, Borderline, histrionische und narzisstische Persönlichkeitsstörung	diese Klienten wirken dramatisch, emotional, launisch, sehr wechselhaftes Verhalten
die **Ängstlichen**	vermeidend-selbstunsichere, dependente, zwanghafte Persönlichkeitsstörung	diese Klienten erscheinen vorrangig ängstlich und furchtsam, ähneln oft den depressiven Symptomen

Tabelle 3: Persönlichkeitsstörungen in Clustern

dass Substanzmissbrauch scheinbar stark auf Persönlichkeitsstörungen bezogen ist. In irgendeiner Weise scheinen sie kausal zusammenzuhängen. Van den Brink diskutierte 1998 vier verschiedene Modelle und kam zu dem Schluss, dass Sucht und Persönlichkeitsstörung sich gegenseitig vorantreiben bis in einen Teufelskreis, ein selbsterhaltendes System hinein. Auch andere Studien haben versucht, den Zusammenhang von Sucht und Persönlichkeitsstörung zu evaluieren. In aller Kürze seien ein paar Ergebnisse vorgestellt:

Rounsaville et al. untersuchten 1991 etwa 300 Kokainabhängige in stationärer Therapie: 55,7% wiesen akut eine psychiatrische Zusatzdiagnose auf. 73,5% gaben eine psychische Störung in der Vorgeschichte an (Depression, Bipolare Störung, Angststörungen); 7,75% wiesen aktuell das Aufmerksamkeitsdefizitsyndrom (ADS) auf, früher Hyperaktivitätsstörung genannt. 34,9% von den Kokainabhängigen gaben an, diese Diagnose als Kind bekommen zu haben. Hier sei am Rande vermerkt, dass Retalin zur Behandlung des ADS ein Weckamin (Amphetaminabkömmling) wie auch das Kokain ist. Das Amphetamin hebt die Aufmerksamkeit und Konzentrationsfähigkeit. Bei verbesserter Wachheit kann sich das hyperaktive Kind konzentriert mit einer Arbeit beschäftigen. Auch sehr müde Kinder wirken wie hyperaktiv. Die Medikamente wirken bei diesen Klienten paradox. Benzodiazepine fördern dagegen die innere Unruhe.

R. Basdeskis-Jozsa und M. Krausz von der Uniklinik Hamburg kamen 1998 in ihrer Studie zur „Komorbidität bei Abhängigkeitserkrankungen" mit 350 Opiatabhängigen zu dem Ergebnis, dass eine Lifetime-Prävalenz für mindestens eine weitere psychische Störung (ohne Persönlichkeitsstörungen) bei 55% der Patienten besteht. Nimmt man die Persönlichkeitsstörungen hinzu, steigt der Wert auf 62% (Basdeskis-Jozsa und Krausz, 2002, S. 63).
Die Behandlung von Sucht und Persönlichkeitsstörung zur gleichen Zeit ist schwierig, weil die Sucht als Ich-fremd erlebt wird, die Persönlichkeitsstörung aber durch die Ich-Nähe eine Thematisierung schwer macht, es sei denn, man interpretiert die Sucht als Symptom der Persönlichkeitsstörung.

1.9 Ausflug in die Neuropsychologie

Die folgenden Ausführungen sollen den Leser in die neurophysiologischen Zusammenhänge einer Suchterkrankung einführen. Zentrale Begriffe, die bei der Behandlung Suchtkranker eine Rolle spielen, werden genannt. Die hochkomplexen neurophysiologischen Zusammenhänge werden bewusst sehr vereinfacht dargestellt und können in diesem Rahmen nicht umfassend behandelt werden. Eine tiefer gehende Auseinandersetzung kann mit Hilfe der entsprechenden Fachliteratur erfolgen (s.a. Steingass, 1999; Hartje und Poeck, 2002; Karnath, 2003; Goldenberg et al., 2001; Pechthold und Jankowski, 2002; Ganggel und Kerkhoff, 1996).

1.9.1 Belohnungssystem

Bestimmte Reize werden vom Zentralnervensystem (ZNS) als angenehm und als Belohnung („reward") empfunden. Neurophysiologen sprechen daher vom Reward-Mechanismus, der abhängig ist von der Dopaminfreisetzung an bestimmten Synapsen im Mittelhirn. Er sorgt dafür, dass bestimmte Reize immer häufiger gesucht werden. Das dopaninerge System stimuliert wiederum das mesokortikolimbische System. Das limbische System wird heute in der Neuroanatomie funktional gesehen. Bezeichnet werden damit Regionen im gesamten Gehirn, die Teile des Nervensystems kontrollieren und viszerale Reaktionen mit Emotionen und Motivation verknüpfen. Es steuert darüber hinaus das neuroendokrine System des Hypothalamus und hat eine wichtige Funktion für Lern- und Gedächtnisfunktionen. Jeder kennt die nachgewiesene Wirkung von Musik auf das Reward-System. Wir erleben sie angstdämpfend, stimmungsaufhellend und aktivierend.

Aber auch andere Faktoren stimulieren das Reward-System. Der Zusammenhang kognitiver Leistungen mit dem limbischen System ist bekannt: Kognitive Leistungen werden von negativen Emotionen (und Kognitionen) reduziert. Verliebtheit führt zu erhöhter Dopaminproduktion und damit zur Aktivierung des Reward-Systems, übrigens genauso wie eine halbe Tafel Schokolade.

In Tierversuchen hat sich herausgestellt, dass auch der soziale Rang Auswirkungen auf das Reward-System hat: Wachsen Affen in einer Gruppe auf und übernehmen dort dominante Rollen, so ist ihr Dopaminspiegel (also auch die Aktivierung des Reward-Systems) deutlich höher. Untergeordnete Affen zeigen ein deutlich reduziertes Reward-System. Übersetzt in den sozialen Kontext eines Menschen kann man also stark vereinfacht sagen: Jemand, der von sich sagt „Ich bin der Boss!", braucht keine Drogen. Es macht aber auch deutlich, worin der Zusammenhang von Drogen und sozialer Herkunft zu bestehen scheint: Der soziale Rang hat anscheinend Auswirkungen auf die Vulnerabilität für Sucht (Kuhar, 1996).
Das dopaminerge System ist abhängig von der Umgebung und dem Status. Dieses macht man sich in der Gruppentherapie zunutze, denn die Vielzahl an Variablen der Gruppe haben stimulierende Wirkung auf das Reward-System.
Erhält der Mensch also überraschend eine Belohnung, so wird im Gehirn der Neurotransmitter Dopamin frei gesetzt. Diese Substanz regt die Zentren im Gehirn an, die das Verhalten, die Motivation und die Lernfähigkeit steuern.
Die Drogen Heroin und Kokain aktivieren ebenfalls Dopaminzellen. Da dieser Reiz um das zwanzigfache stärker ist als der natürliche Dopaminreiz, reduziert die Zelle die Rezeptoren, um überleben zu können. Als Konsequenz wird eine Dosissteigerung nötig, um erneut eine ebenso starke Wirkung wie zuvor zu erzielen. So ist auch die anfängliche Angst, Unzufriedenheit und Depression bei Abstinenz zu erklären. Die Dopaminrezeptoren, zuständig für das Hervorrufen von Zufriedenheit, müssen sich jetzt erst wieder normalisieren. Jeden jetzt zugeführten positiven Verstärker empfindet der Klient nur sehr schwach, da die Rezeptoren abgestumpft und betäubt sind.
Es hängt von der genetisch bedingten neurobiologischen Empfindlichkeit des individuellen Organismus ab, wie schnell die natürliche Aufnahmebereitschaft wiedererlangt wird. Es wird vermutet, dass Klienten aus Suchtfamilien hier deutlich länger brauchen, da sie anscheinend schon von Geburt an mit reduzierten Rezeptoren ausgestattet sind. So ließe sich auch die große Vulnerabilität von Kindern Abhängigkeitserkrankter erklären. Im Allgemeinen kann man aber davon ausgehen, dass sich die Reizempfänger in einem Zeitraum von drei bis sechs Monaten regenerieren.
Dieses Wissen ist bedeutsam für die Wahl der therapeutischen Interventionen und die Beurteilung des Therapieverlaufs.

Mit den Ausführungen zum Reward-System wurde hier nur ein kleiner Ausschnitt der neurophysiologischen Erklärungsansätze beschrieben. Der Wissensfortschritt in der Gehirnforschung schreitet zurzeit so rasch voran, dass es eine Vielzahl weiterer neuropsychologischer Erklärungen und Forschungsansätze gibt.

1.9.2 Konsequenzen für die Ergotherapie

Durch die Übererregung des limbischen Systems, welches die Emotionen und die Motivation steuert, haben Suchtmittelabhängige genau in diesen Bereichen Defizite: Sie leiden darunter, Gefühle nicht benennen zu können, sie als bedrohlich zu erleben oder diese gar nicht mehr zu empfinden. Die Motivation ist so weit reduziert, dass man diese Funktionsstörung auch für die pathologische Antriebsarmut des depressiven Formenkreises halten könnte.

Die Ergotherapie verfügt über eine Fülle von Ansätzen, die hier förderlich wirken können. Jeder Mensch hat ein natürliches Streben nach Zufriedenheit und sein Belohnungssystem wird immer neu durch Handlungen aktiviert. Zufriedenheit stellt sich nach kreativer Beschäftigung, Essen, Sport, Sex oder Arbeit ein. „Wohlbefindlichkeitssystem" und Motivation sind eng miteinander verknüpft. Jeder kennt das Phänomen, dass man sich zu nichts entschließen kann, wenn man unglücklich, traurig, enttäuscht oder verbittert ist.

Der Drogensüchtige kann die natürlichen Reize zur Dopaminausschüttung nicht mehr wahrnehmen, weil er den Mechanismus der „passiven Veränderungserwartung" gelernt hat: Zufriedenheit stellt sich ein, ohne dass ich etwas dafür tue (außer Drogen zu mir nehmen). Der Drogensüchtige muss eine gesunde aktive Veränderungserwartung wieder lernen. Seine Wirksamkeitserwartung ist durch die schnelle Wirkung der Drogen so kurz geworden, dass sich der Klient gar nicht mehr vorstellen kann, dass eigene Leistungen ihn zufrieden stellen, auch wenn sich die Zufriedenheit später einstellt. Diese Lernvorgänge, die auf die Wirksamkeitserfahrung mit einem Suchtmittel zurückgehen, werden mitunter als „Suchtgedächtnis" bezeichnet.

Hier kann Ergotherapie ansetzen. Der Klient soll wieder Zufriedenheit durch Aktivität und Handlung spüren. Er soll wieder diese positiven Verstärker kennen lernen und damit ein Mittel an die Hand bekommen, sich selbst zufrieden zu stellen und ein befriedigtes Alltagsleben zu führen. Klienten, die ihre Erfolge den eigenen Anstrengungen zuschreiben können, sind motiviert, diese Erfahrung zu wiederholen (intrinsische Motivation). Schieben sie den Erfolg jedoch äußeren Umständen zu, entwickeln sie keinerlei Leistungsmotivation. Die Verhaltenstherapeuten sprechen hier von der Ausbildung der Selbstwirksamkeit. Selbstwirksamkeit bildet sich in jungen Jahren heraus, wenn das Kind erfährt, dass sein Handeln zu Erfolg führt. Hohe Selbstwirksamkeit schützt vor seelischen Belastungen und Stress. Diese ist bei allen Suchtkranken extrem reduziert und kann in der Ergotherapie wieder aufgebaut werden.

Zum anderen könnte das so Erlernte in Situationen helfen, bei denen der Klient unter Suchtdruck zu leiden hat. Im Vorfeld jeden Drogenkontaktes können Erinnerungen, Affekte, Stichwörter, visuelle oder olfaktorische Reize das Suchtgedächtnis aktivieren. Schon die Aussicht auf „Belohnung" hat eine massive Ausschüttung an Dopamin zur Folge. Der Klient kann an nichts anderes denken als an seinen Drogenhunger. Die kognitive Kontrolle kann dieses Geschehen, gesteuert vom Hirnstamm, nicht mehr überlagern. Diese Anflutung, craving oder Suchtdruck genannt, ist eine psychovegetative Reaktion und hält 10-20 Minuten an. Ablenkung und das aktive Einsetzen automatischer Kognitionen, die in der Therapie gelernt werden, können über diesen Zeitraum hinweghelfen. In der Ergotherapie kann der Drogenabhängige Beschäftigungen kennen lernen, die ihm genug Aufmerksamkeit abverlangen, um sie bewusst als Ablenkung einzusetzen.

1.10 Funktionelle Störungen

Die meisten Klienten berichten zu Beginn der Therapie meist nicht über Funktionseinschränkungen. Befragt man sie hierzu allerdings noch einmal zwei Wochen später, so berichten doch einige der Klienten über Beschwerden, die ihr Handeln beeinträchtigen. Eine Erklärung hierfür ist der Umstand, dass eine Schmerzsymptomatik unter dem Einfluss von Drogen effektiv maskiert wird.

Beispiel
Ein Klient berichtet im Aufnahmegespräch von einem Diskusprolaps, der schon vor 10 Jahren diagnostiziert wurde, aber ihn bei seiner Tätigkeit als Bühnenarbeiter bisher nicht beeinträchtigte. Er gibt an, dass er aufgrund des orthopädischen Problems nie krankgeschrieben werden musste. Eine Woche nach dem Aufnahmegespräch steht er weinend vor Schmerzen an der Spüle. Er kann die Schmerzen kaum noch ertragen.

Proportional zum Bevölkerungsdurchschnitt leiden ebenso viele drogenabhängige Klienten zu Beginn der Therapie an Beschwerden des Bewegungsapparates wie nicht drogenabhängige Menschen. In den wenigsten Fällen wurde vor der Suchttherapie eine indizierte berufliche Rehabilitation aufgrund der orthopädischen Beschwerden angestrebt. Manchmal muss diese dann von der Suchteinrichtung aus in Angriff genommen werden. In erster Linie leiden die Suchtklienten unter verschiedenen Rückenerkrankungen. Aber auch Beschwerden im Kniegelenk wie unbehandelte Fehlstellungen oder chronisch entzündliche Prozesse treten als Beeinträchtigung auf.

Funktionseinbußen aufgrund von drogeninduzierten Traumata kommen seltener vor. Hier sind vor allem die bleibenden Schäden eines Kompartmentsyndroms zu nennen, z.B nach ungünstig gesetzter Drogeninjektion in Leiste oder Ellenbeuge. Im Zuge dessen kommt es zu Amputationen oder Paresen.

Bei den Beeinträchtigungen der Sinnesorgane sind vor allem Hör- und Seheinschränkungen zu finden. Hörschäden können die Folge langfristig überlaut gehörter Musik sein.

Taktile Störungen treten vor allem als Folge von Alkoholmissbrauch auf. Hier ist die oft massiv gestörte Viszeralität der distalen Extremitäten zu nennen. An den Händen kann dies zu einer Hyposensibilität führen, die sich z.B. in einer gestörten Kraftdosierung äußert. Für einen Handwerker besteht dann erhöhte Verletzungsgefahr.

Die geminderte körperliche Belastbarkeit sowie die kognitiven Fähigkeitseinbußen (Merkfähigkeit, Gedächtnis, Konzentration) bessern sich nach dem Entzug der Drogen oft merklich. Gelegentlich dauern diese Hirnleistungsstörungen aber auch an. Sie sind vor allem als Folge von exzessivem Cannabis-, Ecstasy- und Kokainkonsum zu finden und betreffen dann die Merkfähigkeit und das Kurzzeitgedächtnis.

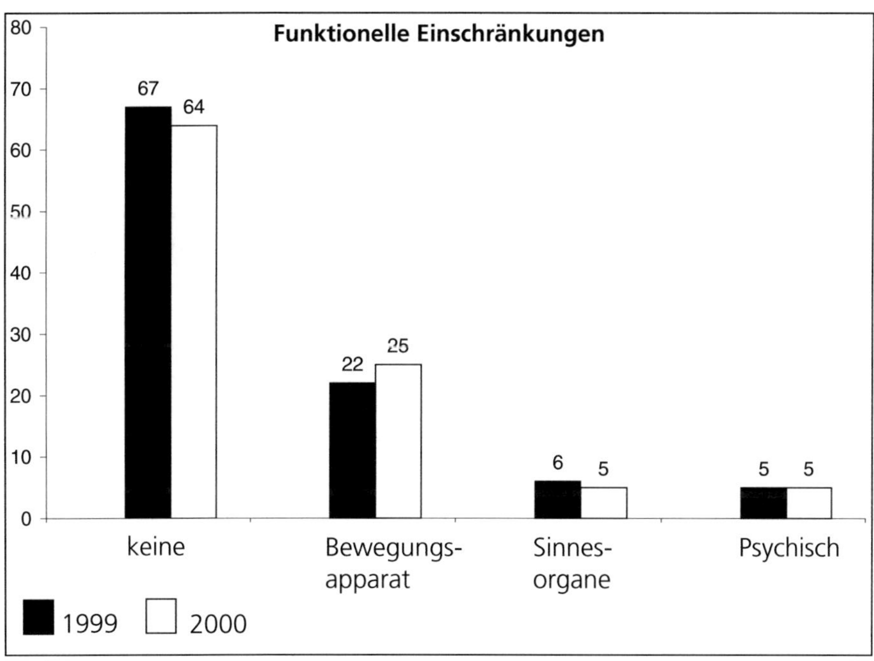

Abbildung 3: Funktionelle Einschränkungen im Überblick
aus: Therapiehilfe e.V. 2001

In Ausnahmefällen verschwindet im Laufe der Therapie ein Ruhetremor nicht und führt dann zur bleibenden Beeinträchtigung der Feinmotorik. Der zu Anfang der Therapie häufig zu beobachtende Intentionstremor bildet sich in aller Regel vollständig zurück.

1.11 Arbeitsstörungen

Drogenabhängige haben nach jahrelangem Drogenmissbrauch in der Regel schwer wiegende Arbeitsstörungen. Sie haben erhebliche Anpassungsdefizite und fühlen sich von der Umwelt überfordert. Vielleicht liegt darin auch ein Grund dafür, dass Reintegrationen oft problematisch verlaufen. Die Ursache ist aber vor allem darin zu suchen, dass die Anforderungen der Arbeitswelt nur bewältigt werden können, wenn die notwendigen Fähigkeiten dafür in der Therapie stabilisiert werden. Diese sind z.B. Frustrationstoleranz, Impulskontrolle, Realitätsprüfung und Kontaktsicherheit.

Arbeitsstörungen beeinträchtigen die Arbeitszufriedenheit nachhaltig bis hin zu Resignation und Demotivation. Viele der Abhängigkeitserkrankten haben begleitend zu ihrer Abhängigkeit Arbeitsstörungen entwickelt, die zu Misserfolgen und Frustrationen führten, häufig mit der Konsequenz, dass jegliche Erwerbstätigkeit aufgegeben wurde. Diese Arbeitsstörungen tragen zur sozialen Isolation, zu Entwertungsgefühlen und zum Realitätsverlust bei. Die Behandlung von Arbeitsstörungen muss daher dringende Aufgabe der medizinischen Rehabilitation sein. Arbeitsstörungen festzustellen ist Aufgabe der Ergotherapie. Zur Stabilisierung der Leistungsmotivation ist es unerlässlich, die Arbeitsstörungen differenziert zu kennen und individuell zu behandeln.

Beispiel
Die Ausdauerleistung ist zu kurz. Welche Gründe kann das haben?
- Motivationsmangel, Lustlosigkeit
- Neuronale Störungen (kognitive Fehlleistungen)
- Fehlende körperliche Kraft
- Entzugssymptomatik
- Mangelnde Kompetenz
- Kein Zutrauen zur eigenen Leistungsfähigkeit
- Abwehrhaltung/Widerstand

Ablenkbarkeit ist hoch:
- Klient will gesehen werden (narzisstisch?)
- Klient muss überprüfen, ob seine Rolle in der Gruppe hält
- Klient ist selbstunsicher, braucht fortwährend Rückmeldung

Klient denkt für andere mit:
- Weil er die Kontrolle behalten will
- Weil er dem anderen selbstständiges Arbeiten nicht zutraut
- Grübelzwang, automatische Gedanken

Eine Arbeitsstörung kann viele Ursachen haben. Die Ursache muss durch genaue Beobachtung erkannt werden, um individuelle Ziele zu erarbeiten.
Ist die Ausdauer gering, da ein Klient noch körperlich schwach ist, hilft es diesem Klienten nicht, wenn sein Arbeitsplatz gegen Ablenkung abgeschirmt wird. Leidet der Klient darunter, dass er sich leicht ablenken lässt, dann profitiert er nicht von einer kontinuierlichen Belastungssteigerung.

1.11.1 Definition

Von einer Arbeitsstörung wird dann gesprochen, wenn ein Verhaltensmuster immer wieder und ohne Korrekturstrategien die Arbeitshaltung, die Leistungsmotivation und das Arbeitsergebnis nachhaltig beeinträchtigt. Eine Arbeitsstörung kann motorisch-funktioneller Art sein oder sie kann kognitiver oder psychischer Genese sein. Oft ist die manifeste Arbeitsfehlhaltung auch geprägt von Wertvorstellungen oder Ideologien (z.B. Autonome, Punker). Prägend ist auch die Persönlichkeitsstruktur, umso mehr, wenn diese pathologisch verändert ist.

1.11.2 Substanzspezifische Arbeitsstörungen

Im Folgenden schildere ich meine Beobachtungen aus der Praxis. Diese lassen sich bisher nicht durch empirische Forschungsergebnisse belegen. Dies ist eine Aufgabe, die sich mir für die Zukunft jedoch stellt.

Opiatabhängige haben den Realitätsbezug mehr oder weniger verloren. Sie haben infolgedessen ihre eigenen Regeln aufgestellt. Gesellschaftliche Normen haben sie verworfen. Sie scheitern in der Arbeitswelt an fehlender Zuverlässigkeit, Verantwortungsbereitschaft, Pünktlichkeit, Ausdauer und Leistungsmotivation.

Kokainabhängige dagegen sind eher stark leistungsmotiviert und scheitern an Kritikunfähigkeit, mangelnder Impulskontrolle, inadäquater Arbeitsplanung, Kommunikations- und Kontaktproblemen. Sie neigen zu falscher Selbsteinschätzung, schlechter Merkfähigkeit und Konzentrationsstörungen.

THC-Konsumenten weisen häufig eine schlechte Merkfähigkeit auf, sind nicht bereit, Verantwortung zu übernehmen, wehren sich gegen Verbindlichkeit und sind insgesamt oft verlangsamt.

Polytoxikomane Klienten scheuen oft die Belastung, arbeiten gerne nach dem „Mini-Max"-Prinzip, d.h. minimaler Aufwand, maximale Wirkung, haben große Probleme mit der Arbeitsorganisation und arbeiten am liebsten unauffällig mit.

Sicherlich gibt es Überschneidungen und Ausnahmen, aber diese substanzspezifischen Arbeitsstörungen entsprechen meinen langjährigen Erfahrungen.

1.11.3 Einfluss von Arbeitsstörungen auf die Erwerbstätigkeit

Es gibt unterschiedliche Beobachtungskriterien zur Person, zum Lernverhalten, zum Arbeitsverhalten und zum Arbeitsprozess.
Jeder Arbeitnehmer bringt seine Persönlichkeit mit ein und prägt mit ihr sein Arbeitsverhalten. Das ist noch keine Indikation für eine Arbeitstherapie. Schwierig für den Arbeitnehmer wird es in dem Moment, wenn er in der Zusammenarbeit mit anderen versagt oder seine Arbeitsleistung nicht mehr zuverlässig erbringt.

Im Folgenden werden einzelne Arbeitsstörungen mit Abhängigkeitserkrankungen in Beziehung gesetzt.

Arbeitstempo

Ist es zu schnell, leidet oft die Qualität oder der Klient gerät unter Stress, dem er keine Strategien entgegenzusetzen hat. Abhängigkeitskranke erkennen meistens ihre Grenzen nicht und überfordern sich. Für das Scheitern werden die anderen verantwortlich gemacht.
Außerdem kann das Arbeitstempo herangezogen werden, um Defizite in der Arbeitsorganisation und Handlungsplanung zu erkennen. Dem Klienten fällt es schwer, die vor ihm liegende Arbeit zu strukturieren und deren Zeitaufwand einzuschätzen. Dies gilt natürlich auch, wenn Arbeitsaufgaben nicht in der vorgegebenen Zeit erledigt werden können. Hier kann auch Unsicherheit oder Vermeidung bis hin zu Verweigerung eine Rolle spielen.

Arbeitsgenauigkeit

Setzt der Klient die Arbeitsanleitung sachgerecht um oder hält er sich nicht daran? Viele Klienten haben im Laufe ihres bisherigen Alltags gelernt zu improvisieren, sich zu arrangieren. Sie haben eine individuelle Werteskala entwickelt, die Priorität hat. Genauigkeit und Sorgfalt wurden meistens in jedem Lebensbereich, z.B. der Körperpflege, vernachlässigt. Sich an Regeln und Vorgaben zu halten, ohne dies als Reglementierung und Einschränkung der persönlichen Freiheit zu verstehen, fällt vielen Klienten schwer. In der Küche ist dies immer wieder bedeutsam, denn es gibt hier feste Hygieneregeln, die eingehalten werden müssen.

Ausdauer
Etwas zu Ende zu bringen, durchzuhalten und nicht beim ersten Unlustgefühl aufzugeben, ist ein wichtiges Therapiethema. Kann jemand nicht längere Zeit bei einer Tätigkeit bleiben, ist das eine schwer wiegende Arbeitsstörung, die bei vielen Suchterkrankten zu beobachten ist. Sie ist oft an eine reduzierte Aufmerksamkeitsspanne gekoppelt.

Selbstständigkeit
Hier handelt es sich um eine höhere Arbeitsfähigkeit. Kann ein Klient fast nie eine Tätigkeit ohne Hilfe durchführen, ist es wichtig, dies bei einer beruflichen Reintegration zu berücksichtigen. Es gilt herauszufinden, ob dahinter Bequemlichkeit, Unvermögen oder mangelnde Leistungsbereitschaft steckt.

Soziale Kompetenz
Wie kommt der Klient in der Arbeitsgruppe zurecht? Ist er hilfsbereit und kann er um Hilfe bitten? Übt er Macht aus und lässt er andere auflaufen? Wenn jemand Schwierigkeiten hat, sich an die Gruppe anzupassen, wenn er kein Interesse an einem guten Miteinander hat, entstehen in der Gruppe Konflikte. Soziale Kompetenzen gehören zu den Grundarbeitsfähigkeiten. Sind diese nicht zu stabilisieren, muss eine Arbeit gesucht werden, bei der der Klient weitestgehend alleine arbeiten kann.

Merkfähigkeit
Diese ist aufgrund des langen Drogenmissbrauchs meistens deutlich reduziert. Wenn sich jemand Arbeitsanweisungen nicht über einen längeren Zeitraum merken kann, macht er viele Fehler und ist immer auf Hilfe angewiesen. Wegen der vielen Nachfragen kann er das nötige Arbeitstempo nicht einhalten. Er wird als Arbeitskollege nicht sehr beliebt sein und sich frustriert zurückziehen.

Umgang mit Autoritäten
Lässt ein Arbeitnehmer sich nichts sagen, kann er sich nicht einordnen oder sogar unterordnen, ist er für den Arbeitgeber untragbar, zumal eine solche Haltung zu massiven Konflikten und Fehlleistungen führt. Insbesondere Kokainabhängige neigen aus ihrer Selbstüberschätzung heraus dazu, ihre Kompetenzen zu überschreiten. Sich an Regeln und Gesetzmäßigkeiten zu halten, fällt den meisten Drogenabhängigen schwer, weil sie ihre eigenen Grenzen permanent überschritten haben.

Affektstabilität
Ist jemand sehr empfindlich, hat eine geringe Frustrationstoleranz und ist kaum belastbar, so ist er jedem Problem am Arbeitsplatz hilflos ausgeliefert. Er schürt damit Konflikte in der Gruppe und wird ausgegrenzt. Es gibt viele Klienten, die nicht arbeiten können, weil „sie nicht gut drauf sind". Viele Suchtkranke können die Leistungsfähigkeit nicht unabhängig von der momentanen Befindlichkeit sicherstellen.

Selbstkontrolle
Hierunter fällt das Stichwort Disziplin, ohne die eine zuverlässige Arbeitsleistung nicht vorstellbar ist. Willensstärke aufzubringen und sich beherrschen können, müssen Drogenabhängige meistens ganz neu lernen, weil sie das Zutrauen in die eigene Stärke verloren haben. Mangelnde Selbstkontrolle ist eine Arbeitsstörung, die viele der Klienten als Kündigungsgrund kennen.

Man kann sich das Verhalten des Klienten dem Arbeitsprozess gegenüber ansehen. Wie geht er vor, wenn er einen Auftrag bekommt? Zögert er lange, diskutiert er über den Sinn, hat er Lust auf die Arbeit und wendet er sich ihr gleich engagiert zu?
Wie jemand an die Arbeit geht, entscheidet über den weiteren Verlauf des Arbeitsprozesses. Und man kann daraus Schlüsse ziehen, welche Persönlichkeitsstruktur sich dahinter verbirgt.
Weitere Beobachtungskriterien sind: Kann der Klient sich im weiteren Verlauf einen Handlungsplan machen oder verliert er schnell den Überblick? Fängt er hektisch mit irgendetwas an? Wie erledigt er die Arbeit und wie gestaltet er seinen Arbeitsplatz? Hat er realistische Eigenmaßstäbe, wenn es um die Bewertung seines Arbeitsergebnisses geht oder ist er unsicher?
Viele Klienten, vor allem diejenigen mit einer depressiven Grundstruktur oder ausgeprägtem Perfektionismus, können kein Ende finden. Sie können die Arbeit nicht beenden, können den Erfolg nicht annehmen und machen entweder geradezu zwanghaft immer weiter bis in die Überforderung hinein oder hören auf zu arbeiten, grübeln aber noch lange darüber nach, was anders, besser oder schneller hätte gemacht werden können. Sie können sich meistens auch nicht hinsetzen und das Geleistete reflektieren, die Erfahrungen verarbeiten oder Gelerntes rekapitulieren. Gelingt es nicht, Gelerntes zu rekapitulieren, entsteht eine ausgeprägte Einschränkung, da sie sich nächstes Mal alles wieder neu aneignen müssen. Sich so Kompetenzen anzueignen, ist sehr mühsam und frustrierend.
Es ist nachzuvollziehen, wie sehr sich jede einzelne Arbeitsstörung demotivierend, destabilisierend und selbstwertmindernd auswirken kann.

Im Arbeitsbereich haben die suchtabhängigen Klienten also auch die Überzeugung verloren, in einer bestimmten Situation die angemessene Leistung erbringen zu können (Selbstwirksamkeit). Wenn das Rehabilitationsziel Stabilisierung ist, liegt in der Behandlung dieser Störungen ein zentraler Therapieauftrag. Wie genau die individuellen Arbeitsstörungen herauszuarbeiten sind, zeigt ein Fallbeispiel, an dem vor allem die Grenzüberschreitungen, das Ignorieren eigener Bedürfnisse und der eigenen Leistungsfähigkeit deutlich werden:

Beispiel
P., 39 J., hat nach der Realschule versucht das Fachabitur zu machen, gibt aber nach drei Monaten auf und lernt nach zwei Jahren Arbeitslosigkeit Schriftsetzerin. Nach Babypause und verschiedenen Jobs findet sie mit 27 J. eine Anstellung in einer Druckerei und arbeitet seither ungekündigt. Momentan arbeite sie in der „Kopie", d.h. schwere körperliche Arbeit muss geleistet werden. Sie müsse mit dem Cutter schwere Kunststoffplatten zuschneiden, was sie nur unter Einsatz ihrer gesamten Körperkraft schaffe (sie kniet sich auf den Tisch). So habe sie sich inzwischen eine Arthrose der Fingergelenke rechts mit chronischen Schmerzen und Schwellungen zugezogen, die behandelt werde. Sie arbeite mit drei Männern zusammen, was sehr schwierig sei. „Der eine ist ein Grabscher und die beiden anderen Frauenhasser". Branchenüblich würden oft zusätzliche Arbeiten anfallen, die dann in Überstunden erledigt werden müssten. Immer wieder sei sie es, die bei solchen Anfragen nicht Nein sagen könne, obwohl ihr Kind – sie ist allein erziehende Mutter – warte. Dies führe sie regelmäßig in Überforderungssituationen, unter denen sie sehr leide. Um all diesen Anforderungen gerecht zu werden, würde sie den Tag schon mit einer wohldosierten Heroininjektion beginnen, da sie sonst gar nicht arbeiten könne. Während des gesamten Arbeitstages konsumiere sie, „Immer so, dass ich nicht tranig bin, aber voll leistungsfähig". Eigentlich habe sie schon lange nur unter Drogen gearbeitet und habe wohl auch daher erst sehr spät die Arthrose bemerkt. Den Alltag bekomme sie sehr gut bewältigt, allerdings nur „breit". Sie habe keinen Freundeskreis, sei gerne für sich. Arbeiten sei ihr die wichtigste Aktivität.

1.11.4 Persönlichkeitsstruktur und Arbeitsstörungen

Wie in dem Kapitel 1.8 beschrieben, weist ein gewisser Prozentsatz der Abhängigkeitserkrankten manifeste Persönlichkeitsstörungen auf. Häufig ist diese Persönlichkeitsstörung aber nicht als Zweitdiagnose angegeben, da sie nicht zu einem permanenten Leidensdruck führt. Bei diesen Klienten liegt jedoch eine veränderte Persönlichkeitsstruktur vor, deren Merkmale der abgeschwächten Form einer Persönlichkeitsstörung entsprechen. Den verschiedenen Persönlichkeitsstrukturen kann man ein bestimmtes Arbeitsverhalten zuordnen. Prof. Karl König hat diese während seiner Tätigkeit als psychoanalytischer Therapeut an verschiedenen Fachkliniken untersucht und in seinem Buch „Arbeitsstörungen und Persönlichkeit" (1998) veröffentlicht.

Schizoid strukturierte Klienten haben Schwierigkeiten, ihre Ich-Grenzen zu sichern. Aus der Angst heraus, die eigene Individualität zu verlieren, betonen sie diese umso mehr. Das führt dazu, dass diese Klienten kaum soziale Kompetenzen aufweisen. Sie arbeiten am liebsten vor sich hin und kümmern sich kaum um das, was die anderen machen. Sie neigen dazu, selbst Kleinigkeiten überzubewerten und die Arbeitsleistung anderer oft taktlos zu entwerten. Sie wirken sehr offen, nehmen aber auch kein Blatt vor den Mund, was oft Konflikte schürt. Ihre selektive Wahrnehmung der anderen macht sie allerdings auch unempfindlich gegen Konkurrenzdruck.

Bei **Menschen mit depressiven Persönlichkeitsstrukturen** steht die Antriebsarmut im Vordergrund. Der Klient versucht diesen Tatbestand zu kompensieren und ein „höheres Ziel" zu verfolgen. Er arbeitet nicht, weil es erledigt werden muss, sondern um den anderen zu helfen, um seine Pflicht zu erfüllen oder Gutes zu tun. Daraus leitet er den zusätzlichen Gewinn ab, besser zu sein als andere, oft münzt er diese Sicht sogar in Machtambitionen um. Ein depressiv Strukturierter hat Mühe, eine Arbeit anzufangen. Sein Gewissen treibt ihn aber so lange an, wie Arbeit vorhanden ist. Er ignoriert körperliche Erschöpfungssignale. Er scheint die stille Angst zu hegen, nicht mehr in Gang zu kommen, wenn er erst mal aufgehört hat. Die Erschöpfungssymptome geben ihm wiederum ein Argument für seine Demotivation. Arbeitsaufgaben nimmt er „wie einen Berg" war, weil die anfallenden Aufgaben nicht strukturiert werden können. Er will es allen recht machen und verspricht im Zuge dessen Dinge, die er gar nicht einlösen kann. Dadurch wirkt er oft unzuverlässig. Das führt auch dazu, dass er die eigene Arbeit nicht rationalisiert, um sich dadurch zu entlasten. Es könnte ja für den anderen so aussehen, als wolle er weniger arbeiten. Da er selbst so viel Kraft für die Arbeitsmotivation aufbringen muss, ist es ihm ein Dorn im Auge, wenn andere Spaß an der Arbeit haben. Diese arbeiten dann anscheinend nicht so engagiert und viel wie er. Der Depressive will wegen seiner Arbeit geliebt werden, will gebraucht werden und erlebt hier permanent Enttäuschungen, die er sich wiederum selbst zuschreibt. Widerstandslos nimmt er alle zusätzliche Arbeiten an. Er hat das Gefühl, nie gut genug zu sein, vermeidet daher jeden Vergleich mit anderen. Im Unterschied zum Perfektionisten baut sich der Depressive selbst eine Idealvorstellung wie das Arbeitsergebnis zu sein hat, erreicht diese aber nie. Nach der Arbeit ist er ausgelaugt und gehetzt und ärgert sich über jeden, der das nicht sieht.

Menschen mit einer narzisstischen Persönlichkeitsstruktur zeigen meistens maßlose Selbstüberschätzung und werten andere ab. Sie fühlen sich überlegen und scheuen jeden Vergleich mit anderen. Konfrontiert man sie mit der Realität, schlägt die Selbstüberschätzung in Selbsthass um, in einer Form, die bei anderen Verachtung, nicht Mitleid auslöst. Je exklusiver die Aufgabe, umso mehr fühlen sie sich geschmeichelt und hoch motiviert. Aufgaben müssen allein bewältigt werden, Vorarbeiten werden ignoriert. Die Betroffenen können sich nicht in einen Arbeitsprozess einreihen, sondern suchen immer einen eigenen Ansatz. Kooperation auf gleicher Ebene ist kaum möglich, was zu permanenten Konflikten mit Kollegen führt. Bekommen diese Menschen leitende Funktionen, scheitern sie oft, weil ihnen wegen mangelnder Kooperationsbereitschaft die Gefolgschaft versagt wird. Manchmal weichen narzisstische Persönlichkeiten auf eine sehr arrogant wirkende Fassade aus: Sie zeigen eine kooperative Fassade, denken sich aber ihren Teil – und der andere merkt das.

Beispiel

S., 28 J., besuchte bis Klasse 10 den Gymnasialzweig einer Gesamtschule. S. schwänzte zunehmend und brach die Schule schließlich mitten im Halbjahr ab. Im neuen Schuljahr meldete er sich wieder an, ging dann aber so selten hin, dass er von der Schule verwiesen wurde. Als Grund gibt er heute an, Angst vor Überforderung gehabt zu haben: „Ich hätte das nicht ausgehalten, wenn mir alles daneben gegangen wäre." Im gleichen Atemzug spricht er aber auch von „gähnender Langeweile". S. lernte erfolgreich Altenpfleger, arbeitete aber nur wenige Monate in diesem Beruf. Er meldete sich arbeitslos, um mit seinem Bruder semiprofessionell Musik zu machen. Die Einberufung zur Bundeswehr umging er mit zahllosen Krankschreibungen: „Ich sah nicht ein, zum Bund zu gehen, wo ich doch schon einen sozialen Beruf erlernt hatte".

Zwei Jahre später meldete S. sich ganz spontan (innerhalb einer Stunde, nachdem er eine Werbung gesehen hatte) an der Abendschule an, um das Abitur zu machen. Das Vorbereitungsjahr bewältigte er sehr gut, musste aber die nächste Klasse schon wiederholen. Er brach die Schule nach heftigen Auseinandersetzungen mit dem Lehrer ab. S. sagt heute: „Ich habe den vor der Klasse richtig zusammengefaltet, weil er immer nur Vorträge hielt und mich nie gefragt hat, ich hätte das doch auch gewusst!"

Inzwischen arbeitete S. auch wieder als Aushilfe in der Altenpflege. Es kam immer wieder zu heftigen Konflikten mit den Kolleginnen, weil er sich nicht an Vorgaben hielt. „Aber ich kann ja nichts dafür, dass ich aufgrund meiner besseren Ausbildung einfach effektiver arbeiten kann!"

Auch hier erwähnt S. nebenbei immer wieder Angst: Angst, dass seine Suchterkrankung bekannt wird, Angst, ein falsches Bild zu vermitteln, Angst vor Kritik.

Da die Altenpflege „ihm nicht gerecht werden könne", wechselte S. dank Beziehungen seines Vaters in eine DV-Firma, wo er als Datentypist arbeitete. Er sei so gut gewesen, dass man ihm einen Zeitvertrag angeboten habe. S. kündigte aber schon vor Ablauf des Vertrages. Er habe sich nicht an die Arbeitszeiten halten können. Er habe Gleitzeit gehabt, erschien aber erst mittags, ohne die Kollegen – wie vereinbart – telefonisch zu informieren. „Ich kann ja nichts dafür, wenn ich erst mittags aufwache." Er sei daher dazu übergegangen, im Intranet seine Arbeitszeiten zu fälschen. Als dies aufflog, legte man ihm nahe zu kündigen, was er auch machte. Heute ärgere er sich, dass er sich aus Stolz nicht habe kündigen lassen.
Seit zwei Jahren hat S. nicht mehr gearbeitet. Er wolle unbedingt noch eine Geisteswissenschaft studieren, weil er „permanent intellektuell unterfordert sei". Er könne sich auch gut vorstellen, Profimusiker zu werden: „Ich habe mit Musikstudenten gearbeitet und konnte auf allen Gebieten das Gleiche wie die, ich brauche also noch nicht mal Musik zu studieren."

Der zwanghafte Mensch ist getrieben von dem Bedürfnis, Ordnung in seinem Umfeld herzustellen. Jeder Konflikt ist als Unordnung gefährlich, schon deren Ansätze bekämpft er. Er ist sich seiner selbst nie sicher. Gefühle erzeugen Unordnung und werden daher strikt gemieden. Der Perfektionismus schützt ihn davor, Fehler zu machen, denn diese könnten die Ordnung destabilisieren. Durch die Fixierung auf Details fällt es ihm schwer, Zusammenhänge zu erfassen. Er neigt dazu, sich unterzuordnen, da ihm das sicherer erscheint. Durch das Pochen auf Details lähmt ein zwanghaft Strukturierter jede Entwicklung und jede Veränderung an der Arbeitssituation. So tritt er auf der Stelle.

Menschen mit phobischen Persönlichkeitsstrukturen spüren im Unterschied zu Depressiven durchaus den Impuls, eine Tätigkeit zu beginnen. Sie haben aber Angst davor und tun daher gar nichts. Sie brauchen eine sichere Kontaktperson, die ihnen Halt bietet und sie leitet. Daher sind sie die idealen Zweiten. Aus Mangel an Selbstvertrauen haben sie pausenlos Angst, sich in der Gruppe nicht adäquat zu verhalten. Konflikte kehren sie unter den Teppich und haben einen starken Drang zur Harmonie um sich herum. Sind sie sich ihrer Kompetenz sicher, können sie gut im Schatten eines „starken Mannes" arbeiten.

Menschen mit histrionischen/hysterischen Strukturen sind schnell zu begeistern, das Interesse flaut aber auch genauso schnell wieder ab. Sie haben große Schwierigkeiten, etwas zu Ende zu bringen. Sie können gut etwas Neues initiieren, einen Arbeitsvorgang starten, brauchen aber immer ein Team, das die Arbeit zu Ende bringt. Für das Team ist es oft schwer, da die hysterisch Strukturierten spontan Schlüsse ziehen und handeln, obwohl sie nur lückenhafte Informationen haben. Der Gegenstand ihres Interesses kann sprunghaft wechseln und sie fühlen sich magisch angezogen von allen Arbeiten, bei denen sie mit anscheinend wenig Aufwand glänzen können. Sie vertrauen dabei auf ihre Ausstrahlung und meinen, damit ihre Inkompetenz wettmachen zu können. Sie können dabei so weit gehen, dass sie Konkurrenzkämpfe in der Arbeitsgruppe schüren, damit sich keiner mit ihnen selbst misst. Routinearbeiten sind ihnen verhasst, es muss immer etwas ganz Neues sein. Sie haben große Schwierigkeiten, Termine einzuhalten oder nur pünktlich zu sein. Innerlich protestieren sie gegen diese Einschränkung ihrer Spontaneität. Und außerdem: Wer zu spät kommt, fällt auf.

1.12 Suchtkrankenhilfe

Die Behandlung Abhängigkeitserkrankter erfordert ein komplexes Hilfesystem, das inzwischen ein breit gefächertes Angebot von Hilfen zum Ausstieg bereithält. Die Ergotherapie ist im Drogenhilfesystem eine oft noch wenig beachtete Therapieform. Entsprechend selten findet man differenzierte ergotherapeutische Konzepte der Suchtbehandlung. Eine etwas längere Tradition hat Ergotherapie in der Entwöhnungsbehandlung Alkoholkranker, hier meistens mit dem Schwerpunkt Arbeitstherapie.

Jede Suchterkrankung bildet sich individuell spezifisch aus und erfordert daher auch individuelle Behandlungskonzepte. Das wiederum erfordert ein System, in dem verschiedenste Berufsgruppen zusammenarbeiten, unterschiedliche Einrichtungen differenzierte Rahmenbedingungen anbieten und spezifische Hilfsangebote einander ergänzen. Unzureichend ist hierbei heute noch oft die Kooperation und Koordination. Der Anspruch für jede Suchterkrankung ein geeignetes Behandlungsangebot bereit zu halten steht der Situation gegenüber, sich mit ständig verändernden Konsummustern und Drogen auseinander setzen zu müssen. In den 90er Jahren tauchte Ecstasy auf, jetzt stehen erste Behandlungskonzepte zur Verfügung, doch schon gibt es die nächsten Veränderungen: Kokain und Crack sind als Suchtmittel auf dem Vormarsch und das Suchthilfesystem ist hierdurch mit einem anderen sozialen Gefüge der Klienten konfrontiert als bisher. Die Suchthilfe ist gezwungen, mit Zeitverzögerung hinter den Suchttrends herzuhinken.
Außer dem Konsummuster verändert sich auch die Struktur der Drogenszene. Die Vertreibung der offenen Drogenszene von einigen Großstadthauptbahnhöfen und die schlechte Haushaltslage der Kommunen gefährden die dort angesiedelten niederschwelligen Angebote. Die Drogenszene weicht auf andere Vorortbahnhöfe aus und es ist schwierig, hier kurzfristig neue Anlaufstellen und Kontaktangebote zu schaffen. Von den Einrichtungen verlangen die permanenten Veränderungen

in der Drogenszene eine hohe Bereitschaft zur Flexibilität, permanente Überprüfung des Konzepts und fortdauernde Qualitätssicherung.
Das Drogenhilfesystem stellt angesichts der hohen Zahl der Erkrankten ein wichtiges gesundheitspolitisches Element dar. Es hat den Auftrag, die Mortalität und die Erkrankungshäufigkeit zu senken. Um diese Ziele zu erreichen, bedarf es der Primärprävention (Maßnahmen, um eine Ersterkrankung vorzubeugen), der Sekundärprävention (Maßnahmen, um nach einer Ersterkrankung Folgeschäden zur vermeiden), der Behandlung der Suchtkranken und weiterführenden Hilfen zu ihrer Stabilisierung und Wiedereingliederung.
Damit Primärprävention greift, muss sie kontinuierlich, öffentlichkeitswirksam, frühzeitig und zielgruppenspezifisch erfolgen. Im Moment reichen Ansätze der Prävention bis ins Kindergartenalter.
Zur Vermeidung der Abhängigkeitsentwicklung ist es nötig, dass die Suchthilfe mit dem akutmedizinischen Bereich und der Arbeitsmedizin zusammenarbeitet. Ziel ist es, Menschen gezielt anzusprechen und bei riskantem Konsum Beratung anzubieten. Die Angebote für suchtkranke Menschen müssen dann sehr flexibel und zielgruppenspezifisch sein.

1.12.1 Niedrigschwellige Angebote, aufsuchende Arbeit

Niedrigschwellige Angebote bieten aufsuchende und akzeptierende Angebote, wenn eine Suchtmittelabhängigkeit eingetreten ist. Neben der Schadensminimierung und der gesundheitlichen Stabilisierung ist der sichere Kontakt hier das Ziel. Nur unter dieser Voraussetzung kann eine weiterführende Behandlung gelingen. Unzureichend ist bisher noch die Versorgung im akutmedizinischen Bereich. Fällt in der Akutmedizin eine Suchterkrankung auf, wird der Klient in den seltensten Fällen an weiterführende Hilfen vermittelt.
Konkret bietet die akzeptierende Drogenarbeit eine Vielzahl von Hilfen an:

- Kontaktläden, die soziale Basishilfen wie Waschmöglichkeiten, Spritzentausch, medizinische Wundversorgung u.a. anbieten.
- Konsumräume, die die Möglichkeit bieten, saubere Spritzen zu benutzen und gebrauchte zu entsorgen und
- Übernachtungsstätten

In diesen Bereich gehört das Angebot der Substitutionsbehandlung, die in den meisten Fällen von niedergelassenen Ärzten oder speziellen Substitutionsambulanzen durchgeführt wird. Nachdem Mitte der 80er Jahre die Zahl der HIV-Infizierten sprunghaft angestiegen war, wurde die Substitution gesetzlich geregelt und deren Richtlinien festgelegt. Ziel ist die gesundheitliche Stabilisierung und die Entlastung des Abhängigen von der illegalen Beschaffung. Inzwischen ist die Substitution nicht mehr gänzlich unumstritten, da es nur wenige Klienten geschafft haben, über diesen Weg die Abstinenz zu erreichen. Als Problem erwies

sich, dass die Substitution nur im Kontext einer konsequenten psychosozialen Betreuung erfolgreich sein kann. Der oft verheerend wirkende Beikonsum (Mischintoxikation) hat zu vielen Todesfällen geführt.
Seit kurzer Zeit gibt es auch Internetseiten, die ein niedrigschwelliges Angebot zur Beratung, Information und Kontaktvermittlung bereitstellen, ein Höchstmaß an Anonymität sicherstellen und angstfrei genutzt werden können. Dieses Angebot erreicht wieder eine andere Zielgruppe, nämlich diejenigen Klienten, die aus verschiedenen Gründen nie eine Beratungsstelle aufsuchen würden.

1.12.2 Beratung

Frühzeitige, fachgerechte Beratung ist ein weiteres bedeutsames Angebot der Suchtkrankenhilfe. Die Beratung erfolgt ausstiegsorientiert und soll die Motivation hin zu einer Verhaltensänderung oder Therapiebereitschaft stärken. Inzwischen gibt es ein verzweigtes Netz an Drogenberatungsstellen. Sie bieten Beratungsgespräche an, geben Informationen über die unterschiedlichen Behandlungsangebote und helfen bei behördlichen Angelegenheiten. Wegen der Instabilität der Erkrankten ist es wichtig, dass die weiteren Hilfen nahtlos ineinander greifen. Ein koordiniertes Vorgehen aller Leistungsträger muss gesichert sein. Die Auswahl des Behandlungsangebotes orientiert sich am individuellen Bedarf, der Art und des Schweregrades der Erkrankung. Vor jeder Entwöhnungsbehandlung muss eine Entgiftung erfolgen.

1.12.3 Stationäre Behandlungs- und Rehabilitationseinrichtungen

Dank der Pluralität und der Spezialisierung der Behandlungs- und Rehabilitationseinrichtungen kann in den meisten Fällen ein individuelles Behandlungsangebot realisiert werden. Die stationären Angebote werden durch teilstationäre und kombinierte Maßnahmen ergänzt. Variable, individualisierte Rehabilitationspläne haben in den Behandlungseinrichtungen die Standardbehandlung abgelöst. Es gibt heute auch spezielle Angebote für besondere Gruppen, wie z. B. Menschen mit einer Psychose und Suchterkrankung, Migranten, Frauen mit Kindern. Auch für Klienten mit einer langen Erkrankungsdauer und ungünstiger Prognose gibt es entsprechend langfristige Angebote.
Alle Behandlungen haben das Ziel, ein aktives Alltagsleben, die Lebensqualität und die Erwerbstätigkeit wiederherzustellen. Die Behandlung muss von daher durch ein multiprofessionelles Team erbracht werden.

1.12.4 Nachsorge

Um die Therapieergebnisse zu sichern und zu stabilisieren, können Nachsorgeleistungen in Anspruch genommen werden. Auch diese Angebote erfolgen abhängig von den persönlichen Bedingungen des Klienten stationär oder ambulant. Ziel ist, die Außenorientierung des Klienten und seine schrittweise soziale Reintegration zu unterstützen. Therapeutische Angebote rücken deutlich in den Hintergrund und haben Krisenintervention oder Rückfallprophylaxe zum Thema. Es werden vor allem die Wohnungssuche, Arbeitssuche und der Aufbau einer sinnvollen Alltagsgestaltung unterstützt. Das selbstständige Wohnen kann durch Betreuungsangebote unterstützt werden (betreutes Wohnen). Oft wird die Teilnahme des Klienten an einer Selbsthilfegruppe gefördert. Hier gibt es die unterschiedlichsten Konzepte, denen allen gemeinsam ist, dass es grundsätzlich nicht professionell geleitete Gruppen sind. Flankierende Angebote sind Angebote zur schulischen oder beruflichen Nachqualifizierung oder Projekte zur beruflichen Reintegration im geschützten Rahmen, z.B. Arbeitstrainingsprojekte.

1.12.5 Ambulante Angebote

Nicht nur das Beratungsangebot für Drogenabhängige erfolgt ambulant, auch Therapie, Rehabilitation und Nachsorge können im ambulanten Setting stattfinden.
Ambulante Therapie ist vorrangig für Klienten mit einem sicheren sozialen Bezugsrahmen gedacht. Viele Kokainkonsumenten, die eine feste Anstellung und intakte soziale Beziehungen haben, nehmen dieses Angebot in Anspruch. Ambulante Therapie kann aber auch als stützende Maßnahme nach erfolgter stationärer Behandlung erfolgen. Durch sie werden auch manche schwer zu motivierenden Klienten erreicht, die sich einen stationären Aufenthalt (noch) nicht vorstellen können.
Im Einzelfall kann es sinnvoll sein, dass auch die Rehabilitationsmaßnahme ambulant durchgeführt wird. Ein stabiles Umfeld ist hierfür die Voraussetzung. Die ambulante Nachsorge bildet das letzte Glied in der Therapiekette und beinhaltet Gruppensitzungen und Selbsthilfeangebote. Die Einzelgespräche werden nur noch zur Krisenintervention und in deutlich größeren Abständen angeboten.

1.13 Behandlungsauftrag

Richtziel jeder Entwöhnungsbehandlung ist die Abstinenz. Kontrollierter Konsum und Substitution können lediglich Zwischenstufen auf diesem Weg sein. Aber auch bei konsequenter Abstinenz bleibt die Suchterkrankung latent fortbestehen. Ein wesentliches Ziel jeder Rehabilitation ist daher, dem Suchtkranken dabei zu helfen, die persönlichen und sozialen Voraussetzungen zu schaffen, um die Abstinenz langfristig zu sichern. Ein Grundsatz jeder Rehabilitationsmaßnahme ist: Sie sollte so früh wie möglich durchgeführt werden. Es gehört aber zum Wesen der Sucht, dass sich der notwendige Leidensdruck erst sehr spät einstellt.
Seit einer entsprechenden Kostenverteilungsvereinbarung der Renten- und Krankenversicherungsträger in der Empfehlungsvereinbarung Sucht von 1978 und Vereinbarung Sucht 2001 liegt die Entwöhnungstherapie in der Zuständigkeit des Rentenversicherungsträgers. Dessen Leistungspflicht hat zur Voraussetzung, dass eine begründete Aussicht auf Wiederherstellung der Erwerbstätigkeit und auf gesellschaftliche Reintegration besteht. Für die Krankenkassen und die Sozialhilfeträger besteht Leistungspflicht schon mit dem Ziel der Verhinderung von Pflegebedürftigkeit.
Für chronisch mehrfachgeschädigte Abhängigkeitskranke (CMA) ist in der Regel der Sozialhilfeträger zuständig. Dieser ist auch immer dann zuständig, wenn die Leistungen zur medizinischen und beruflichen Rehabilitation ausgeschöpft worden sind, durch eine Betreuung aber eine Verbesserung der Prognose hinsichtlich der Wiedererlangung der Erwerbstätigkeit möglich wird. Die Behandlung einer Suchtkrankheit muss ein ineinander greifender Prozess sein, der die multifaktorielle Verursachung der Abhängigkeit und ihre Auswirkungen auf jeden Lebensbereich erfasst und behandelt. Der Betroffene soll seine (noch) vorhandenen Fähigkeiten so nutzen, dass weitestgehend eine selbstständige Lebensführung und Integration in das soziale Leben erreicht werden kann.
Für die Rentenversicherer ist die Erwerbsfähigkeit eng mit dem Therapieerfolg verknüpft. Schon während der medizinischen Rehabilitation fördern sie daher alle Behandlungsbausteine, die das Ziel der beruflichen Reintegration verfolgen: Arbeitstherapie, externe Belastungserprobung, Praktika, Bewerbungstraining (§15 Abs. 1 Ziff. 3 SGB VI). Suchtpatienten werden hier genauso behandelt wie Patienten mit einer anerkannten Behinderung.

Behandlungsauftrag ist also grundsätzlich die Wiederherstellung der psychischen und körperlichen Stabilität als Voraussetzung für die Erwerbsfähigkeit und Integration in das soziale Leben. Dabei sind in der Therapie folgende Aspekte zu beleuchten:

- die persönlichen und sozialen Voraussetzungen
- die körperlichen, psychischen und sozialen Folgeerscheinungen des Abusus
- die Bedingungen, die die Sucht aufrechterhalten
- die vorhandenen Ressourcen

Hier wird wieder die Notwendigkeit der interdisziplinären Zusammenarbeit deutlich, in die die Ergotherapie eng eingebunden ist. Die genannten Aspekte müssen von allen Behandelnden berücksichtigt werden.

Aufgrund der Symptomatik der Suchterkrankung haben sich verschiedene Grundsätze in der Therapie als unentbehrlich erwiesen:

- Rückmeldung geben: Informationen, Fremdreflexion ...
- Eigenverantwortung betonen
- Konkret, handlungsorientiert und situationsgebunden intervenieren
- Alternative Veränderungsstrategien im Verhalten demonstrieren und üben
- Selbstwirksamkeitsüberzeugung stärken (Betonung von Kompetenzen und Ressourcen)
- Illusionslose Empathie

Diese Elemente in der Ergotherapie umzusetzen, bedeutet Transparenz, Aufmerksamkeit, eine tragfähige therapeutische Beziehung und eine reflektierte therapeutische Haltung herzustellen.

- Der Klient soll durch zunehmende Selbstakzeptanz und Erfolgserlebnisse den Selbstwert verbessern.
- Er soll seine Bedürfnisse und sein Selbstkonzept besser kennen lernen, um diese umsetzen und befriedigen zu können.
- Er soll seine Wahrnehmung schärfen und Zugang zu seinen Gefühlen finden.
- Kreativität und Spontaneität sollen zu mehr Lebendigkeit führen und aktivieren.
- Der Klient soll zu Übernahme von Verantwortung bewegt werden, sowohl sich selbst als auch anderen gegenüber.
- Er soll seine Entscheidungsfähigkeit wieder entdecken und wahrnehmen, um sich aus der passiven Opferrolle zu befreien.

Suchttherapie ist in aller Regel eine Gruppentherapie. Im Sinne des Lernens am Modell lernt der Klient, seine eigene Beziehungsfähigkeit zu verbessern und dann neue Beziehungen aufzubauen. Hierzu benötigt er die Fähigkeit zur Fürsorge und Empathie, d.h., die Gefühle des anderen wahrzunehmen und darauf adäquat reagieren zu können. Auch die Regulation von Nähe und Distanz kann eingeübt und erlebt werden sowie die Notwendigkeit von Anerkennung und Achtung. Nicht zuletzt führt der Aufbau von Konfliktfähigkeit zu einer Verbesserung der sozialen Kompetenz. Die Einsicht in das eigene Rollenverständnis und deren Umsetzung kann im Verbund mit den genannten Therapieinhalten zu größerer Lebenszufriedenheit führen.

Problematisch für den Ergotherapeuten in der Arbeit mit Suchtmittelabhängigen ist der Umstand, dass die Suchtsymptomatik in sehr unterschiedlicher Ausprägung auftritt. Die Symptome sind abhängig vom Konsummuster, der Dauer der Erkrankung und der zu Grunde liegenden Persönlichkeit sowie der Umweltbedingungen, in denen der Klient lebt. Komorbiditäten und Doppeldiagnosen beeinflussen die Suchterkrankung darüber hinaus.
Der Ergotherapeut muss sich für einen Bezugsrahmen entscheiden, um dem Klienten zu helfen. Folgende Fragen stellen sich ihm u.a. immer wieder:

- Leidet der Klient unter einer psychosomatischen, psychiatrischen und/oder Suchterkrankung?
- Ist vordergründig die Depression oder die Suchterkrankung zu behandeln?
- Wie werden etwaige motorisch-funktionelle Defizite in der ergotherapeutischen Behandlung berücksichtigt?
- Müssen z.B. die Durchblutungsstörungen der Hände des Klienten ergotherapeutisch behandelt werden?
- Müssen etwaige Teilleistungsstörungen in der Ergotherapie mitbehandelt werden?
- Soll der Pudendusblock nach Kompartmentsyndrom ergotherapeutisch behandelt werden?

All diese Aspekte zu beurteilen und ggf. zu berücksichtigen, erfordern ein Höchstmaß an Flexibilität in der Ergotherapie. Ohne genaue Diagnostik kann kein sinnvoller Behandlungsplan aufgestellt werden. Der Behandlungsauftrag bzw. die Befundergebnisse müssen sinnvoll strukturiert werden und für die Zielstellung ist es nötig, diese zu gewichten. Die Fülle der ergotherapeutischen Aufgaben verlangt es, dass Entscheidungen bedarfs- und personenorientiert gefällt werden. Man kann nicht alle etwaigen Probleme behandeln!
Die entscheidende Frage richtet sich an den Klienten: Was braucht er vorrangig, um die bedeutsamen Rollen und Aufgaben in seinem Leben wieder einnehmen zu können?

1.13.1 Humanistische Psychologie als fachübergreifende Grundlage

In der Fachklinik Bokholt werden Suchtkranke auf der Grundlage der humanistischen Psychologie behandelt. Dieser Behandlungsansatz wird von allen Therapieformen vertreten. So war es für mich als Ergotherapeutin wichtig, sich mit diesem Behandlungsmodell, das sich als Grundhaltung in fast allen ergotherapeutischen Modellen wieder findet, auseinander zu setzen.
Im Folgenden sollen nur die Grundlagen dieser psychologischen Schule kurz dargestellt werden und deren Ableitung für die Ergotherapie vorgestellt werden.
Als Begründer der humanistischen Psychologie gilt C.R. Rogers. Er entwickelte sie zwischen 1930 und 1956. Nach einer Entwicklungsphase an den Beratungsstellen amerikanischer Universitäten wurde die klientenzentrierte Psychotherapie ausführlich erforscht. Es kam zu exakten Theoriebildungen und einer Erweiterung der Anwendung über die Therapiesituation hinaus, z.B. im Erziehungswesen (s.a. Rogers, 2001).
Klientenzentrierte Psychotherapie geht von der Grundhypothese aus, dass jeder Mensch über ein Wachstumspotenzial verfügt, das in der Beziehung zu einer Person freigesetzt werden kann. Voraussetzung ist, dass diese Person (etwa ein Therapeut) kongruent, empathisch und akzeptierend dem Klienten gegenübersteht. Entsteht ein vertrauensvolles und transparentes Klima, wird sich der Klient in wachsendem Maße der Diskrepanzen zwischen seinem Selbstkonzept und dem aktuellen Erleben bewusst. Diese Inkongruenz beängstigt zunächst, ist aber auch die Ausgangsposition für das Zustandekommen einer therapeutischen Veränderung.
Kernstück der humanistischen Psychologie ist also die therapeutische Beziehung. Sie soll geprägt sein von drei Elementen:

1. Empathie

Ein solches einfühlendes Verstehen bedeutet, dass der Therapeut in der Welt des Klienten zu Hause ist. Er sollte ein unmittelbares Gespür entwickeln für die innere Welt des Klienten. Ein hoher Anspruch, der aber das Vertrauen fördert. Schon die ehrliche Absicht des Therapeuten, den Klienten verstehen zu wollen, schafft eine reelle Möglichkeit, der Realität des Klienten auch wirklich näher zu kommen. Diese Begleitung ermutigt dann den Klienten, sich mit seiner Realität auseinander zu setzen.

2. Wertschätzung

Echte Zuwendung, frei von Beurteilung und Bewertung, bedingungsfreies Akzeptieren des Klienten trägt zu einer vertrauensvollen und damit entspannten therapeutischen Beziehung bei. Diese Haltung macht es dem Klienten leichter, weiter an seinem Selbst zu arbeiten. Wie an anderer Stelle schon erwähnt, ist

gerade diese therapeutische Haltung im Kontakt mit Drogensüchtigen nicht leicht durchzuhalten, denn der Behandelnde wird mit der Wertehierarchie des Drogensüchtigen konfrontiert und mit Straffälligkeiten aller Art. Ihre politische Einstellung hat häufig anarchische Züge, die oft auch gelebt werden.
Die Klienten kennen Ablehnung und Aversion als vorrangige Reaktion auf ihre Person. Dies löste bisher Misstrauen, Angst und Verschlossenheit aus und führte zu einer inneren Stagnation. Eine bedingungsfreie Akzeptanz der Person, nicht deren Taten, durch die Therapeuten ist notwendig.

3. Kongruenz

Um den positiven Verlauf einer Suchttherapie zu fördern, muss der Therapeut er selbst, wahrhaftig und echt sein, ohne sich hinter einer Fassade oder einer Maske zu verstecken. Er muss sich dessen, was er im Moment erlebt und empfindet, sicher sein, es muss für ihn greifbar sein. Nur so kann er seine Empfindungen dem Klienten mitteilen, wenn dieses angezeigt ist. Was er zu seinem Klienten sagt, darf nicht im Widerspruch zu dem stehen, was er für ihn empfindet. Er soll ihn nicht mit Phrasen abspeisen oder sich hinter einer professionellen Haltung verschanzen. Auf diese Weise wird die Beziehung transparent und es entsteht ein Klima, das offen ist für das Benennen von Gefühlen und Einstellungen.
Der Klient nimmt die Echtheit, das Wohlwollen und das Verständnis wahr, oft auf der vorbewussten Ebene. Durch die gesicherte Akzeptanz traut er sich zunehmend sich selbst auch zu akzeptieren. Damit ist die wichtigste Voraussetzung für Weiterentwicklung geschaffen.
Hauptpostulat der humanistischen Psychologie ist die Annahme, dass jedem Menschen die Tendenz zu Eigen ist, die in ihm wohnenden Kräfte zu entfalten, die der Erhaltung und dem Wachstum dienen, die sog. Aktualisierungstendenz. Diese Aktualisierungstendenz des Erwachsenen ist zu vergleichen mit der Tendenz eines Kleinkindes, das trotz vieler Stürze, Misserfolge und Frustrationen nicht aufgibt, Laufen zu lernen. Das Kind wird nicht aufgeben, bis es sich sicher fortbewegen kann.
Aufgabe jeder Therapie ist es, diese „aktualisierenden" Tendenzen des Klienten wirksam werden zu lassen. Der Therapeut muss ein Klima schaffen, das es dem Klienten möglich macht, sich selbst kennen zu lernen und selbstständig Entscheidungen treffen zu können. Er soll das eigene Selbst und die eigene Authentizität wieder entdecken. Dafür muss er mit der ganzen Erlebnisbreite der menschlichen Existenz konfrontiert werden. Im Rahmen der Therapie ist es auch nötig, die bedrohlichen und schmerzlichen Seiten des Lebens zu akzeptieren. Der Klient soll neue Ausdrucksmöglichkeiten und Seinsformen erleben.

Ziel ist es, die für den Klienten beängstigenden Inkongruenzen zwischen seinem Selbstkonzept und dem Idealbild weitestgehend aufzulösen beziehungsweise ihm den Weg dorthin zu zeigen, sodass er aufgrund der neu erworbenen Selbstakzeptanz auch alleine weiter gehen kann. So ist also die Arbeit am Selbstbild des Klienten von hoher Bedeutsamkeit.

Die Arbeit am Selbstbild kann im Rahmen der ausdruckszentrierten Methode in der Ergotherapie nachhaltig unterstützt werden. Grundlage der therapeutischen Arbeit ist es, dass der Therapeut die suchtspezifische Dynamik kennt und dem Klienten widerspiegelt. Nur der Klient selbst kann geeignete Verhaltensweisen finden, indem er sein bisheriges Verhalten und seine Realitätswahrnehmung erkennt und hinterfragt. Er muss lernen, mit sich selbst zu kommunizieren. Dadurch kommt es zu einer Veränderung in der Erlebensweise des Klienten. Seine Fähigkeit, unmittelbar und bewusst zu erleben, wächst.
Auf dem Hintergrund der humanistischen Psychologie ergibt sich für die Ergotherapie ein Behandlungskonzept, das den psychotherapeutischen Prozess unterstützt und das Wachstum des Klienten fördert. In der Ergotherapie kann er sich selbst und seine Gefühle besser kennen lernen und benennen (ausdruckszentrierte Methode) und sich mit der gesamten Bandbreite menschlicher Erlebensmöglichkeiten auseinander setzen.
Er lernt seine Selbstkonstruktionen über die Selbstbildarbeit kennen und kann sie anhand der Rückmeldungen aus der Gruppe reflektieren und korrigieren.
Er bekommt den Raum, Erlebensweisen auszuprobieren, z.B. seine Wut zu äußern und sich auf Emotionen einzulassen.

Je mehr ein Ergotherapeut die oben beschriebene Grundhaltung entwickelt, desto mehr entsteht ein wachstumsförderndes Klima.

Innerhalb dieses klientenzentrierten Vorgehens ist es möglich, die Regie dem Klienten zu überlassen. Dies ist vor allem in Gruppensituationen nicht einfach, aber durchaus realisierbar. So dürfen die Gruppen z.B. nicht zu groß sein und es muss genug Zeit für die therapeutische Arbeit vorhanden sein. (s.a. Kap. 2.7, Ausdruckszentrierte Methode.)
Viele therapeutische Kollegen meinen, die klientenzentrierte Methode müsse für die Suchtkranken zumindest modifiziert werden.
Folgende Ausführungen nehmen hierzu kurz Stellung.
Die klientenzentrierte Therapie nach Rogers setzt Empathie und bedingungsfreie Akzeptanz voraus. Rogers spricht von einer Bereitschaft, dem Klienten geradezu kindlich alles zu glauben. Suchtkranke haben als Grundstörung den Drang zur Täuschung. Sie spielen sich selbst und ihrer Welt Theater vor, um ihr Selbstkonzept aufrechterhalten zu können. Die Auseinandersetzung mit der

Realität ist bedrohlich. Sie stellen ihre eigenen Regeln auf und ignorieren in ihren Allmachtsfantasien Grenzen aller Art. Sie bauen sich ihre eigene Welt. Dieses Höchstmaß an Verdrängung haben sie so internalisiert, dass Unwahrhaftigkeit integraler Bestandteil ihrer Persönlichkeit geworden ist.
Der Therapeut kann einem Drogensüchtigen nicht bedingungsfrei glauben. Er kann ihm bedingungsfrei zuhören und kann sich auch bedingungsfrei auf eine Beziehung einlassen. Aber er spiegelt dem Klienten ununterbrochen: „Was du hier machst ist ein Nebenschauspiel, du weißt, es geht eigentlich um etwas anderes und ich weiß es auch. Wenn du nicht bereit bist, dahin aufzubrechen, können wir nicht zusammenarbeiten. Ich als Therapeut weiß, dass du die Tendenz hast mich abzulenken und zu verwickeln, aber ich lasse das nicht zu."
Ein Klient, der ambulant behandelt wird, würde unter diesen Beziehungsbedingungen vermutlich die Therapie beenden, denn er würde sich kaum verstanden und angenommen fühlen. Ein ambulantes therapeutisches Setting kann nicht den stabilen und kontinuierlichen Rahmen für eine solche Annäherung bieten. In der psychotherapeutischen Behandlung einer Suchterkrankung liegt die Verantwortung für das Gelingen der Therapie in besonderem Maße beim Klienten und beinhaltet viele Unsicherheitsfaktoren. Der ambulant behandelte Klient kommt nach einer Woche wieder zu seiner Therapiestunde und hat meist bis dahin sein ursprüngliches Weltbild wieder verfestigt. Die Beziehungsarbeit fängt dann von vorne an.

Auch in der stationären Therapie schaffen es nicht alle Klienten, sich auf die Therapie einzulassen. Und sie schaffen es auch immer wieder, den Therapeuten zu manipulieren und zu täuschen. Im Gegensatz zum niedergelassenen Kollegen hat dieser jedoch das Team als Korrektiv. Dieser Prozess der Teamintervision ist unabdingbar und täglich nötig. Wichtige Indikatoren sind diffuse Gefühle der Therapeuten, natürlich auch des Ergotherapeuten, wie z.B. „irgendetwas stimmt nicht". Insuffizienzgefühle machen sich breit, weil der therapeutische Prozess stagniert, Aversionen, Wut oder auch Ausweichmanöver stellen sich ein. Blinde Flecken in der eigenen Wahrnehmung können von den Kollegen aufgedeckt werden.

In der Suchttherapie kann man also nicht von der bedingungsfreien Empathie ausgehen, sondern muss die illusionslose Empathie als Haltung dem Klienten gegenüber einnehmen.

Ein anderer Grundsatz der klientenzentrierten Arbeit ist die non-direktive Kommunikation. In der Arbeit mit Abhängigkeitserkrankten ist es oft nötig, über das Verbalisieren der Gefühle und das Verstehen des inneren Bezugsrahmens (Empathie) hinauszugehen. Zusammenhänge müssen durch den Therapeuten

herausgearbeitet und dem Klienten direkt mitgeteilt werden. Es ist nötig, Akzente zu setzen, die der Klient aufgrund seiner unvollständigen Selbstkongruenz nicht selbst herausarbeiten kann. Die eigene Inkongruenz haben die Klienten lange unterdrückt auf der Suche nach Kongruenz.
Unter Inkongruenz versteht Rogers die erlebte subjektive Unverträglichkeit zwischen eigenen Erfahrungen, denen bedeutender Personen, von relevanten Lebenssituationen und dem gegenwärtigen Selbstkonzept. Eine Kongruenz zu erreichen, ist das Streben eines gesunden Menschen und ein lebenslanger Prozess. Drogensüchtige haben sich lange nicht auf diesem Weg befunden und stattdessen immer neue Inkongruenzen geschaffen. Aus einem prozesshaften Geschehen ist eine verfestigte Struktur geworden, die manchmal nur durch direktive, an anderer Stelle konfrontativ genannte, Interventionen aufzulösen ist.

Die ausdruckszentrierte Methode der Ergotherapie bekommt in diesem Kontext eine weitere Bedeutung. Die Objekte der Klienten, innere Bilder und Affektexpressionen, entstehen im Idealfall unmittelbar und entziehen sich weitestgehend der psychodynamischen Manipulation. Ich spreche hierbei von dem schöpferischen Akt und der gleichzeitigen Mobilisation intrapsychischen Erlebens. Die Reflexion kann dann schon wieder dem subjektiven Raster unterliegen.
Für die Ausdruckskraft des Objektes ein Gespür zu bekommen, ist die Aufgabe des Ergotherapeuten. Diese Ausdruckskraft muss er dann ins Team transportieren, da es für die Kollegen eine ungemeine Hilfe sein kann, hier einen Hinweis auf die Innenwelt des Klienten zu erhalten. Die ersten Gestaltungen aus der ausdruckszentrierten Arbeit sind dazu oft nicht verwendbar. Manchmal ist es während der gesamten Therapiezeit nur ein einziges Objekt, das einen wichtigen Hinweis liefert.
Es kann auch bedeutsam sein, wenn in der Ergotherapie „nichts" für den Klienten passiert. Oder wenn er immer wieder Abwehrkämpfe veranstaltet, die nicht aufgelöst werden können (s.a. Kap. 2.7, Ausdruckszentrierte Methode).

Zusammenfassend kann also gesagt werden, dass die Humanistische Psychologie zum Aufbau einer klientenzentrierten Grundhaltung in der Behandlung Suchtkranker zur Anwendung kommt. Modifizierungen sind jedoch teilweise notwendig. Klienten können in der Entwöhnungsbehandlung Inkongruenzen entdecken und Bewältigungsstrategien entwickeln. Auf diese Weise kann ihre Selbstakzeptanz, ihr Selbstwert und auch die Selbstaufrichtigkeit wachsen. Im Gruppenleben erfahren sie, dass jedes menschliche Erleben selbstunverträgliche Erfahrungen mit sich bringt, die eine permanente Herausforderung an die Selbstkongruenz sind. In jeder dieser Situationen können neu erworbene Bewältigungsstrategien geübt werden.
Werden diese erworbenen Fertigkeiten emotional, kognitiv und auf der Handlungsebene internalisiert, können die Klienten selbst erleben, dass die Droge als

Bewältigung mehr und mehr überflüssig wird. Zur Entwicklung der Selbstkongruenz kann die Ergotherapie wesentliche Beiträge leisten.

1.13.2 Therapeutische Haltung

Die gelungene Interaktion Therapeut und Klient macht 50-80% des Behandlungserfolges aus. Es ist daher eminent wichtig, die eigene therapeutische Haltung immer neu zu reflektieren. Nicht umsonst ist in der „Vereinbarung Abhängigkeitskranker" vom 1. Juli 2001 (Anlage 2, Punkt 6) festgehalten: „Die regelmäßige Fortbildung und externe Supervision des therapeutischen Personals sind sicher zu stellen."

Die Beziehung zu Drogenabhängigen ist auf der einen Seite ein sehr labiles, störanfälliges System, auf der anderen Seite hat sie in der Entwöhnungsbehandlung einen zentralen Stellenwert. In diesem Spagat bewegt sich der Therapeut, natürlich auch der Ergotherapeut. Im Kapitel zur Suchterkrankung wurde dargestellt, wie sich die pathologischen Beziehungsmuster im Zuge einer Drogenerkrankung entwickeln. Verstärkend wirkt der Trend zur Vereinzelung in der heutigen Gesellschaft. In 35% der Haushalte lebt nur eine Person. Jeder scheint sich selbst der Nächste zu sein. Feste Beziehungen werden von immer mehr Menschen als Wagnis angesehen, obwohl Geborgenheit von vielen als großer Wunsch angegeben wird.

Der Klient kommt oft aus einer gelebten Beziehungslosigkeit. Er traut keinem über den Weg und hegt auf der anderen Seite eine tiefe Sehnsucht nach Nähe. Da die Droge eine große Leere hinterlassen hat und viele Beziehungen zerbrochen sind, wird ihm bewusst, wie einsam er ist. Das macht Angst und er sucht daher nach Beziehungen. Innerhalb der therapeutischen Gruppe kann es da zum Beispiel zu spontanen „großen Lieben" kommen, die keine andere Grundlage haben als die Sehnsucht danach, die eigene Leere zu füllen.

Der Bezugstherapeut bietet eine stabile vertrauenswürdige Beziehung an. An ihm kann der Klient gewissermaßen üben, angstfrei und sicher vor Entwertung oder Abbruch der Beziehung zu sein. Damit diese entstehen kann, ist der Therapeut auf fortwährende Selbst- und Fremdreflexion angewiesen. Die vertrauensvolle, von Nähe bestimmte Beziehung zum Klienten darf nicht zur Einbuße an Distanz, ungewollter Veränderung der eigenen Haltung und der realistischen Perspektive führen.

Der Therapeut muss immer wieder, bei jedem Klienten, seine eigene Haltung überprüfen und sichern. („Sehe ich z.B. wirklich die Einhaltung der Regeln als wichtig an oder drücke ich bei manchen Klienten schon mal ein Auge zu?") Der Therapeut muss seine eigenen Erwartungen kontrollieren. Klienten sind sehr begabt darin, in Therapeuten eine Retterfantasie auszulösen: „Gerade bei mir lohnt sich jede Anstrengung ganz besonders, du hast das Zeug dazu, gerade mich richtig zu behandeln und zu heilen."

Wem würde das nicht schmeicheln? Die Konsequenz kann sein, dass die professionelle Distanz verloren geht.
Daneben ist es enorm wichtig, in der Arbeit mit Drogensüchtigen seine eigenen Grenzen zu kennen und abzustecken. Jeder Therapeut hat ein individuelles Distanzbedürfnis. Dem einen macht es nichts aus, aus dem eigenen Familienleben zu erzählen, der andere möchte das deutlich separiert sehen. Ein Kaffeetrinken außerhalb der Einrichtung mit Klienten oder das Verleihen kleiner privater Dinge ist für manchen kein Problem, andere Kollegen runzeln dabei aber schon die Stirn. Die Grenzen sind dann klar, wenn jeder in einer Beziehung unterscheiden kann: Das ist mein Part und das ist dein Part.

In der Ergotherapie passiert es immer wieder, dass Klienten mit dem vorliegenden Material nicht auszukommen meinen und mich als Ergotherapeutin davon überzeugen wollen, gerade ihnen doch noch etwas ganz Besonderes zu besorgen. Denn: Als Ergotherapeutin könne ich doch am besten nachvollziehen, wie wichtig es sei, mit dem Ergebnis auch zufrieden zu sein.
Oder die Klienten argumentieren mir gegenüber folgendermaßen: Ich, die Ergotherapeutin, habe schließlich ihre enorme Kreativität entdeckt und wolle diese doch sicherlich fördern.

Ich muss mich damit auseinander setzen, was ich als Therapeutin mit meinen Emotionen dem Klienten gegenüber mache. Freue ich mich auf einzelne Klienten und lasse andere links liegen, weil sie mich wütend machen?
Gefühle Klienten gegenüber sind alltäglich, sie dürfen nur keine Konsequenzen für eine realistische und professionelle Grundhaltung haben. Übertragung und Gegenübertragung dürfen nicht handlungsleitend werden. Auch bei meinem „Lieblingsklienten" muss ich Regelverstöße ahnden und ihn vor der Gruppe konfrontieren können. Dem Klienten, der für mich ein „rotes Tuch" ist, muss ich stützend und empathisch gegenübertreten können oder ihn vor anderen in Schutz nehmen. Dieses interdependente Geschehen benötigt ein Team, das diese Prozesse offen anspricht, aufmerksam macht und Hilfe bietet. Ohne Supervision ist aber auch ein noch so vertrautes Team früher oder später in diese Prozesse verstrickt. Gefühle wie Ohnmacht, Hilflosigkeit, Verachtung oder starkes Mitleid im Team sind Indikatoren, dass die eigene Position und vor allem die Unabhängigkeit in der Interaktion mit dem Klienten oder der ganzen Gruppe aufgegeben wurde. Der Therapeut, der mit den Klienten arbeitet, bietet sich ihm als Modell an. Welche Aufgaben bringt das mit sich?

Illusionslose Empathie

Der Klient soll sich gesehen und angenommen fühlen. Der Klient braucht auf der einen Seite konstruktive Unterstützung, aber auch immer wieder die Korrektur bei unrealistischen Wunschvorstellungen. Überzogene Forderungen müssen abgewehrt und reflektiert werden. Süchtige beherrschen die Kunst der Überredung und der Manipulation. Sie sind grenzenlos in ihrer Anspruchshaltung. Sie wollen versorgt werden, ohne selbst aktiv zu werden.

Für den Ergotherapeuten stellt sich zu Beginn jeder Behandlung die Frage: Was braucht dieser Mensch, um das von ihm genannte Ziel zu erreichen? Was kann er dazu tun und was muss ich dafür bereitstellen?

Vertrauen

Eine vertrauensvolle Beziehung muss wachsen. Hierfür ist Kongruenz, Ehrlichkeit und Toleranz notwendig. Der Therapeut geht in Vorleistung. Erst wenn der Klient die Vorteile dieser Haltung erlebt, ist er bereit, sie zu übernehmen. Das erfordert vom Therapeuten, dass er den Klienten – bei aller anfänglichen Toleranz – mit dessen unerwünschtem Verhalten konfrontiert. Gelingt der Aufbau einer solchen Vertrauensbeziehung nicht, ist die therapeutische Arbeit grundlegend gefährdet. Zum Aufbau von Vertrauen gehört aber auch Zuverlässigkeit und Kontaktbereitschaft. Der Klient muss sich darüber hinaus der Vertraulichkeit sicher sein, ihm muss aber klar sein, dass Informationen über den Klienten im Team ausgetauscht werden. Viele Klienten haben Schwierigkeiten damit, dass der Therapeut in Teamsitzungen über ihn spricht. Er muss also genau informiert werden, wer Mitwisser ist und wo er sich der Schweigepflicht sicher sein kann. Vor Gesprächen mit Menschen außerhalb der Therapieeinrichtung muss geklärt werden, welche Informationen der Klient weitergeben will. Das gilt zum Beispiel für Gespräche mit Ämtern, Arbeitgebern oder Angehörigen.

Wertfreiheit

Gerade bei Süchtigen sollte jede Bewertung des Tuns, der Haltung oder der Normen vermieden werden. Der Therapeut hat eigene Einstellungen und kann sie dem Süchtigen gewissermaßen als Orientierung anbieten. Während der Arbeitsanamnese kann es notwendig werden, dass der Ergotherapeut Stellung bezieht zum Thema Schwarzarbeit. Das kann aber so geschehen, dass sich der Klient, der lange Schwarzarbeiter war, nicht verurteilt oder entwertet fühlt. Das ist mitunter schwierig, da viele Klienten eine kriminelle Karriere hinter sich haben und eine zumindest partielle antisoziale Identität aufweisen. Die eigene Haltung muss klar sein, damit sich der Klient auseinander setzen kann. Der Ergotherapeut hat jedoch keinen erzieherischen Auftrag oder muss den Suchtkranken von einem Sinneswandel überzeugen.

Es gilt: Selbst wenn es zu Konfrontationen oder Machtkämpfen zwischen dem Therapeuten und dem Klienten kommen sollte, muss die Auseinandersetzung auf Seiten des Therapeuten trotzdem von Respekt und Annahme getragen sein. Nur dann kann man die gleiche Anforderung an den Klienten stellen und der Klient bekommt die Möglichkeit, sein Konfliktverhalten zu verändern.
Eigene Werte und eigene Normen fließen im Sinne der Kongruenz selbstverständlich in die therapeutische Haltung ein. Dennoch ist Vorsicht geboten, diese direktiv einzubringen. Auch hier geht es um Grenzziehung und das Recht des Klienten, seine eigenen Normen und Werte zu leben. Werde ich als Therapeut nach meinen Werten und Normen gefragt, stehe ich allerdings Rede und Antwort, bleibe dabei aber auf der Informationsebene. Gerade beim informellen Zusammensein mit Klienten kommen sehr oft Fragen wie „Wie denkst du denn über Weihnachten"? „Was würdest du machen, wenn dein Kind Drogen nähme?" „ Wie findest du das denn mit der Ehe?" Die Klienten brauchen Orientierung, wollen andere Lebenskonzepte kennen lernen, die vielleicht vordergründig besser gelingen. Die Entscheidung darüber, was und wie viel über das persönliche Leben und Denken mitgeteilt wird, behält immer der Therapeut.

In der Therapie Suchtkranker gibt es Grundpfeiler im Umgang miteinander. Der Therapeut muss sich ebenso an sie halten wie der Klient, der sie mitunter erst erlernt. Nur selten kann hier eine Ausnahme gemacht werden. Man kann diese Grundpfeiler unter den Oberbegriffen Struktur und Offenheit zusammenfassen:

- keine Gewalt
- keine Drogen
- Konflikte werden offen in der Gruppe geklärt
- keine Verträge
- Teilnahme an allen Therapieangeboten
- kein frei verfügbares Geld
- keine heimlichen geschlechtlichen Beziehungen

Der Sinn des umfangreichen Regelwerkes liegt zum einen in der Organisation des Alltags, zum anderen aber vor allem im Schutz der Gruppe und des Einzelnen. Jede Übertretung dieser Regeln zieht Unsicherheit und Destabilisierung aller nach sich. Als Beispiel sei die Unruhe genannt, die bei dem Gerücht entsteht, einer der Klienten habe „Schwarzgeld" (in den meisten stationären Suchteinrichtungen wird im Rahmen der Rückfallprophylaxe das Geld der Klienten vom Haus für diese verwaltet, so dass sie über kein Bargeld verfügen. Taucht trotzdem Bargeld auf, so wird dieses „Schwarzgeld" genannt). Die Fantasien dazu und zu den daraus resultierenden Möglichkeiten binden und blockieren den psychodynamischen Prozess jedes Einzelnen.

Strukturierung stützt den Klienten in seiner Ambivalenz und schützt vor Grenzverletzungen. Regeln strukturieren das Zusammenleben und stellen klar, was möglich ist und was nicht. Sich an Regeln halten, heißt Grenzen zu respektieren. Das Klientel entwickelt eine unglaubliche Energie, Regeln bis ins Kleinste zu umgehen oder außer Kraft zu setzen. In der Therapie sollen sie auch über das Bewusstsein für Regeln den „aufrechten Gang" lernen. Der Therapeut übernimmt auch hier eine Vorbildfunktion.

So ist es ungünstig und verunsichert den Klienten, wenn ihm der Konsum gewisser Nahrungsmittel untersagt ist, er diese aber bei seinem Therapeuten liegen sieht, womöglich sogar angeboten bekommt. Eine andere Situation entsteht, wenn eine Regelabweichung des Therapeuten von diesem öffentlich erklärt und begründet wird oder als therapeutische Intervention eingesetzt wird.

Hier sollen deshalb noch einmal deutlich die Eckpfeiler des Zusammenseins genannt werden.

Keine Drogen

Für den Therapeuten heißt das, bei der Arbeit 0 Promille, auch wenn man aus dem Bereitschaftsdienst geholt wird. Keine Drogen heißt auch, jeden Verdacht eines Konsums bei Klienten zu äußern und zu überprüfen. Eine unangenehme Aufgabe, vor der sich auch mancher Therapeut am liebsten drücken würde. Denn seine Beziehung zu dem Klienten scheint dadurch in Gefahr zu geraten. Misstrauen steht im Raum.

Keine Gewalt

In den Therapiegruppen kommt es im Zuge von Auseinandersetzungen immer wieder zu Androhung oder Ausübung verbaler Gewalt, selten auch tätlicher Gewalt. Dies verunsichert und gefährdet die Gruppe und den Einzelnen. Es handelt sich um ein unangemessenes Konfliktverhalten, welches in der Therapie geändert werden soll. Hier frühzeitig zu intervenieren, ist Aufgabe des Therapeuten. Er sollte eigene Eindrücke offen ansprechen, wenn er Machtausübung oder „Knaststrukturen" in der Gruppe wahrnimmt. Kann einer nie ausreden? Traut sich jemand nicht, etwas zu sagen? Verdrehen andere die Augen, wenn sich jemand zu Wort meldet? Werden Anmerkungen „vom Tisch gefegt?"

Alltagssprache

Sie ist Pflicht für die Klienten. Sie bringen oft Knastsprache oder Szenesprache mit, über die sie sich einer peer-group zugeordnet haben. Dies soll sich in der Therapie ändern.

Drogengespräche müssen vermieden werden, da sich die Klienten „heiß" reden können (jeder kennt das von sich selbst auch: „ah, jetzt so ein richtig großes Eis, mit Schokolade, ..."). Dies kann starkes craving auslösen und die Distanz zur Droge ist mit wenigen Worten verloren.

Viele abwertende Äußerungen, drastische Artikulierungen und deutlich gehäufte Meckereien sind Indiz dafür, dass in der Gruppe etwas nicht stimmt. Es zeugt von reduziertem Kontaktverhalten, das die Klienten von der Szene her kennen. Der Therapeut muss eingreifen, ohne „oberlehrerhaft" zu erscheinen und damit Abwehr zu erzeugen. Er kann aber diese Zusammenhänge deutlich machen und mit den Klienten erarbeiten, welche Konsequenzen dieses Sprachverhalten hat.

Offenheit

Offenheit ist in der Drogentherapie unverzichtbar. Es ist undenkbar, dass sich jemand „heraushält":

- Jeder soll von sich sprechen und
- Jeder soll sich zum anderen äußern.
- Jeder soll vom anderen wissen, wo dieser gerade steht.
- Nur so ist auch gegenseitige Hilfe möglich.
- Sich zurückziehen ist eine Sackgasse.
- Abhängigkeiten untereinander sollen verhindert werden: Ich weiß etwas von dir, was sonst keiner weiß. Hierdurch wird der Klient erpressbar.

Diese Verhaltensmuster haben die Klienten jahrelang in der Szene gelebt. Sie sollen nun anderes Verhalten ausprobieren und lernen. Suchttherapeuten wirken auf Kollegen anderer Fachbereiche oft erschreckend konfrontativ, wenn sie nicht locker lassen, den Klienten an dieser Stelle zu fordern.

Pünktlichkeit und Verlässlichkeit

Diese Tugenden gelten natürlich auch für den Therapeuten. Seine Aufgabe ist es aber auch, diese bei den Klienten einzufordern und gegebenenfalls zu ahnden. Hier ist wieder wichtig, die eigene Haltung genau zu überprüfen. Ist mir selbst Pünktlichkeit nicht so wichtig, werde ich auch dem Klienten gegenüber nachsichtig sein. So ist dies ein Punkt, der vom Therapeuten selbst Disziplin fordert. Ebenso wie andere disziplinarischen Maßnahmen zählt auch das Ansprechen von Regelverletzungen nicht zu den beliebtesten Aufgaben, weil der Therapeut hierzu aus der Rolle des „edlen Helfers" treten muss! Die Rolle des Erziehers möchte man nicht so gerne einnehmen, denn sie schafft erfahrungsgemäß wenig Freunde. Es kann dem Therapeuten helfen, sich immer wieder klar zu machen, wie hilfreich geradlinige Strukturen für die Stabilisierung des Klienten sind.
Nicht zuletzt ist die Geschlossenheit des Teams den Klienten gegenüber enorm wichtig. Im Kontakt mit Klienten ist jede Bewertung, möglichst auch Kommentierung der Arbeit oder Entscheidungen eines Kollegen tabu. Klienten „wollen" spalten, um Verwirrung zu stiften. Daraus muss folgen, dass der entscheidende Kollege grundsätzlich Recht hat. Falls er real eine falsche Entscheidung getroffen hat, wird dies „nur" im Team diskutiert. Korrekturen werden den Klienten dann so

mitgeteilt: Das Team hat die Entscheidung reflektiert und ist zu der Überzeugung gekommen, dass ... Ist man sich als Therapeut in seiner Entscheidung nicht sicher, spricht man dieses offen an und verweist die Klienten auf eine Entscheidungsfindung im Team, deren Ergebnis ihnen dann mitgeteilt wird. Diesen Prozess kann man den Klienten auch transparent machen, sollte dem Team gegenüber Misstrauen aufkommen.
Im Sinne dieser Grundhaltung sind mir verschiedene Sätze von Kollegen in Erinnerung geblieben, die für mich in manch schwieriger Therapiesituation hilfreich waren:

- „Wenn um mich herum alles schneller wird, werde ich immer langsamer."
- „Höre auf deinen Bauch, deinem Gefühl zu einer Situation kannst du trauen."
- „Die Klienten sind die Kranken."

Das multiprofessionelle Team ist in der Behandlung Drogenabhängiger eng miteinander verzahnt und sehr aufeinander angewiesen.
Eine tragfähige therapeutische Haltung zu entwickeln, dauert seine Zeit und braucht viele Erfahrungen. Der Prozess ist anstrengend, weil er eigentlich nie abgeschlossen ist. Für die Weiterentwicklung ist der Austausch mit Kollegen existenziell wichtig.

2 Ergotherapie in der Behandlung Suchtkranker

Ich beschränke mich bewusst auf die Kerngedanken, die meinem Konzept zu Grunde liegen, und verweise auf ausführliche Literatur zum Selbstverständnis und zur Entwicklung der Ergotherapie.
In der Entwicklung des Menschen spielen sensorische, motorische und kognitive Komponenten eine große Rolle. Sie verdichten sich in Handlungen. Für den herangewachsenen Menschen kann Weiterentwicklung nur dann stattfinden, wenn er in der Lage ist, sein Handeln zu reflektieren.
Jede Handlung hat Konsequenzen. Der Mensch kann aus diesen Konsequenzen lernen und die Handlung beim nächsten Mal entsprechend dieser Konsequenzen anpassen.
Jeder Mensch ist auf die Rückmeldung der Umwelt angewiesen. Er nimmt diese über komplexe Wahrnehmungsfunktionen auf. Sinnliche Wahrnehmung, motorische Reaktion und soziale Erfahrung machen es ihm möglich, Handlungs- und Leistungskompetenz zu entwickeln.
Sind die Wahrnehmungsfunktionen eingeschränkt, gerät das aus Handlung – Rückmeldung – Reflexion bestehende System aus dem Gleichgewicht und die Umwelterfahrungen können nicht optimal ausgewertet werden. Als zentraler Behandlungsauftrag der Ergotherapie ist die Förderung einer intakten Handlungsfähigkeit des Menschen anzusehen. Dies formulierte schon Mary Reilly, Leiterin des Fachbereichs „Occupational Therapy" der University of Southern California, in den 60er Jahren (Miller u. Walker, 1993).
Eine der Kernfragen der Ergotherapie lautet: Welche Fähigkeiten muss der Mensch haben, um seine verschiedenen Rollen in der menschlichen Gesellschaft einnehmen zu können?

Um die Handlungskompetenz zu fördern, müssen Einschränkungen genau befundet und analysiert werden. Physiologische, sensorische, emotionale oder soziale Störungen können die Handlungsfähigkeit so einschränken, dass der Mensch mit seinen Lebensaufgaben nicht zurecht kommt. Ergotherapie bietet dem Klienten an, durch Tätigkeit eingeschränkte oder verlorene Handlungskompetenzen (wieder) zu erlernen, Umwelterfahrungen zu sammeln und auszuwerten. Ziel ist es, Alltagsanforderungen wieder bewältigen zu können.

2.1 Psychologische Modelle

Da die Suchterkrankung alle Bereiche des Lebens beeinflusst und beeinträchtigt, ist die Ergotherapie auf verschiedene psychodynamische Erklärungsmodelle angewiesen, die indikativ zum Tragen kommen. In einem multidisziplinären Team ist es zwingend notwendig, dass das gesamte Team sich abstimmt, auf welchen Grundlagen gearbeitet wird. An meinem Arbeitsplatz kommen, so wie in der ganzen Klinik, individuell vom Klienten abhängige verschiedene Modelle zum Tragen.

2.1.1 Humanistische Psychologie

Sie geht davon aus, dass persönliche Werte und Beziehungen Grundlage jeder Handlung sind. Beziehungsarbeit hat in der Behandlung Suchtkranker einen enorm hohen Stellenwert. Defizite in der Wahrnehmung und der Verlust von Handlungsbereitschaft und Selbstverantwortung können Beziehungen in pathologischer Weise verändern, wie z.B. Ko-Abhängigkeit oder Beziehungssucht. Klare Anreize zur Auseinandersetzung mit sich selbst müssen auch in der Ergotherapie gesetzt werden.

2.1.2 Lerntheoretische Modelle

Sie gehen davon aus, dass Handlungsmuster durch Verstärkung gelernt und aufrechterhalten werden. Intermittierende Verstärker sind wirkungsvoller als kontinuierliche und führen zum Aufbau einer positiven Wirksamkeitserwartung. Die Dauer der Wirksamkeitserwartung ist bei Suchtkranken extrem niedrig. Die Droge ist der sofortige positive Verstärker und muss im Laufe der Suchtentwicklung immer schneller zur Verfügung stehen. Die Wirksamkeitserwartung ist auch bei allen anderen Alltagsanforderungen sehr reduziert. Aufgabe der Therapie ist es, die Wirksamkeitserwartung wieder zu vergrößern, damit der Klient einen Handlungsspielraum erlangt (s.a. Kap. 1.9).
In der Ergotherapie kann an der Wirksamkeitserwartung gearbeitet werden, indem bevorzugt Medien angeboten werden, die schnelle Erfolgserlebnisse unmöglich machen.
So ist das **Lernen am Modell** auch für die Ergotherapie relevant. Durch Beobachtung anderer Menschen werden neben den eigenen zusätzliche Verhaltensweisen wahrgenommen und übernommen. Bisher vertraute Verhaltensweisen können modifiziert werden. Dies ist vor allem beim Einsatz der interaktionellen Methode, in der Gestaltungstherapie und bei der Gestaltung der therapeutischen Beziehung zu beachten.

Das **Phänomen der kognitiven Dissonanz** kann z.B. in der Arbeitstherapie eine Rolle spielen. Festinger (1978) umschreibt mit seiner Theorie der kognitiven

Dissonanz das Phänomen, dass widersprüchliche Erfahrungen oder Einstellungen zu einem Thema im Menschen zu einem unangenehmen Zustand führen, der nach einer Veränderung verlangt. Es werden spannungslösende Schritte eingeleitet, indem z.B. neue Informationen herangezogen werden, indem sich die Einstellung- oder Handlung ändert.
Der Lebensbereich Arbeit erzeugt bei suchtkranken Klienten häufig eine kognitive Dissonanz, die nach einer Lösung drängt.

Beispiel
Arbeit kann zu einem inneren Widerspruch führen: Arbeiten ist anstrengend, aber: Ich brauche Geld und kann es durch Arbeit verdienen.
Mögliche innere Lösungsansätze: Ich habe mich bisher immer ohne Arbeit durchgeschlagen. Aber auch: Diese Arbeit macht mir Spaß und ich werde durch sie gesellschaftlich anerkannt.

Die psychosoziale Entwicklung eines Menschen kann stark eingeschränkt sein durch ungelöste Grundkonflikte. Abhängigkeitserkrankte tragen oft verdrängte Konflikte aus der Kindheit mit sich herum. Die aus dem Konflikt resultierenden starken Emotionen wie z.B. Hass sind zwar nicht mehr im Bewusstsein, streben aber immer noch nach Entladung und wirken sich auf das Leben aus.
Aufgabe von Psychotherapie ist es, mit dem Klienten an diesem inadäquaten Umgang mit Konflikten zu arbeiten.
In der Ergotherapie erhält der Klient immer wieder die Möglichkeit, reifere Formen der Konfliktbewältigung kennen zu lernen und zu entwickeln. Er nimmt die Folgeerscheinungen unbewältigter Konflikte wahr und lernt diese selbstverantwortlich zu vermeiden.

Die Ergotherapie macht sich darüber hinaus die Grundannahme des biopsychodynamischen Modells zunutze, dass „Erfahrungen das Verhalten ändern, indem sie die zugrunde liegenden Strukturen und Prozesse modifizieren" (Zimbardo, 1992, S. 6).

2.1.3 Psychodynamisches Modell
Das psychodynamische Modell geht davon aus, dass Verhalten durch intrapsychische Kräfte motiviert wird. Deprivationszustände bei Suchtkranken und das Fehlen von Sinneseindrücken können dann zu Spannungszuständen führen, die dann über süchtige Verhaltensweisen und Handlungen aufgelöst werden.

2.1.4 Systemischer Ansatz
Der systemische Ansatz hat weitgehend das lineare, kausale Denken verdrängt, das noch oft in der Schulmedizin zu finden ist. Jedes Verhalten hat komplexe Ursachen, Bedingungen und Auswirkungen. Ziel jeder Therapie ist es, die Regeln

dieses Systems zu verstehen und verändernd auf sie einzuwirken.
Ergotherapie nutzt bei der Behandlung Abhängigkeitserkrankter die Fähigkeit des Menschen, sich der Umwelt und den sozialen Einflüssen anzupassen. In der Ergotherapie kann geübt und erlernt werden, wie Individuum und Umwelt in einen sinnvollen und förderlichen Kontakt zueinander kommen.

2.2 Ergotherapie in der Entwöhnungsbehandlung Suchtkranker

Ergotherapeuten müssen sich bei der Behandlung Suchtkranker sehr speziellen Anforderungen stellen. Der Ergotherapeut muss u.U. berufsübergreifend arbeiten und immer die eigenen therapeutischen Wege mit den psychotherapeutischen Kollegen abstimmen. Sein Befund trägt zur Vervollständigung der Diagnose bei. Kompetenz und eine stabile therapeutische Haltung sind Voraussetzungen der ergotherapeutischen Behandlung.
Auch wenn es viele unterschiedliche (ergo-)therapeutische Behandlungsansätze in den verschiedenen Suchteinrichtungen gibt, beschäftigen verschiedene Fragen alle Ergotherapeuten, die mit Suchtkranken arbeiten, gleichermaßen:

- Wie kann die Ergotherapie in den Behandlungsplan eines Abhängigkeitserkrankten sinnvoll eingebaut werden?
- Welche therapeutische Haltung ist wichtig für die Arbeit mit Suchtkranken?
- Welche Mittel, Medien, Modelle und Methoden bewähren sich?
- Welche ergotherapeutischen Methoden gibt es, um die Erwerbsfähigkeit wieder herzustellen?
- Was ist bezüglich der Psychodynamik Suchtmittelabhängiger zu berücksichtigen?

Es gibt eine Fülle verschiedener Entwöhnungskonzepte. Diese differieren in Verweildauer, Tagesstruktur, Konsummustern und therapeutischen Schwerpunkten. Entsprechend gibt es kein ergotherapeutisches Standardkonzept.
In der Regel muss die Ergotherapie ein für die Einrichtung passendes Konzept entwickeln, welches den Forderungen der Kostenträger und der Bedürftigkeit der Klienten gerecht wird.
Da Drogenabhängige sich in steigendem Maße allen Umweltanforderungen und Verantwortungen entzogen haben, gilt es sie auf diese wieder aufmerksam zu machen: Die Post blieb ungeöffnet, der Arbeitsplatz wurde nicht mehr aufgesucht, gesundheitliche Probleme nicht beachtet.

Ergotherapie im Rahmen der Therapie Abhängigkeitserkrankter deckt im Wesentlichen drei Bereiche ab:

- Arbeitstherapie zur Wiederherstellung der allgemeinen Arbeitsfähigkeit,
- Gestaltungstherapeutisches Arbeiten zur Verbesserung der Wahrnehmung und zur Reflexion des Selbstkonzeptes,
- Planung der beruflichen Reintegration als wichtiger Stabilisierungsfaktor.

Das von mir entwickelte und in unserer Klinik eingesetzte Konzept kann individuell und indikationsbezogen variiert werden. Vor der individuellen Therapieplanung werden alle Betätigungen des Klienten und seine Umweltbedingungen analysiert. Der ergotherapeutische Befund hat in der Gesamtdiagnostik seinen festen Platz.

Jeder Klient durchläuft eine ausgiebige diagnostische Phase – die Eingewöhnungsphase – zur Erfassung der Grundarbeitsfähigkeiten sowie funktioneller Einschränkungen. Anhand dieses Befundes werden Therapieziele für alle drei Bereiche der Ergotherapie festgelegt. Sie fließen in die erste große Fallkonferenz nach drei Wochen ein.
Während der dann folgenden Intensivphase von sieben Wochen wird der Klient in Gruppen- und Einzelsitzungen gestaltungstherapeutisch behandelt. Hiermit wird der psychotherapeutische Prozess unterstützt. Die Klienten verbessern ihre Wahrnehmung und sozialen Kompetenzen und entdecken die sinnstiftende, entspannende, den Selbstwert stärkende Wirkung kreativer Betätigung. So mancher findet eine Idee für die sinnvolle Freizeitgestaltung.
Während der gesamten Therapiezeit nimmt der Klient an der indikationsbezogenen Arbeitstherapie teil. Hier werden die Anforderungen mit dem Ziel der Erwerbsfähigkeit kontinuierlich gesteigert. Drei Belastungserprobungen werden in der Arbeitstherapie durchgeführt.

Die berufliche Reintegration ist Thema in der Verantwortungsphase, den letzten drei Wochen der Therapie, in denen die Außenorientierung Schwerpunkt ist. Die Planung der weiteren Erwerbstätigkeit muss sehr individuell gestaltet werden, sie ist an den Ressourcen und Wünschen des Klienten orientiert. Die Ergotherapeutin liefert notwendige Informationen und vermittelt dem Klienten hilfreiche Kontakte mit dem Ziel, dass der Klient eine Stelle auf dem Arbeitsmarkt findet. Darüber hinaus werden viele Maßnahmen angeboten, die den Klienten unterstützen, sich für die Wiederaufnahme einer Erwerbstätigkeit, einer Ausbildung oder Weiterbildung zu entscheiden. Bei der Entlassung ist der nächste Schritt des Klienten in die Arbeitswelt vorbereitet. Die Therapieergebnisse dieser Arbeit werden im Kapitel „Statistik" dargestellt.

Die Medien und Methoden, die zur Wiederherstellung der Erwerbstätigkeit eingesetzt werden, sind in Kapitel 2.8 ausführlich dargestellt.

Der Mensch in seiner Umwelt rückt in den letzten Jahren zunehmend in den Mittelpunkt der ergotherapeutischen Betrachtung: „Wie sieht die Interaktion des Klienten mit seiner Umwelt und seinen Mitmenschen aus?" „Durch was haben sich seine Rollen verändert und was möchte er daran ändern?" So wird zunehmend nicht mehr fachspezifisch, sondern modellorientiert gearbeitet. Nicht die Erkrankung steht im Vordergrund, stattdessen wird besonderes Augenmerk auf die Funktionseinbußen und die Ressourcen des Klienten gelegt. Aufgabe der Ergotherapie ist es, Klienten darin zu unterstützen, ihre Lebensrollen (wieder) einzunehmen. Hierzu werden Verhaltensmodifikationen erarbeitet, aber auch darauf hingewirkt, dass sich die materiellen, sozialen, kulturellen und institutionellen Umweltbedingungen entsprechend verändern. In der Ergotherapie steht vor allen Dingen die Bewältigung des Alltags und die Auseinandersetzung mit dem Arbeitsleben an.
Zunehmend werden in der Ergotherapie wissenschaftliche Vorgehensweisen eingesetzt, um die ergotherapeutische Arbeit zu evaluieren und ihre Wirksamkeit in Studien nachzuweisen.
Die externe Evidenz soll durch wissenschaftliche Untersuchungen zur Ergotherapie belegt werden: Ist die Therapie zweckmäßig? Wie stark ist deren Effekt? Kann die Kausalität sichergestellt werden, können also andere Wirkfaktoren ausgeschlossen werden?
Interne Evidenz bedeutet die klinische Anwendung der Studienergebnisse. Ergotherapie braucht heute mehr denn je Evidenz, um Leitlinien für ihre Arbeit zu entwickeln, Zuweisungen festzulegen und ein Patienteninformationssystem aufzubauen. Auf dem großen Markt der therapeutischen Angebote wird die Frage „Wie lässt sich nachweisen, dass die Ergotherapie hilfreich für diesen Klienten ist?" auf jeden Ergotherapeuten zukommen.
Arbeitsrehabilitative Maßnahmen müssen außerdem auf die rasanten Veränderung des Arbeitsmarktes reagieren (s. Kap. 2.8.2). Die Fragen, auf die in der Arbeitstherapie Antworten gefunden werden müssen, lauten: Kann das bestehende Rehabilitationssystem den Anforderungen des gegenwärtigen Arbeitsmarktes gerecht werden? Finden bezogen auf die Grundarbeitsfähigkeiten Veränderungen statt? Entwickelt sich Arbeit immer mehr weg vom Produzieren hin zu Dienstleistungen? Auch wenn es scheint, als sei gerade erst Bürotraining in das Repertoire der Arbeitstherapie aufgenommen worden, steht schon die Internetschulung als neue arbeitstherapeutische Maßnahme im Raum.

2.3 Ergotherapeutische Behandlungsplanung

2.3.1 Befundaufnahme

Nicht selten werden Suchtkranke in ihrer Bewältigung sozialer Anforderungen überschätzt. Die der Suchterkrankung immanenten Verleugnungsmechanismen unterstützen diese Fehleinschätzung.
Die Befundaufnahme ist daher ein wichtiger Baustein im ergotherapeutischen, aber auch im rehabilitativen Behandlungsplan. Ein Gesamtbild des Patienten soll entstehen. Dazu gehört der erste Eindruck genauso wie Funktionseinschränkungen, körperliche Veränderungen oder das Verhalten in der Interaktion. Dieses Grundverständnis, dass Therapie nur sinnvoll ist, wenn das gesamte Spektrum von Persönlichkeit und sozialem Umfeld beachtet wird, ist nicht vereinbar mit einem funktionalistischen, linearen Denken.
Es bedarf eines freien Interviews, um sich ein Bild über den Menschen in seiner sozialen Funktion und über seinen Alltag zu machen bzw. um an notwendige Informationen zu kommen.

Zur Erinnerung: Den Menschen in all seinen Rollen wieder handlungsfähig zu machen, ist ergotherapeutischer Behandlungsauftrag. Der Befund ist Grundlage für die Behandlungsziele und den gesamten Behandlungsplan. Eine sorgfältige Befundaufnahme strukturiert und erleichtert die Behandlungsplanung und sichert die Qualität der Therapie.
Ergotherapeuten bedienen sich heute unterschiedlicher Praxismodelle, um Standards sicherzustellen. Kernelemente der Modelle sind die Handlung/das Tätigsein und die klientenzentrierte Praxis. Es sind biopsychosoziale Modelle, die die Fähigkeiten des Klienten, mit den Lebensaufgaben fertig zu werden, zu erfassen suchen. Folgende Fragen sind zu beantworten:

- Was will dieser Mensch tun und kann es nicht?
- Warum kann dieser Mensch diese Betätigung nicht?
- Welche Ziele hat dieser Mensch?
- Was sind seine Ressourcen?
- Was sind seine Prioritäten?

Der Ergotherapeut respektiert die Autonomie des Klienten und bindet ihn aktiv in die Behandlungsplanung ein. Alle Therapieansätze basieren auf der Selbsteinschätzung des Klienten. Genau dieser Faktor macht die Anwendung standardisierter Fragebogen bei Suchtmittelabhängigen schwierig. Wie oben ausführlich beschrieben ist das Selbstbild Abhängigkeitserkrankter deutlich verzerrt. Man bekommt in einem standardisierten Interview nur unvollständige Aussagen, die weiterführend durch Zusatzinformationen aus anderen Quellen verifiziert werden

müssen. Hieran wird wieder die zwingende Notwendigkeit interdisziplinären Austausches deutlich. Beispielsweise können Bewegungsbeeinträchtigungen, verursacht durch eine lange zurückliegende Handgelenksfraktur, eine deutliche Funktionseinbuße der Greiffunktionen bedeuten, die aber in einer ärztlichen Anamnese überhaupt nicht auftaucht.
Die erste Befragung setzt schon zu einem sehr frühen Zeitpunkt eine vertrauensvolle therapeutische Beziehung voraus, die nur durch Information und Transparenz entstehen kann. Die wenigsten Klienten wissen, was in der Ergotherapie auf sie zukommt. Die Information über die Ergotherapie dient dazu, das Therapieangebot zu kennen und die Transparenz fördert die Entwicklung von Vertrauen.
Im psychotherapeutisch orientierten Setting bei der Behandlung Abhängigkeitserkrankter ist die Rückmeldung der Ergotherapeuten in der Fallkonferenz ein wichtiger ergänzender Baustein. In der Ergotherapie werden Informationen erfasst, die von anderen Berufsgruppen weniger beachtet werden. Gerade der Bezugstherapeut erhält so ein Gesamtbild des Klienten. So werden in der ersten Fallkonferenz zu Beginn der Therapie die ersten Eindrücke der verschiedenen Therapeuten miteinander verglichen. Die Einzelwahrnehmungen fügen sich zu einem Gesamteindruck zusammen.

Um einen verwertbaren Befund zu erstellen, muss der Ergotherapeut zwei Dinge bedenken:

- Welche Behandlungsmöglichkeiten habe ich (Zeit, Ausstattung, eigene Kompetenz ...)?
- Welche Informationen benötige ich?

Eine Vielzahl von Einzelbefunden können im Rahmen der Behandlung Drogenabhängiger erfasst werden: neurologische Defizite, motorische Defizite, Wahrnehmungsstörungen. Ob diese Befunde in der Behandlung berücksichtigt werden, ist auch von den Kapazitäten und Rahmenbedingungen der ergotherapeutischen Abteilung abhängig. Wichtigste Grundlage der Befunderhebung ist jedoch die Leitfrage: Was braucht dieser Mensch, um wieder umfassende Handlungskompetenzen zu erreichen?

Beispiel
O., 29 Jahre alt, ist seit 15 Jahren drogenabhängig. Im Vordergrund steht ein deutlich reduzierter Selbstwert. O. traut sich nichts mehr zu. Seine schulische Laufbahn ist gekennzeichnet von Zurückstufungen bis zur Sonderschule. Sein Image eines Minderbemittelten hat er für sich übernommen und präsentiert dieses auch den Therapeuten, so wird ein Zusammenhang mit der Suchtgenese postuliert.

In der arbeitstherapeutischen Diagnostik fallen große Schwierigkeiten bei jedem Umgang mit Zahlen auf. Genaueres Hinterfragen der Ergotherapeutin ergibt, dass darin eigentlich die einzige Schwierigkeit in der Schule bestand. Alle anderen Fächer waren unauffällig. Hier nun ist es wichtig, eine genauere Befundung der vermuteten Dyskalkulie zu machen. Der Verdacht erhärtet sich umgehend und die Behandlung der Dyskalkulie bekommt den ersten Rang in der Therapie. Auf dem Hintergrund der Dyskalkulie entwickelten sich die weiteren Funktionsverluste: reduzierter Selbstwert, mangelnde Leistungsmotivation, Ausbildungsangst, negative Kognition. O. ging nicht arbeiten, weil er immer wieder an diesem Punkt scheiterte und sich so seine negativen Selbstzuschreibungen erfüllten: *„Weil ich nichts kann, schaffe ich auch nichts und darum mag mich keiner und das ist ohne Drogen nicht auszuhalten."*
Es fällt nicht schwer sich vorzustellen, welche enorme Selbstwertstärkung O. erlebt, als seine Angst vor Zahlen nach intensiver ergotherapeutischer Behandlung zurückgeht und er die neu erworbenen Fähigkeiten im geschützten Rahmen der Therapie ausprobieren kann.
In diesem Fall kann die grundlegende Problematik, die Dyskalkulie, behandelt werden. O. kann in einer Einzeltherapie an seiner Störung arbeiten, denn die personellen Ressourcen der Abteilung sind durch eine Praktikantin gestärkt, die zudem Erfahrungen aus der Neurologie mitbringt. Unter anderen Umständen hätten der zeitliche Rahmen und die personellen Ressourcen der Abteilung eine derartig intensive Behandlung nicht zugelassen.

An diesem Beispiel wird deutlich, wie aufwändig der Befund der Ergotherapie bei der Behandlung Abhängigkeitserkrankter sein kann. Im Folgenden wird ausgeführt, welches Vorgehen sich beim Befund Abhängigkeitserkrankter bewährt hat, welche Items zu erfragen sind und wie der Ergotherapeut zu zielführenden Bewertungen seiner Beobachtungen kommt.

2.3.2 Berufs- und Arbeitsanamnese

Für die Befunderhebung und die Klientenbefragung nehme ich mir ebenso wie die anderen Therapeuten der Einrichtung drei Wochen Zeit. Danach folgt die erste Fallbesprechung.
Während der Diagnostikphase nimmt der Klient an zwei ergotherapeutischen Einzelgesprächen und drei Gruppentherapien teil. Die arbeitstherapeutische Diagnostik wird im Rahmen seiner Tätigkeit in der Küche (eine Woche lang, 4 Stunden am Tag) durchgeführt.

Diagnostikwochen
Im ersten Einzelgespräch wird eine Berufs- und Arbeitsanamnese erstellt. Es werden Alltagsfähigkeiten und sozioemotionale Items aus dem Arbeitsalltag erfasst.

In drei Gruppentherapiesitzungen (Kleinstgruppe!) erfolgt die ergotherapeutische Befunderhebung anhand kompetenzzentrierter Aufgaben. In der dritten Woche erfolgt die Auswertung und die Besprechung der Therapieziele mit dem Klienten.

1. Woche	ET Einzel, ET Gruppe	Erstkontakt, Information, Berufs- und Arbeitsanamnese, Interview zu den Alltagskompetenzen
2. Woche	tgl. AT, ET Gruppe	Fremd-/Selbsteinschätzung, AT-Diagnostik durch Arbeitstherapeuten und Anleiterin, kleine Lerninhalte
3. Woche	ET Einzel, ET Gruppe, erste Dienste	Zusammenfassende Rückmeldung an den Klienten, Erfassen der Ziele der Klienten, eigene Behandlungsplanung in Anlehnung an Fallkonferenz mit dem Klienten besprechen

Die Betrachtung der eigenen beruflichen Situation ist eine konkrete Auseinandersetzung mit der Realität. Drogenabhängigkeit geht immer mit Realitätsverlust einher. Sich einen Lebensbereich genauer anzusehen und sich die Realität vor Augen zu führen, ist nicht leicht für den Klienten. Er hat im Laufe der Zeit unzählige Strategien entwickelt, seine Lebenswirklichkeit so zu bewerten, dass sie erträglich erscheint. Die folgenden Aussagen sind typisch:

- „Ich brauche doch gar nicht zu arbeiten."
- „Mir gelingt eigentlich alles ganz gut."
- „Ich kann mich schnell in jedes neue Arbeitsgebiet einarbeiten."
- „Ich bekomme jeden Job."
- „Wenn ich andere sehe, sieht mein Haushalt eigentlich ganz gut aus."
- „Doch, ich esse ganz gut, meistens auch gesund."

Erstkontakt

Einige Tage nach der Aufnahme führe ich mit dem Klienten ein Einzelgespräch. Bis zu diesem Zeitpunkt habe ich aus den Teambesprechungen schon erste Informationen und Einschätzungen, da sich jeder Neuankömmling vor der gesamten Gruppe ausführlich vorstellen muss. Er erzählt über seinen Lebensweg, seine Drogenkarriere, er berichtet über seine sozialen Kontakte. Außerdem wird er angehalten, seine Erwartungen an die Therapie gleich in den ersten Stunden nach Aufnahme zu benennen. Damit ist vom ersten Moment an Öffentlichkeit geschaffen und ein Vertrauensangebot seitens der Gruppe und der Therapeuten steht im Raum.

Der Neuankömmling erlebt so etwas wie die Rekapitulation der primären Familiengruppe. Dadurch kann er sich angenommen fühlen, bekommt ein Vertrauensangebot und die Chance, an seiner Resozialisierung zu arbeiten.

Die ersten Einzelgespräche profitieren oft schon von diesem Grundgefühl des Angenommenseins und wirken sich auf die Therapiemotivation aus. Trotzdem muss man im Erstgespräch sehr behutsam vorgehen, um eine gesunde therapeutische Beziehung, geprägt von illusionsloser Empathie aufzubauen. Zum Zeitpunkt der Erstbegegnung liegt der medizinische Befund vor, der belegt, in welchem körperlichen Zustand sich der Klient befindet. Aus der Drogenanamnese kann man auf das Konsummuster schließen.

2.3.3 Anamneseinstrumente

Eine Anamnese braucht eine Struktur. Fast jede Arbeitstherapie-Abteilung entwickelt ihr eigenes Formblatt. Wichtig für die Entwicklung des spezifischen Fragebogens ist der eigene, für eine Therapieplanung nötige Informationsbedarf. Außerdem verlangen die Kostenträger in den Abschlussberichten detaillierte Informationen über die zuletzt ausgeübte versicherungspflichtige Tätigkeit. Dies muss im Fragebogen berücksichtigt werden. Es gibt einige standardisierte Fragebogen für die Anamnese, die für das spezielle Fachgebiet Suchtbehandlung modifiziert werden können.

Der ergotherapeutische Anamnesebogen (s. S. 78 f) in unserer Klinik ist so angelegt, dass ihn ein Klient gegebenenfalls auch alleine oder gemeinsam mit seinem Bezugstherapeuten ausfüllen kann.

Die Informationen vermitteln mir einen ersten Eindruck, welche Kompetenzen der Klient hat, wie seine Arbeitshaltung ist, welche brachliegenden Ressourcen es gibt und wie seine soziale Kompetenz einzuschätzen ist. Darüber hinaus erhalte ich eine erste Einschätzung seines Selbstbildes, seiner Motivationslage sowie seiner Zukunftsvorstellungen. Der ausgefüllte Fragebogen stellt dann die Grundlage für ein Anamnesegespräch dar.

Fragebogen und Gespräch beschäftigen sich mit folgenden Informationen:

Harte Daten

- Aufnahme in der Therapieeinrichtung, Alter, Herkunft
- Schulverlauf und Schulabschluss
- Ausbildungen
- Arbeitsstellen
- Zusatzqualifikationen
- Wohnsituation
- Freizeitbeschäftigungen, Hobby, Sport
- Zeiten der Arbeitslosigkeit
- derzeitiger Erwerbsstatus
- Zeiten der Arbeitsunfähigkeit
- gesundheitliche Einschränkungen
- Hafterfahrungen (Dauer und Arbeitstätigkeit dort)
- Beschreibung und Datierung des letzten versicherungspflichtigen Arbeitsplatzes

Weiche Daten

Mit Hilfe dieser Informationen beschreibt der Klient seine unterschiedlichen sozialen Rollen. Damit über die weichen Daten verwertbare Informationen erfasst werden, ist es nötig, im Anamnesegespräch sehr genau hinzuhören. Die weichen Daten müssen behutsam erfragt werden, auch hier gibt der Klient das Tempo und auch das „Maß der Dinge“ vor, er hat das Recht auf selektive Aussagen. Erfasst werden:

- Kündigungsgründe
- Wie hat sich die Sucht auf die Arbeit ausgewirkt?
- Wie arbeitet er am liebsten, alleine oder im Team?
- Gab es wiederkehrende Konflikte mit den Kollegen?
- Wie ist der Umgang mit Autoritäten?
- Was macht ihm Stress und wie reagiert er darauf?
- Beschreibung eines Arbeitsalltages
- Benennung von zwei Stärken und zwei Schwächen bei der Arbeit

Fragen zum Alltag

- Mit wem lebt der Klient zusammen?
- Wie gelingt der Haushalt?
- Wie gelingt die Ernährung?
- Wie gelingt die Tagesplanung, wie ist der Tagesrhythmus?
- Umgang mit Geld
- Führerschein
- Freizeitgestaltung
- Sportliche Aktivitäten

Ich werde oft gefragt, woran ich merke, dass der Klient die Wahrheit spricht. Meine Grundhaltung ist, dass der Klient von mir Hilfe möchte. Wenn er diese nicht annehmen will, stimmt etwas nicht in unserer therapeutischen Beziehung. Folgende Fragen helfen mir, die therapeutische Beziehung zu reflektieren:

- Hat der Klient zu mir Vertrauen gefasst?
- Glaubt der Klient, dass ich ihm helfen kann?
- Kennt der Klient das ergotherapeutische Angebot, ist er ausreichend informiert?

Als Therapeutin muss ich für den Aufbau einer solchen Beziehung in Vorleistung gehen. Wichtig ist dabei, dem Klienten gegenüber eine Haltung der illusionslosen Empathie einzunehmen. Habe ich also den Eindruck, der Klient ist nicht ehrlich, habe ich verschiedene Möglichkeiten damit umzugehen:

- Ich frage mich, warum er sich so verhält und modifiziere entsprechend, z.B. die Beziehungsgestaltung, die Aufgabe, die Art des Kontaktaufbaues.
- Ich frage detaillierter.
- Ich ignoriere es, weil es nicht relevant erscheint.
- Ich warte, weil sich die Klienten in der Regel irgendwann selbst korrigieren (oder verhaspeln).
- Ich spreche es als meinen persönlichen Eindruck offen und ohne es zu bewerten an.

Beispiel
F., 36 Jahre, nennt eine Vielzahl von beruflichen Aktivitäten. Unter anderem habe er eine Malerlehre wegen „Malerkrätze in der Lunge" abbrechen müssen. Er sollte dann im olympischen Rennstall zum Jockey ausgebildet werden. Dies scheiterte daran, weil ihn ein anderer Lehrling zum Rauchen im Stall verführt habe. Er sei zuletzt „Assistent des Netzwerkadministrators" gewesen. Dies musste er wegen eines Rückfalls beenden. F. hatte nach der achten Klasse die Hauptschule abgebrochen. Zuletzt nahm er zum zweiten Mal an einer arbeitstherapeutischen Maßnahme der Drogenhilfe teil. Hier wurden Computerkurse angeboten. Die Erkrankung „Malerkrätze in der Lunge" gibt es nicht. Dieser Klient log in allen Bereichen der Therapie. Grob gesagt, stimmte nichts, was er erzählte. Er hatte sich seine Lebenswahrheit und sein Selbstbild so ausgestaltet, dass er das Real-Ich und die reale Vergangenheit nicht aushalten musste. Offensichtlich war das ein von ihm lange perfektionierter Schutzmechanismus, der erst im Laufe der Therapie und bei wachsendem Vertrauen aufgegeben werden konnte. In diesem und ähnlichen Fällen kann man folgendermaßen vorgehen:

Man vermittelt dem Klienten deutlich, dass man registriert, dass er die Unwahrheit sagt. Gleichzeitig verdeutlicht man, dass man darauf zum jetzigen Zeitpunkt noch nicht eingeht, da es sich offensichtlich um einen Schutz handelt.

Illusionslose Empathie beinhaltet also, bei der Aufdeckung der Defizite des Klienten eher zurückhaltend zu sein und stattdessen die Stärken zu betonen. Im Sinne des klientenzentrierten Arbeitens ist es wichtig, dem Klienten „das Heft nicht aus der Hand zu nehmen". Er bestimmt, was ihm wichtig ist, er bestimmt, was er ändern will und muss, und er benennt seine Arbeitsstörungen. Er kennt sie nämlich meist genau. Meine Beobachtungen teile ich ihm mit und gebe ihm die Möglichkeit, seine eigene Einschätzung zu reflektieren und ggf. zu modifizieren.

Im Anamnesegespräch werden auch Fragen nach der Zukunft gestellt:

- Wie stellt sich der Klient seine zukünftige Arbeit vor?
- Was steht nach der Therapie an?

Mein therapeutisches Ziel ist grundsätzlich, mit dem Klienten das Berufsfeld zu finden, welches ihn befriedigt, weil es seinen Begabungen, seiner Leistungsmotivation und seinem individuellen Bedürfnis nach finanzieller Sicherheit entspricht. Dieses Ziel ist verknüpft mit der Entwicklung einer realistischen Selbsteinschätzung und einer tragfähigen therapeutischen Beziehung. Er muss den Wert befriedigender Arbeit erkennen, mir Hilfestellung zutrauen, mir seine verschütteten Wünsche offenbaren und sich auf eine Korrektur seiner Realitätswahrnehmung einlassen.

Haltungen und Überzeugungen

Zu den Fragen nach seiner weiteren beruflichen Zukunft kann der Klient verschiedene Haltungen und Erwartungen äußern, z.B.:

- Ich bleibe an meinem Arbeitsplatz, besser als gar nichts.
- Jetzt mache ich alles ganz anders – alles wird neu.
- Meine bisherigen Schwierigkeiten am Arbeitsplatz sind alle weg, wenn ich keine Drogen mehr nehme.
- Bei mir lohnt es sich nicht mehr.
- Eigentlich kann ich mich auf alles einstellen, ich nehme, was kommt, wenn es mir nicht mehr zusagt, wechsele ich eben.
- Bei mir ist alles klar.
- Ich weiß überhaupt nicht, welche Arbeit mir zusagen würde, was ich kann.
- Ich kann nichts, ich gerate immer nur in Schwierigkeiten bei der Arbeit.
- Ich hasse Routine, ich komme besser arbeitslos klar.

Informationsbogen für die Ergotherapie

Name ______________________________ Alter ________

Wohnort ______________________________

Aufnahme ______________________________

Schulabschluss ______________ Besonderheiten ______________

Beruflicher Werdegang:

Zeitraum	Tätigkeit	Kündigungsgrund

usw.

Gesundheitliche Einschränkungen bei der Arbeit

____

Wann wurde das letzte Mal steuerpflichtig gearbeitet? ______________

als ______________________________

Erwerbsstatus vor der Therapie ______________________________

AU-Zeiten ______________________________

Haftzeiten ______________ dort gearbeitet als ______________

Beschreibung des letzten Arbeitsplatzes

Beschreibe einen gewöhnlichen Arbeitstag ______________________________

____

Was kannst du richtig gut? ______________________________________

____

Was machte immer wieder Stress, war dir eine Belastung? ____________

____

Wie hängt die Sucht mit deiner Arbeit zusammen? __________________

____

Wie lange dauert dein Weg zur Arbeit? _____________________________

____

Was wünschst du dir nach der Therapie für deinen Arbeitsalltag? ________

____

Beschreibung des Alltags

Wie wohnst du? ____

____

Wie gelingt dir der Haushalt?

- Ernährung ____
- Ordnung ____
- Geld ____
- Termine ____

Hast du einen Führerschein? ______________________________________

Was machst du in deiner Freizeit? __________________________________

____

Beschreibe mal deinen Freundeskreis ________________________________

____

Treibst du Sport? ____

Auch ich als Ergotherapeutin bringe dem Klienten eine Haltung entgegen. Eine hilfreiche und befriedigende therapeutische Haltung ermutigt den Klienten und wirkt vertrauensbildend (s. Kap. 1.13.2).
Der Klient bleibt immer der Akteur seiner Therapie. Der Ergotherapeut bietet Orientierungshilfe an und unterstützt den Klienten dabei, seine Aufmerksamkeit auf einzelne Themen zu richten. Aber es liegt letztlich in der Verantwortung des Klienten, ob er sich entschließt, dies zu tun.

Beurteilung der erhobenen Daten
Der ergotherapeutische Befund entsteht nie aus einer Momentaufnahme. Es handelt sich immer um einen komplexen „Beurteilungsprozess" (Scheiber, 1995), bei dem die Ziele mit der aktuellen Entwicklung in Wechselwirkung stehen.

So ist der Klient zum Zeitpunkt der Erstbefragung in einer anderen körperlichen und psychischen Verfassung als schon vier Wochen später. Als Beispiel sei der somatische Befund genannt: Oft ist der Körper geschwächt vom Entzug. Ruhe- oder Intentionstremor können den Klienten verärgern („Ich kann ja noch nicht mal mehr einen geraden Strich zeichnen"). Die Konzentration ist schwerwiegend gestört, die Merkfähigkeit und die Aufmerksamkeitsspanne deutlich reduziert. Bei geringsten körperlichen Anstrengungen bricht ihm der Schweiß aus und motorische Unruhe macht es dem Klienten kaum möglich, lange auf einem Stuhl zu sitzen. Er ist verunsichert, traut seinen Wahrnehmungen nicht, da diese sich durch den drogenfreien Zustand verändert haben. Lange ignorierte, betäubte Schmerzen machen sich bemerkbar.
Diese Symptome beeinflussen die erste Befragung, verändern sich jedoch in den nächsten vier Wochen stark. Der Befund muss dann überprüft werden.

2.3.4 Arbeitsdiagnostik

Die Arbeitsdiagnostik wirft im stationären Alltag verschiedene Probleme auf, die folgende Fragen widerspiegeln:

- Wie kann in der jeweiligen Einrichtung und mit den jeweiligen Möglichkeiten eine Arbeitssituation geschaffen werden, die eine berufsunabhängige Arbeitsbeobachtung ermöglicht?
- Wie kann man mit fehlender Motivation umgehen, d.h., wie sehr verfälscht es das Ergebnis, wenn der Klient keinerlei Lust zu der Aufgabe hat?
- Wie sehr wird das Befundergebnis beeinträchtigt, wenn der Klient ihm völlig unbekannte Aufgaben lösen muss?
- Wie kann eine Aussage über seine Arbeitsstörungen getroffen werden, wenn der Klient lediglich eine sehr begrenzte Zeit beobachtet werden kann (in unserer Klinik dreimal zwei Stunden)?

Bisher gibt es auf diese Fragen in der Fachdiskussion keine eindeutigen Antworten. Es gilt von daher – in Abhängigkeit von den Bedingungen der eigenen ergotherapeutischen Abteilung – das eigene optimale Beobachtungssetting zu schaffen.

Die Diagnostik der allgemeinen Arbeitsfähigkeiten wird bei uns im Rahmen eines ergänzenden Befundes erstellt. D.h. der Befund setzt sich aus unterschiedlichen Beobachtungen verschiedener Behandelnder zusammen. In der ersten Woche erarbeitet der Klient eine Mappe aus Papier und Pappe (s. unten).
In der zweiten Woche arbeitet der Klient jeden Vormittag vier Stunden in der Großküche unter Anleitung einer Hauswirtschafterin und einer Köchin.

Im Folgenden möchte ich die Aufgabe vorstellen, die Grundlage der Arbeitsdiagnostik ist:

Papier- und Papparbeiten
Schon nach wenigen Tagen kommt der Klient mit anderen neu aufgenommenen Klienten in eine Kleingruppe. Alle Klienten erhalten die Aufgabe, eine Schreibmappe selbst zu gestalten und anzufertigen. Der Reiz dieser Aufgabe liegt in ihren unterschiedlichen Anforderungen. Jeder Arbeitsschritt kann in seinen Anforderungen indikationsbezogen variiert und abgestuft werden.
In unserer Klinik hat diese Aufgabe mittlerweile eine eigene Bedeutung: Wer seine Mappe fertig hat, gehört dazu. Dieses Gruppengefühl ist nicht zu unterschätzen. Der Neuankömmling sieht die Mappen der anderen Klienten und erfährt, dass er bei Fertigstellung der Mappe in die Intensivphase kommt. Diese Mappe wird ihn durch die ganze Therapie begleiten, sie bekommt dadurch einen hohen ideellen Stellenwert. Der Klient in der Eingangsphase erlebt bei den „Älteren" wie diese mit ihrer Mappe umgehen, sieht jeden Tag die ganz individuell gestalteten Modelle. In der Regel ist der Klient zunächst sehr unsicher, ob er es auch schaffen wird, so eine Mappe anzufertigen.
Er erlebt dann in der Kleinstgruppe, dass es auch ihm gelingt. Hierin liegt ein besonderer Vorteil dieser Aufgabe: Sie führt garantiert zu einem Erfolgserlebnis. Selbst eine unsauber gearbeitete Mappe ist zu verwenden und sieht (zumindest von weitem betrachtet) gut aus. Die Aufgabe ist weitgehend berufsunabhängig. Handwerker werden ihr ebenso gerecht wie Akademiker oder Langzeitarbeitslose.
Die Aufgabe im Einzelnen:
Diese Buchbindearbeit beinhaltet mehrere, unterschiedliche Arbeitsschritte. An jedem Arbeitsschritt sollen die Variationsmomente und die Anforderungen erläutert werden:

– **Gestalten des Bezugspapiers (Kleisterpapier)**

Diese Aufgabe in der ersten Therapieeinheit kommt dem körperlichen Zustand des neuen Klienten meist entgegen. Das großflächige Malen auf eingekleistertem Papier stellt sensomotorische Anforderungen und bringt ein schnelles Erfolgserlebnis ohne viel Konzentration oder Aufmerksamkeit zu verlangen. Der Klient wird taktil gefordert und kann das erste Mal in der Therapie erleben, dass es sich lohnt, innere Widerstände zu überwinden. Er muss sich entscheiden: „Was gefällt mir", was ihm oft sehr schwer fällt. Und er erlebt, dass es befriedigend ist, für sich selbst etwas Schönes zu schaffen, zunächst relativ zweckfrei.

Variieren lassen sich die gestalterischen Elemente, die Anzahl der Entwürfe und die Zeit. Manche Klienten halten nur eine halbe Stunde durch, in dieser Zeit ist die Aufgabe gut zu schaffen. Andere vertiefen sich wider eigenes Erwarten und bekommen ausreichend Zeit, sich dem Prozess hinzugeben. Anhand dieser ersten Einheit können gewisse Aussagen zu Motivation, Umgang mit Erfolg, eigenem Leistungsanspruch, Affektlage, Handlungsplanung, Kreativität und Ausdauer getroffen werden.

– **Übertragung der Maße auf Pappe und Papier**

Hier steigen die Anforderungen deutlich an. Der Klient ist inzwischen mehr als eine Woche in der Einrichtung. Die körperliche Erholung ist fortgeschritten. Der Klient erlebte schon einige anstrengende Gruppensitzungen, musste an mehreren Diagnostikterminen teilnehmen und schreibt an seinem ausführlichen Lebenslauf. Er wird in dieser Einheit mit verschiedenen kognitiven Anforderungen konfrontiert. Sein Umgang mit diesen Anforderungen fließt in den Befund ein. Maße zu übertragen fordert

- räumliches Denken,
- Kulturtechniken,
- Visuomotorik,
- Konzentration und Merkfähigkeit,
- Genauigkeit und Frustrationstoleranz.

Der Klient kann die Maße selbst errechnen, sie mündlich genannt bekommen oder als schriftliche Anleitung mit oder ohne Rechenaufgaben erhalten. Als Ergotherapeutin kann ich dabei in unterschiedlicher Form Unterstützung bieten: Ich kann direkt daneben sitzen, jeden einzelnen Schritt erklären und ihn auf Fehler sofort aufmerksam machen. Oder ich lasse den Klienten, mit wiederum individuell dosierten Kontrollen, alleine arbeiten.

– **Zuschneiden von Pappe und Bezugspapier und Klebearbeiten**
Hier werden hohe Anforderungen an die Handlungsplanung, die Aufmerksamkeit, Genauigkeit und die Arbeitsplatzorganisation gestellt. Grob- und Feinmotorik können beurteilt werden sowie Kraftdosierung und Händigkeit. Auge-Handkoordination und Hand-Handkoordination können daran überprüft werden. Bei den Klebearbeiten kommt Zeitdruck als letzter Faktor hinzu, da die Mappe in einem Zug geklebt werden muss, um gepresst werden zu können.
Die letzten Arbeiten an der Mappe werden oft in der Einzeltherapie gemacht. Der Klient ist meistens über sein Resultat überrascht. Nach der Lackierung erstrahlt die Mappe geradezu in neuem Glanz. In diesem Einzeltermin kann ich dem Klienten meine Beobachtungen mitteilen und seine Erfahrungen aufnehmen. Hier wird auch ein wichtiger Punkt besprochen: sein Umgang mit Erfolg und Lob. Kann er diese auf sich beziehen oder schreibt er den Erfolg den Umständen zu? Im Zuge der Sekundärdepression beim Entzug (s.a. Kap. 1.9.1) fällt es den meisten Klienten sehr schwer, die Mappe als persönliche und gute Leistung anzunehmen. Ein Gespräch darüber ist daher wichtig.

Ergänzende Beobachtungen
Um den Befund abzurunden bedarf es der Rückmeldung und Einschätzung aus dem Hauswirtschaftsbereich. Die Klienten übernehmen fast vom ersten Therapietag an Dienste in der Küche, der Hausreinigung oder im Garten.
In der zweiten Woche arbeiten sie jeden Tag vier Stunden in der Küche und werden hier von einer Köchin und einer Hauswirtschafterin angeleitet.
Jeweils 2 Klienten erhalten zunächst eine zweistündige Einarbeitung durch die Köchin in die Themen Ernährung, Hygiene, Lerninhalte und Grundkenntnisse des Kochens und werden dann in den Arbeitsalltag der Küche integriert.
Mit vier Küchenhelfern wird dann täglich für 60 Personen ein Mittagessen gekocht und die Klienten sehen sich einer realistischen Arbeitsaufgabe gegenüber.
Jeden Tag vor Beginn der Arbeit findet eine Besprechung mit der Köchin statt, die der Rückmeldung und der Absprache dient. Anhand von Leitfragen schreiben die Klienten im Anschluss an diese Arbeitswoche einen reflektierenden Wochenbericht. Köchin und Hauswirtschafterin füllen wiederum einen Einschätzungsbogen für jeden Klienten aus (s.a. Kap. 2.8.7), in dem die Grundarbeitsfähigkeiten beurteilt werden. Auch der Klient füllt einen Selbsteinschätzungsbogen aus. Dieses Material wird dann ausgewertet, um Aussagen über die allgemeinen Arbeitsfähigkeiten treffen zu können.
Es erscheint mir wichtig, verschiedene Personen zu ihrer Einschätzung der Arbeitsfähigkeiten zu befragen, um eine möglichst objektive Sicht zu erreichen. Der Klient erhält so vielfältige Rückmeldungen für seine Auseinandersetzung mit dem Thema Arbeit.

Zur Dokumentation des arbeitstherapeutischen Befundes für den Kostenträger und zur Qualitätssicherung wird der arbeitsdiagnostische Befund durch Profilwerte nach MELBA dargestellt.
MELBA (Föhres et al., 1997) bietet die Möglichkeit, anhand standardisierter Items die Leistungen der Klienten in ein ebenfalls standardisiertes Punktsystem einzuordnen. Dies hat Vorteile, z.B.:

- Werte werden vergleichbar, zum Beispiel zu verschiedenen Zeitpunkten
- Therapieerfolg ist grob nachweisbar durch Punktevergleich zum Beginn und zum Ende der Behandlung
- der Kostenträger kann damit arbeiten

Die Nachteile des Systems sollen aber nicht unerwähnt bleiben:

- das Punktsystem ist sehr grobmaschig
- soziale Merkmale werden nicht erfasst
- eine individuelle Beurteilung als Therapiegrundlage ist nicht möglich
- der Klient kann mit dem Bewertungssystem nichts anfangen

Die Arbeitsdiagnostik wird natürlich durch die sozialmedizinische Beurteilung des Arztes ergänzt.

2.3.5 Zieldefinition

Therapieziele, die aus dem Erstbefund abgeleitet werden, sind oft im Zuge der körperlichen Regeneration schnell erreicht. In unserer ergotherapeutischen Abteilung werden die Therapieziele in kurzfristige, mittel- und langfristige Ziele kategorisiert. Auf eine Rangordnung in Fein-, Grob- und Rehabilitationsziele, wie sie von vielen Ergotherapeuten mittlerweile durchgeführt wird, verzichte ich, da ich im Verlaufsbericht dokumentieren kann, welches Ziel vorrangig als Grundlage für andere Ziele verfolgt werden soll.
Bei der Festlegung der Therapieziele ist es wichtig, den Klienten mit einzubeziehen. Dies sollte standardmäßig durchgeführt werden und auch bei knapp bemessener Zeit nicht vernachlässigt werden. Denn wer weiß besser, was er will und wohin er will, als der Klient selbst?

In der 3. Woche können alle Beobachtungen, der ergotherapeutische Befund und die Einschätzung der Ergotherapeutin mit dem Klienten im Einzelgespräch besprochen werden. Über die Fülle des Materials sind die Klienten oft erstaunt, da sie meist nicht registrieren, dass sie während der Therapie beobachtet werden. Umso wichtiger ist es, ihnen dies mitzuteilen.

Bei der Zielsetzung ist es bedeutsam, sich an dem Grad ihrer Realisierbarkeit zu orientieren.
Der Klient selbst kann festlegen, welche Ziele ihm vorrangig erscheinen, welche ihm persönlich wichtig sind. Seine Ziele müssen nicht mit der Einschätzung der Ergotherapeutin übereinstimmen. Nachgefragt wird, wenn die Ziele des Klienten nicht umsetzbar scheinen, unrealistisch hoch sind oder einem völlig verzerrten Selbstbild entspringen. Dann muss bei größtmöglicher Wertschätzung über andere Zielvorschläge gesprochen werden. Zielvorschläge werden auch gemacht, wenn der Klient keine Ziele benennen kann (z.B. wegen einer depressiven Grundstimmung).
Dem Klienten wird vermittelt, dass es Unterschiede zwischen den psychotherapeutischen Therapiezielen und denen in der Ergotherapie geben kann. Häufig gibt es jedoch zwischen den unterschiedlichen Therapiebereichen Überschneidungen der Ziele, z.B. Verbesserung der Introspektionsfähigkeit, Entwicklung eines realistischen Selbstbildes und besonders häufig: Verbesserung der Fremd-/ Selbstwahrnehmung.
Die Gruppenbehandlung von Suchtkranken fordert in der Regel auch in der Ergotherapie, sich bei der Zielsetzung an deren Umsetzbarkeit innerhalb der Therapiegruppe zu orientieren. Nicht alle Ziele der einzelnen Klienten sind im Gruppensetting umsetzbar. Die personellen, zeitlichen und räumlichen Ressourcen lassen dies in aller Regel nicht zu. In der ergotherapeutischen Behandlung müssen dann für jeden Klienten Schwerpunkte gesetzt werden.

2.3.6 Ressourcenorientierte Therapieplanung

In der dritten Woche des Aufenthaltes setze ich mich mit dem Klienten zusammen, um mit ihm gemeinsam die bisherigen Therapieergebnisse zu reflektieren. Aus der gemeinsamen Betrachtung ergeben sich erste Zieldifferenzierungen. Es ist sehr wichtig, die Stärken und Ressourcen des Klienten herauszuarbeiten. Wenn der Klient sicher ist, dass ich diese sehe, entwickelt er das Zutrauen, mit mir auch seine Defizite zu betrachten. Daher sind die Arbeitsaufgaben in der ersten Zeit individuell ressourcenorientiert. Sie sollen vorrangig Aufschluss geben über die Umsetzung von kognitiven Leistungen, über das soziale Verhalten, aber auch eine Auseinandersetzung mit verschiedenen Arbeitsaufgaben und Anforderungen bieten. Ich versuche, dem Klienten ein großes Spektrum an Möglichkeiten zu eröffnen, um ihn neugierig zu machen, sein Interesse zu wecken und ihn bei der Suche nach seinen persönlichen Neigungen zu unterstützen.

Einige Beispiele für Erfahrungsbereiche, die angeboten werden:

- unterschiedliche Tätigkeiten in der Gartenarbeit,
- Bürotätigkeiten,
- Renovierungsarbeiten,
- Kochen,
- hauswirtschaftliche Aufgaben,
- Organisation,
- Motivation und Leitung einer Arbeitsgruppe,
- Organisation einer Freizeitveranstaltung,
- externe Arbeitserprobung im Handwerk

Durch die Betätigungen erfährt der Klient seine Grenzen. Die ergotherapeutische Aufgabe ist es, gezielt an diesen anzusetzen und den Klienten darin zu unterstützen, seine Handlungsmöglichkeiten zu erweitern. Viele Klienten machen folgende Erfahrungen:

- „Mein Perfektionismus beschert mir immer wieder subjektive Misserfolge: ich bin in meinen Augen nie gut genug!"
- „Mein Perfektionismus hält mich davon ab, die Arbeit überhaupt erst zu beginnen, weil sie so nicht zu schaffen ist."
- „Mein Perfektionismus setzt mich so unter Druck, dass die kleinste Arbeitsaufgabe zu einer unangemessenen Anstrengung wird."
- „Durch meinen Perfektionismus werde ich nie fertig, weil ich immer weiter Unerledigtes sehe."

Ich erarbeite mit diesen Klienten, wie sie auf diese Arbeitsstörungen reagieren können und vereinbare mit ihnen, neue Verhaltensweisen auszuprobieren. Danach werden diese Erfahrungen reflektiert. Dem Phänomen des ausgeprägten Perfektionismus, das bei vielen Suchtkranken anzutreffen ist, kann ich in der Ergotherapie so begegnen, dass ich einmal die Woche Medien anbiete, die nicht perfektionistisch zu handhaben sind (z.B. Seidenmalerei „Nass in Nass"-Technik, Gestaltungen mit Fingerfarben und Kleister) .

2.4 Ergotherapeutische Medien

Ergotherapie hat in den Köpfen der meisten Klienten etwas mit „Basteln" zu tun. Ergotherapie bedient sich sicherlich vieler kreativer Medien, es kommen darüber hinaus aber weit mehr Mittel und Maßnahmen zum Einsatz. Der Ergotherapeut muss sich mit den verschiedenen Techniken, Werkstoffen und Maßnahmen

auseinander setzen, um sie indikativ einsetzen zu können. Es gibt ergotherapeutische Abteilungen, die eine Fülle von Materialien vorhalten, um den Patienten eine große Auswahl für den kreativen Ausdruck anbieten zu können. Dies ist vor allem dort angezeigt, wo die Ergotherapie vorrangig aktivierend arbeitet. In unseren Entzugsabteilungen ist es beispielsweise wichtig, für die täglichen Gruppen abwechslungsreiche Angebote machen zu können. Die Attraktivität des Angebotes wirkt motivierend.
In der Kurzzeittherapie ist das Angebot bewusst reduziert. Die Begründung liegt hierfür in den Symptomen der Suchterkrankung. Grenzen erlebbar zu machen, ist ein wichtiger Grundpfeiler der Therapie: mit Vorhandenem auskommen, sich beschränken, Dinge als gegeben hinnehmen. Klienten haben unendliche Wünsche, was noch alles angeschafft werden könnte. Sehr stringent wird deutlich gemacht, dass alleine die Ergotherapeutin über das Angebot entscheidet. Ausnahmen sind ganz besondere individuelle Ressourcen, die reaktiviert werden sollen.

Beispiel
K. aus der Werbebranche zeigt auffallende zeichnerische Talente. Die letzten Jahre hat sie im Bordell gearbeitet, war vorher freischaffende Kommunikationsdesignerin. Früher hat sie viel gemalt (vor etwa 15 Jahren). Dieser Klientin habe ich das Material für verschiedenste Maltechniken mit dem Ziel zur Verfügung gestellt, ihr Zutrauen in die eigenen Ressourcen zu stärken. Dieses Angebot kann sie für sich sehr nutzen. Alle Materialien, extra angeschafft, stehen nicht allen Klienten zur Verfügung, sondern werden für ähnliche Einzelfälle zurückgehalten.

Als Standardangebote für die suchtkranken Klienten haben sich die folgenden Werkstoffe und Techniken bewährt.

2.4.1 Werkstoff Ton

Ein ungeformter Tonkloß hat einen hohen Aufforderungscharakter an den Gestaltungstrieb. Jeder Mensch hat den Drang, über den gestaltenden Ausdruck Spannungen abzubauen. Hier sei auf die Theorie von Prinzhorn (Bildnerei der Geisteskranken) verwiesen. Zu erkennen ist dieser Drang an Telefonblockkritzeleien, den uferlosen Kritzeleien von Kleinkindern an Wänden und Büchern, dem verträumten Herumspielen und Kneten mit Brötchenteig, dem Spielen mit Sand. Beim Bearbeiten machen die Klienten dann die Erfahrung, dass das Material doch sehr eigenwillig ist. Der Klient muss sich sehr aufmerksam mit dem Objekt auseinander setzen und sich darauf einlassen, dass sich die Form nicht erzwingen lässt. Er muss „mit dem Ton zusammenarbeiten". Das Ergebnis entspricht meistens nicht den Vorstellungen, die er eigentlich umsetzen wollte. Er sieht sich mit seinem Perfektionismus und der Angst vor dem Kontrollverlust konfrontiert. Er kämpft mit seiner Frustrationstoleranz. Ist das Objekt fertig, ist es doch nicht fertig. Der Klient muss lange warten, bis es trocken und gebrannt ist. Suchtklienten können diese Spanne von einer Woche kaum aushalten. Das Objekt anschließend noch weiter zu bearbeiten, ist den meisten unmöglich, sie haben den Bezug verloren. 80% der Klienten vergessen ihr Objekt. Gibt man den Übrigen ihr Werkstück, werfen es etwa die Hälfte von ihnen weg. Suchtklienten haben eine extrem verkürzte Spanne der Wirksamkeitserwartung. Handlungen, Erlebnisse, Kontakte, die nicht zeitnah beieinander liegen, verlieren ihren Bezug zueinander. Zu Grunde liegt die erlernte Sucht nach sofortiger Bedürfnisbefriedigung (s.a. Kap. 1.9).

Der gestalterische Prozess ist an sich selbstwertsteigernd. Die Arbeit mit den Händen stellt über die sensomotorische Wahrnehmung einen starken Ich-Bezug her: „meiner Hände Werk". Die taktilen Erfahrungen fördern die Sensibilität, das Einfühlungsvermögen und die taktile Wahrnehmung. Fantasie und Kreativität werden gefordert und gefördert. Aufgaben mit dem Werkstoff Ton können sehr vielfältig gestellt werden. Sie bieten sich für alle Therapieformen vom Gruppenprojekt bis hin zur meditativen Einzelarbeit an.

2.4.2 Werkstoff Speckstein

Hier steht die Auseinandersetzung, der Widerstand des Steins im Vordergrund. Kraft und taktile Feinwahrnehmung sind nötig. Spannungen lassen sich abbauen. Der Klient muss etwas wegnehmen, um etwas Neues zu schaffen. Er muss sich auf die Form des Steins einlassen, um die eigene Vorstellung umsetzen zu können. Der Stein hat „Gegebenheiten", eine Begrenztheit, die zu akzeptieren ist. Der Umgang mit Werkzeug erinnert die Klienten an handwerkliche Tätigkeiten. Vor allem Männer können sich daher auf dieses Medium gut einlassen, da es in ihnen nicht den Anschein des „Bastelns" erweckt. Die Klienten sind nach der Bearbeitung des Steins oft erschöpft. Sie erleben während des Gestaltungsprozesses häufig Phasen, während denen sie aufgeben wollen. Meistens tauchen diese Bedürfnisse dann auf, wenn sie merken: Es wird nicht so, wie ich will. Während Patienten mit Zwangserkrankungen dem Stein mit viel Kraftaufwand die Form aufzwingen, haben suchtkranke Klienten die starke Tendenz auf halber Strecke aufzugeben: „Ist doch so auch ganz schön!". Ich habe nur selten aus eigener Motivation der Klienten begonnene Specksteinarbeiten gesehen, die von den Klienten fertig gestellt wurden. Die Bearbeitung von Speckstein ist eine Herausforderung an die Ausdauer und die Wirksamkeitserwartung der Klienten.

Tipp
Bei der Arbeit mit Speckstein muss ein ganz spezielles Problem beachtet werden: Specksteinstaub sieht aus wie Kokain. Manche Klienten entwickeln massiven Suchtdruck, einige haben den Staub tatsächlich durch die Nase gezogen. Kommt es dazu, kann man es als Therapeut thematisieren und reflektieren oder aber die Tätigkeit abbrechen. Deshalb grundsätzlich ein nasses Tuch unter den Speckstein legen, das häufig gewechselt wird.

2.4.3 Werkstoff Seide

Die Seidenmaltechnik eignet sich vorrangig für die Einzeltherapie. Abhängig von der Wahl der Technik stellt Seidenmalen eine hohe Herausforderung an die Angst vor Kontrollverlust dar. Einfache Verfahren bieten aber auch schnelle und gesicherte Erfolgserlebnisse. Die Klienten haben fast alle Schwierigkeiten, Lob und Erfolg selbstwertstärkend zu verarbeiten. Beim freien Seidenmalen erleben sie den Erfolg ausschließlich intrinsisch.
Das Arbeiten mit der Guttatechnik fordert wieder die Wirksamkeitserwartung der Klienten, ähnlich wie die Tonbearbeitung. Da das Material den Klienten aber wertvoller erscheint als Ton und sie sehr viel Energie und Aufwand in die vorbereitenden Arbeiten (Spannen, Motivwahl, Vorzeichnen u.a.) stecken, fällt es ihnen leichter, die Objektbeziehung über lange Zeit aufrechtzuerhalten. Unterstützend ist dabei auch das Interesse der Mitklienten am Werkstück. Das fertige Produkt findet mehr Anerkennung als eine Tonfigur.

2.4.4 Werkstoff Holz

Holzbearbeitung setze ich ausschließlich im Rahmen der kompetenzzentrierten Methode ein. Die Aufgaben dienen der Erstellung eines Fähigkeitsprofils oder außergewöhnlichen Projektarbeiten. Da die ausdruckszentrierte Methode bei der Behandlung Suchtkranker im Vordergrund steht, wird Holz als Material in unserer Einrichtung nur selten angeboten. In den Entzugsabteilungen ist es dagegen ein beliebtes Medium, hier vor allem bei Jugendlichen.

2.4.5 Bildnerisches Gestalten

Das bildnerische Gestalten steht im Zentrum der ausdruckszentrierten Methode. Nahezu alle Techniken werden genutzt. Auch hier gilt es, die Materialien gezielt einzusetzen. Aquarellfarben ermöglichen dem Klienten andere Ausdrucksmöglichkeiten als Kohle oder Acrylfarben. Im Malvorgang produziert der Klient etwas, was er zeigen kann, worüber er mit anderen kommunizieren kann. Man kann sagen, dass er, indem er gestaltet, etwas Neues schafft und damit einen Veränderungsprozess erlebt. Dieses Erleben hat Rückwirkung auf die Psyche des Klienten, vorrangig seinen Selbstwert und alle anderen Ich-Funktionen. Ausführlich wird darauf bei der Darstellung der ausdruckszentrierten Methode eingegangen.

2.4.6 Werkstoff Papier/Pappe

Papparbeiten setze ich zur Befunderhebung und Arbeitsdiagnostik ein. Es sei daher auf das Kapitel 2.3.4 „Arbeitsdiagnostik" verwiesen.

2.4.7 Collagearbeiten

Das Erstellen von Collagen wird in der ausdruckszentrierten Methode eingesetzt. Eine Collage zu gestalten ist mit weniger Angst verbunden als der freie kreative Ausdruck. Der Klient muss für die Collage das angebotene Material gedanklich strukturieren, d.h., er muss die kognitive Fähigkeit besitzen, Gedanken und Vorstellungen dem Material zuzuordnen. Der Klient muss sich entscheiden und eine Fülle von Angeboten auf ein Minimum, nämlich seine Collage, reduzieren. Das kann dem Klienten helfen, sich zu zentrieren.

Die Collagetechnik hat verschiedene Nachteile, die dazu führen, dass sie nicht sehr oft eingesetzt wird. Der affektive Ausdruck wird stark reglementiert. Dies bietet neuen Klienten Unterstützung, den erfahrenen Klienten aber viele willkommene Ausweichmöglichkeiten. Die Arbeitsweise der Collage beinhaltet starke Rückzugsmöglichkeiten. Jeder vertieft sich in seine Zeitung. Interaktion findet nicht statt, abgesehen von spontanem Tausch. Gerade für die Klienten mit Konzentrationsstörungen und Beeinträchtigung der Merkfähigkeit erscheint mir die Technik wegen der hohen Ablenkungsgefahr zumindest in der ersten Zeit nahezu kontraindiziert. Sie fangen an die Texte zu lesen und verlieren den eigenen Gedankengang. Jedes Bild bringt sie auf neue Ideen, sodass es sie viel Kraft kostet, ihren persönlichen Ausdruck zu finden.

Gut eignet sich die Collagetechnik für Gruppen, deren Mitglieder sich noch nicht gut kennen, zum Kontaktaufbau. Es wird dann eine Gruppencollage erstellt, das Thema wird so gewählt, dass Interaktion zwingend notwendig ist.

Ein Themenbeispiel:

Einigt euch in der Kleingruppe (max. 4 Teilnehmer) auf ein Gefühl und stellt dieses als Collage dar.

Variation:

- man gibt einen Gefühlsbegriff vor (leichter für Anfänger, Steuerungsmöglichkeiten für den Ergotherapeuten sind dabei größer)
- man greift ein Thema aus der psychotherapeutischen Gruppe auf (Verankerung)
- man nimmt einen anderen Begriff wie Urlaub, Familie, Therapie, Zukunft... (mehr Spielraum für Vermeidung und Abwehr und durch die Personenferne auch nicht so bedrohlich)
- man lässt eine Rolle darstellen (z.B. der Verweigerer, der Rebell, der Angsthase)

Auch bei so einer Aufgabenstellung benötigen die Klienten meistens sehr viel therapeutische Unterstützung und eine konsequente Begleitung, um das Ziel der Kontaktaufnahme zu erreichen.

Die Klienten selbst fertigen ausgesprochen gerne Collagen an. Ich erkläre mir dies damit, dass die Klienten ahnen, dass sie mit dieser Technik im Unverbindlichen bleiben können. In der Nachbesprechung von Collagen fallen den Klienten „Ausreden" dafür ein, warum die Collage gerade so gestaltet wurde: „Etwas Passenderes habe ich nicht gefunden." Der persönliche Objektbezug ist nur sehr selten gegeben. Man erkennt es daran, dass nahezu jedes gemalte Bild im Zimmer aufgehängt wird, Collagen sieht man aber eher im Altpapier.

Zusammenfassend kann man sagen, dass in der Ergotherapie Suchtkranker der gestalterisch schöpferische Ausdruck im Vordergrund steht. Das Handwerk dient der Leistungsbeobachtung oder wird zur Belastungserprobung und -steigerung eingesetzt.

Andere Medien der Ergotherapie, die regelmäßig eingesetzt werden:

2.4.8 Angebote zur Freizeitgestaltung

Die meisten Klienten haben damit große Schwierigkeiten, da ihr zuletzt gelebter Alltag von der Beschaffung und dem Konsum der Drogen diktiert war. Sie sind jetzt in der Situation, sich selbst beschäftigen zu müssen. Das scheitert oft schon an der Schwierigkeit, sich selbst auszuhalten: „Was fange ich an mit mir? Wie gelingt es mir, diesen Spannungszustand auszuhalten oder los zu werden?" Die meisten Klienten stürzen sich zunächst in sportliche Aktivitäten. Da diese häufig auch grenzenlos betrieben werden, bedarf es strenger und konsequenter Einschränkungen und Kontrollen durch den Sporttherapeuten. Erst nach Wochen finden sie die Ruhe, zu lesen, zu malen, genussvoll Musik zu hören oder einfach den Gedanken nachzuhängen.
Ideen für eine sinnvolle Freizeitgestaltung zu entwickeln, ist eine wichtige Rückfallprophylaxe (s.a. Kap. 2.6). Die Ergotherapie kann dazu Anregungen liefern. So kann sich der Ergotherapeut an den Freizeitplanungen für das Wochenende beteiligen. Er macht Vorschläge, die von der Gruppe als Gemeinschaftserlebnis umgesetzt werden sollen. Videoabende sind nicht sehr kommunikativ und eher ein Rückfall in das Konsumverhalten. Aber die Radtour zum Baggersee mit Picknickkorb stärkt das Miteinander, bietet Körpererfahrungen und sportliche Betätigung. Und sie kostet kein Geld. Dies ist ein wichtiges Argument! Denn kostspielige Hobbys können sich die Klienten meistens nicht leisten und führen dies als Begründung ins Feld, keinerlei eigene Ideen entwickeln zu können. Viele Einfälle der Klienten sind erst einmal kostspielig: das Fitness-Studio, Wasserski fahren, Gokart fahren. Sport kann nicht nur im Verein oder in einem Sportstudio betrieben werden. In meinen Augen ist es wichtig, den Klienten die unzähligen kostenlosen oder preiswerten Möglichkeiten der Freizeitgestaltung deutlich zu machen.

2.4.9 Angebote in der Natur

Den Klienten ist es fremd geworden, Natur als Erlebnis- und Lebensraum wahrzunehmen. Sie mit der Natur vertraut zu machen, kann eine Aufgabe des Ergotherapeuten sein. Erdbeeren pflücken gehen an einem heißen Sommertag ist ein ebenso sinnliches Erlebnis wie sich den Naturkräften beim Drachensteigen auszusetzen, das morgendliche Bad im kalten See oder eine Schneeballschlacht. Wir haben mit den Klienten auf dem Gelände eine großzügige Lagerfeuerstelle gebaut, die häufig während des ganzen Jahres genutzt wird. Am Lagerfeuer entspannt sich mancher Konflikt. Archaische Gefühle stärken das Ich-Erleben. Wenn man ins Feuer starren kann, gelingt es besser, seinen Gedanken nachzuhängen. Zeit wird unwichtig.

Unser Konzept sieht vor, dass ich mit den Klienten regelmäßig für drei Tage in ein einsames Haus am Wasser fahre, großzügig angelegt für erlebnispädagogische Angebote. Wir sind dort alleine und müssen uns beschäftigen. Die Klienten setzen sich mit der Stille, der Natur und allen möglichen sensomotorischen Erfahrungen auseinander. Sie entspannen sich zusehends. Die Klienten sollen Natur als Raum der Stärkung, der Entspannung und des Rückzugs kennen lernen und als bereichernde Erfahrung im Gedächtnis behalten. Dazu gehört auch die Arbeit im Garten, die neben anderen Intentionen die Auseinandersetzung mit der Natur zum Ziel hat.

2.4.10 Spiele und Spielen

Spiel ist ein Grundbedürfnis des Menschen. Psychologen sprechen vom angeborenen Spieltrieb, der den Menschen befähigt, seine Umwelt zu erfahren. Ein Kind, das nicht spielt, ist krank. Tiere, die keine Möglichkeit haben zu spielen (z.B. in Gefangenschaft), sterben oft sogar. Zu allen Verpflichtungen und Aufgaben des Alltags ist das Spiel oder spielerische Momente im Leben das Gegengewicht. Im Spiel kann der Mensch andere Rollen ausprobieren, andere Funktionen und Handlungen kennen lernen. Er tritt mit anderen in Beziehung und kann sich darstellen. Daneben mobilisiert Spielen das ganze Spektrum der Emotionen vom Zorn bis hin zu unbändiger Freude. Die Unverbindlichkeit des Ergebnisses, die freiwillige Einhaltung von Regeln zum Gelingen des Spiels vermitteln Sicherheit. Über die Entwicklung neuer Lösungsstrategien und Planen von Spielzügen wird die Kreativität gefordert. Die Fantasie wird gestärkt, Flexibilität und im Letzten die Autonomie des Spielers gefördert. Als Nebeneffekt werden sehr viele kognitive und neuropsychologische Funktionen gestärkt: Konzentration, Frustrationstoleranz, Ausdauer und alle visomotorischen Funktionen. Die geistige Beweglichkeit, die das Spielen erfordert, ist gerade für Suchtklienten mit begrenzter Vorstellungskraft und stereotypen Reaktionsmustern eine Hilfe, um flexible Sichtweisen entwickeln und aushalten zu können (s.a. Kap. 2.6).

Zusammenfassend sei eine Übersicht der Förderpotenziale des Spiels nach Scheiber (1995) aufgeführt:

1. im kognitiven Bereich:
   a. Konzentration
   b. Reaktionsvermögen
   c. Folgerichtiges Denken
   d. Gedächtnis
   e. Abstraktionsvermögen
   f. Kreativität
   g. Einschätzen eigener Fähigkeiten
2. im sozioemotionalen Bereich
   a. Kontaktfähigkeit
   b. Zusammenarbeit
   c. Interesse und Anteilnahme
   d. Rücksichtnahme
   e. Verzicht
   f. Umgang mit Macht und Konkurrenz
3. im affektiven Bereich
   a. Frustrationstoleranz
   b. Selbstvertrauen
   c. Freude
   d. Ausgelassenheit
   e. Risikobereitschaft
4. im psychomotorischen Bereich
   a. Geschicklichkeit
   b. Reaktionsgeschwindigkeit
   c. Entspannung
   d. Spontaneität

Darüber hinaus können in der Ergotherapie noch viele andere alltagsrelevante, gestalterische oder handwerkliche Aktivitäten therapeutisch genutzt werden, z.B. die Wäschepflege, Nähen, Tiffany-Arbeiten, Schmuckherstellung, Kochen, Schreibwerkstatt durchführen oder Projektarbeiten anbieten (mögliche Themen: Zeitung erstellen, Theater spielen, Musik machen).

2.5 Ergotherapeutische Methoden

Die Ergotherapie ist eine handlungsorientierte Therapie. Als Therapiemedien dienen Handlungen aus der Grundannahme heraus, dass der Mensch seine Welt über Handlung und Tätigsein wahrnimmt, versteht und so seinen eigenen Platz darin findet. Anspruch der Ergotherapie ist es, die jeweilige Bedeutung der Betätigung für den Einzelnen und deren Effekt zu beobachten. Die Ergotherapie stützt sich dabei auf verschiedene Wissenschaftsbereiche. Es werden Erkenntnisse aus der Biologie, der Medizin, der Psychologie mit denen aus der Ergonomie oder Biomechanik verknüpft. Ergotherapeuten benötigen ebenso soziologisches und pädagogisches Wissen wie Kenntnisse über Lerntheorien, müssen aber auch verschiedene Handwerkstechniken beherrschen und künstlerisches Grundwissen besitzen. Die Vielfalt der Kenntnisse und Kompetenzen, die in der Ergotherapie genutzt werden, sind ihre Stärke, aber auch ihre Schwäche.

2.5.1 Bedeutung des Bezugsrahmens für die Behandlung

Die unterschiedlichen Theorien und Wissenschaftsbereiche, die in die Ergotherapie einfließen, schaffen für die ergotherapeutische Berufsausübung so manches Mal ein Dilemma, denn „harte" wissenschaftliche Fakten müssen mit „weichen" Daten und Erkenntnissen in Einklang gebracht werden.

Beispiel

Ein Klient hat nach tiefer Bewusstlosigkeit im Drogenrausch eine persistierende Radialislähmung entwickelt. In einer somatischen Klinik würde der Klient vom Ergotherapeuten eine motorisch-funktionell ausgerichtete Behandlung erhalten. In der Psychiatrie oder im Rahmen einer Entwöhnungsbehandlung wird der Ergotherapeut u.U. gar nicht weiter therapeutisch auf diese Funktionseinbuße eingehen, sondern sich anderen Aspekten der Behandlung widmen. Die Radialislähmung wird dann vielleicht „nur" in der Physiotherapie behandelt. Für die Ergotherapie stellt sich dagegen die Frage, wie kann der Klient unterstützt werden, obwohl er schlecht laufen kann, an gemeinsamen Spaziergängen teilzunehmen: Es wird ihm ein Fahrrad zur Verfügung gestellt.

Die Behandlung hängt ab vom Bezugsrahmen, in dem sie sich abspielt, vom jeweiligen Behandlungsauftrag und davon, wie der Klient vom Ergotherapeuten eingeschätzt wird. In einer somatischen Klinik wird nach motorisch-funktionellen und neurophysiologischen Verfahren behandelt: Methoden wie die Sensorische Integration, funktionell übende oder auch biomechanische Methoden kommen zum Einsatz. In einer Fachklinik für Suchtkranke wird mit dem Klienten dagegen an seiner Einstellung zu dieser Funktionseinbuße gearbeitet. Es stellen sich ihm unterschiedliche Fragen: „Wie gehe ich mit der Einschränkung um? Wie geht es mir mit der Einschränkung?" Selten ist die Frage: „Wie lässt sich möglichst rasch die Funktion wieder herstellen?".

Um an der psychischen Gesundheit des Klienten zu arbeiten, kommen weitere Bezugsrahmen der Ergotherapie zum Einsatz, z.B.: der kognitiv-verhaltenstherapeutische oder der klientenzentrierte Bezugsrahmen. Immer müssen sie im Konsens mit dem Klinikkonzept stehen.
Zuzeit beschäftigt sich auch die deutschsprachige Ergotherapie damit, sich mit konzeptionellen Modellen auseinander zu setzen. Modelle aus dem englischsprachigen Raum wie das Model of Occupational Performance (Kielhofner, 2002), das Canadian Model of Occupational Performance (1998; 1999) haben sich in den letzten Jahren zunehmend im deutschsprachigen Raum verbreitet und ihr Einsatz wird vielfach erprobt und erforscht. Vor dem Hintergrund praktischer Erfahrungen sind im deutschsprachigen Raum wichtige Behandlungskonzepte entstanden. Diese in einen größeren theoretischen Zusammenhang einzubetten, ist Ziel der konzeptionellen Modelle. Sie schaffen auch die Grundlagen dafür, ergotherapeutisches Behandeln zu begründen und die Effizienz der Behandlung nachzuweisen.

2.5.2 Psychosoziale Behandlungsverfahren zur Behandlung Suchtkranker

Mit Hilfe der psychosozialen Behandlungsverfahren wird auf Handlungseinschränkungen eingewirkt, die sich vor dem Hintergrund psychischer Faktoren herausgebildet haben. Die psychosozialen Behandlungsverfahren haben das Ziel, soziale, berufspraktische und alltagsorientierte Fähigkeiten zu fördern. Der Klient erhält die Möglichkeit, neue psychosoziale Erfahrungen zu sammeln und sein Verhalten zu überprüfen und zu modifizieren. Im Zentrum stehen der emotionale und der verbale Ausdruck und alle Interaktionen mit der Umwelt.

Kompetenzzentrierte Methode

Der Verlust lebenspraktischer Fähigkeiten beeinträchtigt den Menschen in seinem Alltag. Hierbei kann es sich um kognitive Einbußen (Konzentration, Merkfähigkeit, Ausdauer, Kulturtechniken) oder auch verlerntes Wissen (Kochen, Umgang mit Geld, berufsspezifisches Wissen) handeln. Sozioemotionale Fähigkeiten wie Kontaktfähigkeit, Konfliktfähigkeit oder Frustrationstoleranz werden ebenfalls berücksichtigt. Bei der kompetenzzentrierten Methode bekommt der Klient eine Aufgabe oder sucht sie sich, an der er diese Fähigkeiten üben kann.

Beispiel
Durch die Teilnahme an einer Kochgruppe können verschiedene Kompetenzen geübt werden. Es werden sowohl Erfahrungen gesammelt, die für die Gestaltung des Alltags wichtig sind (Einkaufsplan erstellen, Rezept lesen und umsetzen usw.) als auch Fähigkeiten gefördert, die im sozio-emotionalen Bereich liegen (Fähigkeit Absprachen zu treffen, diese einzuhalten usw.). Auch kognitive Defizite können berücksichtigt werden (Zählen, Messen, Schreiben, Rechnen usw.).
Gerade Tätigkeiten aus dem Haushaltsbereich ermöglichen es, ein breites Spektrum an Therapiezielen zu erfassen.

Interaktionelle Methode
Hier liegt der Behandlungsschwerpunkt auf der Interaktion, die gerade bei Drogensüchtigen schwer gestört ist. Auseinandersetzung mit der Gruppe, eigene Bedürfnisse vertreten, Rücksicht auf Schwächere nehmen und das eigene Selbstverständnis überprüfen stehen im Mittelpunkt. Die Kritikfähigkeit, die Konfliktbewältigung und die Entscheidungsfähigkeit können verbessert werden. Bei der interaktionellen Methode steht aber die Gruppendynamik im Vordergrund. Der Ergotherapeut nimmt als Gruppenleitung hier großen Einfluss auf den Gruppenprozess. Er kann durch die Aufgabenstellung der Gruppe einen Impuls in eine bestimmte emotionale Richtung geben. Die Aufforderung an die Gruppe, sich selbst eine Aufgabe oder ein Thema zu suchen, bedeutet eine besondere Anforderung an alle Mitglieder. Die Leitungs- und Moderationsfähigkeiten des Ergotherapeuten sind hier besonders gefordert.

Ausdruckszentrierte Methode
Mit Hilfe kreativ-gestalterischer Medien erhält der Klient die Möglichkeit, sich selbst darzustellen. Die Themen werden so gestellt, dass sie Affekte und innere Bilder mobilisieren und Personennähe ermöglichen. Da diese Methode in der Behandlung Drogenabhängiger eine zentrale Stellung einnimmt, wird in einem gesonderten Kapitel darauf eingegangen (s.a. Kap. 2.7).

Kognitives Training/Hirnleistungstraining
Zielführend muss auch hier die subjektive Defizitwahrnehmung des Klienten sein und nicht die Erwartungshaltung seiner Umwelt. Die Maßnahmen orientieren sich an der Frage, welche Dysfunktionen den Klienten im Alltag beeinträchtigen?

Beispiel

T. berichtet im Rahmen der Arbeitstherapie-Befunderhebung, ihm sei letztendlich immer wieder gekündigt worden, weil er für alle Arbeiten als Elektroinstallateur im Vergleich zu seinen Kollegen ein Vielfaches an Zeit brauchte. Genaueres Nachfragen und ein neuropsychologischer Test bilden eine deutliche Reduzierung der Merkfähigkeit und des Kurzzeitgedächtnisses ab. Herr T. beschreibt: „Ich konnte meine Arbeit eigentlich immer sehr gut. Am liebsten fuhr ich auf Montage, baute in Betrieben Schaltschränke ein. Dass etwas nicht mehr stimmte, merkte ich zuerst daran, dass ich mir immer umfangreichere Skizzen machen musste für Schaltkreise, die ich vorher mühelos aus dem Gedächtnis baute. Schwierig wurde es, als ich dann auch Werkzeuge und Bauteile in der Werkstatt vergaß. Da ich keinen Führerschein mehr besaß, musste ich zum externen Arbeitsplatz gefahren werden. Jetzt war es so, dass ich schon nach einer Viertelstunde in der Firma anrief, um mir den Auftrag noch mal genau beschreiben zu lassen. Begann ich dann die Arbeit, musste ich mehrfach anrufen, um mir fehlende Teile bringen zu lassen. In dieser Zeit konnte ich natürlich auch nicht weiter arbeiten, weil ich das Fehlen immer erst während des jeweiligen Arbeitsschrittes bemerkte. Ich kam auch nicht auf die Idee, andere Arbeiten vorzuziehen. Ich saß da und wartete. Am Schluss passierte das bis zu zehnmal am Tag. Das war mir natürlich auch unangenehm. Also machte ich freiwillig Überstunden, um das Versäumte nachzuholen. So kam ich manchmal auf 10-14 Stunden am Tag, bis der Auftrag erledigt war. Ich verlor zusätzlich noch Zeit, weil ich den Zwang entwickelte, jeden Arbeitsschritt mehrfach auf Vollständigkeit und Fehler zu kontrollieren. Um diesem Leistungsdruck standzuhalten, konsumierte ich immer mehr Kokain, was zunächst auch wirklich was brachte. Irgendwann wurde es dann aber nur noch schlimmer."

Dieser Klient führte zu Beginn der Therapie als Belastungsfaktoren am Arbeitsplatz Leistungsdruck und Stress an. Seine Arbeitsstörungen wurden in der Therapie gemeinsam mit dem Ergotherapeuten herausgearbeitet. Er entwickelte Motivation, am Hirnleistungstraining teilzunehmen.

In unserer Einrichtung wird Hirnleistungstraining jeden Morgen während einer 15 Minuten langen Übungsphase angeboten. Es werden zwei Übungen durchgeführt. Darüber hinaus erhält der Klient umfangreiche Aufgaben, die er alleine oder mit anderen Klienten gemeinsam durchführen kann. Oft hat das eine erstaunliche Wirkung.

Grundsätzlich gilt: Je länger diese kognitiven Dysfunktionen bestehen, desto mühsamer wird die Reaktivierung der kognitiven Fähigkeiten. Wichtig ist es, dem Klienten Hinweise zum alltäglichen Üben der Hirnleistung und des Gedächtnisses zu geben.

2.5.3 Therapie- und Arbeitsformen

Für jede dieser Methoden wählt der Ergotherapeut indikationsbezogen eine Therapie- und Arbeitsform aus:

Einzeltherapie

Einzeltherapie ist indiziert bei angstbesetzten oder sehr persönlichen Themen. Sie kann dann angezeigt sein, wenn für den Klienten die Hemmschwelle, sich in der Gruppe zu äußern, zu hoch ist. Die Entscheidung wird im therapeutischen Team getroffen. Die Einzeltherapie wird bei der Behandlung Suchtkranker immer eine Ausnahme bleiben.

Statt einer Einzeltherapie können auch Kleingruppentherapien mit zwei bis vier Teilnehmern durchgeführt werden.

Die Einzeltherapie ist auch dann indiziert, wenn der Bezugstherapeut zu einem bestimmten Thema auf der verbalen Ebene keinen Zugang bekommt. Die ausdruckszentrierte Einzeltherapie kann dann der Versuch sein, mit non-verbalen Mitteln hier eine Kommunikation zu ermöglichen. Die Einzeltherapie wird für die Ergotherapie auch dann noch gewählt, wenn bei der Fallbesprechung deutlich geworden ist, dass ein Klient viel persönliche Zuwendung und Nähe braucht. Für einen sehr begrenzten Zeitraum kann dann eine ergotherapeutische Einzelbehandlung mit dem Schwerpunkt Genuss und Entspannung durchgeführt werden. Motto: „Wir machen jetzt mal etwas richtig Schönes". Wichtig ist dann, dass der Ergotherapeut darauf achtet, sich nicht vom therapeutischen Team abspalten zu lassen und die Rolle des „guten Therapeuten" übernimmt.

Gruppentherapie

In der Arbeit mit Suchtkranken ist die Gruppentherapie hochwirksam und unverzichtbar. Abhängigkeitskranke haben das Bestreben, zu verschleiern, zu verheimlichen, zu manipulieren, um die Realität auszugrenzen. Öffentlichkeit ist daher die oberste Maxime in der Behandlung. Alle Heimlichkeiten führen in Abhängigkeiten. Auch der Ergotherapeut steht in der Gefahr, zum Komplizen gemacht zu werden. (s.a. Kap. 1.12.2). Die Gruppe hält dem Einzelnen darüber hinaus einen Spiegel vor, er bekommt Rückmeldung über sich und seine Konflikte. Die soziale Verantwortung wird gefordert und Grenzen werden erlebbar.

Einzelarbeit in der Gruppe

Diese Form wird vorrangig in der Behandlung Drogenabhängiger gewählt. Gerade bei der ausdruckszentrierten Methode bietet diese Form dem Einzelnen Schutz, aber ausreichend Gelegenheit zu Reflexion und Rückmeldungen. Der Klient kann selbst entscheiden, wie sehr er sich in seine Arbeit vertieft und äußere Einflüsse abschottet. Er hat aber auch die Möglichkeit, Abwehrmechanismen im Sinne des Selbstschutzes aufrechtzuerhalten. Das kann das Geplauder mit dem ande-

ren sein, das Beobachten der anderen bis hin zu Aufmerksamkeit fordernden Aktionen. Es unterliegt der Einschätzung des Ergotherapeuten zu intervenieren oder den Selbstschutz zuzulassen. Manchmal kann es auch sinnvoll sein, eine TZI-Regel (Cohn, 1987) anzuwenden: „Störungen haben Vorrang." Das hieße in diesem Fall, das Verhalten in der Gruppe offen anzusprechen und mit allen zu entscheiden, wie damit verfahren werden soll.
Während bei dieser Sozialform zunächst jeder für sich arbeitet, entsteht in der Nachbesprechung wieder ein Gruppenprozess, der dem Einzelnen in der Klärung des Erlebten zugute kommt.

Gruppenarbeit
Gruppenarbeit kann im Rahmen jeder genannten Methode angewandt werden. Entscheidend für jede Gruppenarbeit ist die Themenstellung (s.a. Kap. 2.5.5): Ich wähle diese Form dann, wenn die Gruppe starke Veränderungen erlebt hat und sich viele Klienten mit Kontakt- und Kommunikationsstörungen in der Gruppe befinden. Die Gruppenarbeit eignet sich auch gut für Klienten, die das erste Mal in der Ergotherapie sind. Gekoppelt mit einem stützenden Thema können sie so eine angstmindernde Erfahrung sammeln. Bei der Gruppenarbeit wird der Einzelne vom eigenen Anspruch entlastet, eine besonders kreative Leistung bringen zu müssen.

Offene Werkgruppe
Diese Arbeitsform birgt für Suchtkranke besondere Schwierigkeiten. Jeder Klient, der freiwillig kommt, wählt eine beliebige Technik aus und verfolgt ganz individuelle Ziele. Es kann zwanglos Kontakt aufgenommen werden oder eben auch nicht. Auf der einen Seite fordert man damit die Entscheidungsfähigkeit und Eigeninitiative des Klienten. Auf der anderen Seite zeigt die Erfahrung, dass sowieso nur die Klienten kommen, die damit keine Schwierigkeit haben.
Die Beliebigkeit ist für Abhängigkeitskranke eine Stolperfalle. Sie verstärkt ihre Ambivalenzen, ihr Lust-Unlust-Prinzip und bekommt schnell den Anstrich einer Konsumhaltung. Manche Klienten nutzen dieses Angebot jedoch auch zur Entspannung und als Abwechslung. Reflektion und Einzelzuwendung mit Unterstützung des Therapeuten ist bei dieser Arbeitsform kaum möglich.
In der Suchttherapie ist es für den Therapeuten wichtig, zu agieren und nicht von den Klienten in die Reaktion gedrängt zu werden. Die Rolle des Ergotherapeuten in der offenen Werkgruppe weicht von dem in anderen Arbeitsformen vertretenen Rollenmodell ab und ist von daher für die Klienten nicht immer klar.

2.5.4 Grenzen der Gruppentherapie

Es gibt jedoch auch Klienten in der Suchttherapie, die von der Ergotherapie im Gruppensetting nicht profitieren. Ihre Angst vor Schutzlosigkeit ist so lebensbedrohlich, dass sie die Abwehrmechanismen aufrechterhalten müssen!

Diese Klienten, häufig liegen hier schwere traumatische Erlebnisse wie Missbrauchserfahrungen vor, erleben heftigste Affektschwankungen während des Gestaltens. Sie zeigen dabei schnell wechselnd die ganze Bandbreite der Gefühle. Sie sind motorisch unruhig und versuchen, so schnell wie möglich fertig zu sein. Sie geben ihr Objekt so schnell wie möglich ab oder schmeißen es weg. Die Objekte selbst sind meistens sehr aussagekräftig. Eine Reflexion können diese Klienten aber nur mit größter Anstrengung, meistens jedoch gar nicht ertragen. Und trotz dieser vehementen Abwehrschlacht ist der Klient innerlich sehr beteiligt und beschäftigt sich noch lange Zeit danach mit der Frage: „Was stimmt mit mir nicht, noch nicht mal das bisschen Malen schaffe ich, ..." – und er ist völlig erschöpft.

Sicher ist es für diese Klienten wichtig, diese Affektmobilisation ertragen zu lernen. Vor der Therapie haben sie in dieser Situation zur Droge gegriffen. Der Ergotherapeut sollte diese Klienten alleine oder aber in einer Kleinstgruppe behandeln. Nur so kann ausgelotet werden, wo die Nähe-Distanz-Grenzen des Klienten sind. Die Ergotherapie kann nur sinnvoll sein, wenn diese vom Therapeuten nicht überschritten werden und sich der Klient mit einem Gefühl der Sicherheit öffnet.

Beispiel

Die Klienten erhielten die Aufgabe, eine Gipsmaske anzufertigen.
Sie reagierten sehr unterschiedlich auf die Aufgabe:

- hohe Motivation und Freude
- „Ich will aber nicht eingecremt werden!!" – stattdessen wird Frischhaltefolie als Untergrund angeboten
- Rückzug und Skepsis, die aber nach Klärung einiger Fragen und Ermunterung überwunden werden können
- Begeisterung – aber Flucht bei den ersten Berührungen – Tränen – Verlassen des Raumes
- Verweigerung der Teilnahme, aber der Wunsch zuzusehen.

Die Gruppenmitglieder, die es sich nicht vorstellen konnten, eine Gesichtsmaske anzufertigen, erhielten die Möglichkeit, ein Körperteil ihrer Wahl einzugipsen: Ein Klient ließ sich einen Finger an der nicht-dominanten Hand eingipsen. Ein anderer gipste stattdessen den Unterarm der Ergotherapeutin ein.

Ein Teilnehmer brach angesichts der Aufgabe in Tränen aus, bot jedoch an, darüber nachzudenken, wie er die Aufgabe umsetzen könnte und sich dann zu melden. Nach zwei Wochen kam dieser Klient und grinste die Ergotherapeutin an. Er meinte: „Ich habe mir heute besonders gut die Füße gewaschen." Die Ergotherapeutin verstand seine Botschaft sofort. Er bat sie, ihm den Fuß in einer Einzeltherapiesituation einzugipsen. Nach der zweiwöchigen Auseinandersetzung mit dem Thema war dies ein enormer Schritt, bei dem der Klient Körperkontakt zulassen konnte.

Dieses Beispiel verdeutlicht, wie wichtig es sein kann, das Setting und ggf. die Aufgabe klientenzentriert anzupassen. Da die Ich-Grenzen der Klienten sehr unterschiedlich sind, kann nicht jedes Angebot für jeden Klienten im Gruppenzusammenhang durchgeführt werden. Die ergotherapeutischen Medien lassen in solchen Fällen häufig ein an den Klienten angepasstes und behutsames Vorgehen zu, das jedoch viel Zeit in Anspruch nimmt. Wer sie hat, also eine lange Verweildauer des Klienten einkalkulieren kann, begibt sich auf eine spannende Reise.

2.5.5 Bedeutung der Aufgabenstellung

Vorüberlegungen

Neben den schon genannten Ansatzpunkten gibt es in der Ergotherapie noch mehr Faktoren, eine indikative Therapieform zu finden und Einfluss auf deren Verlauf zu nehmen: die Art der Aufgabenstellung und die Auswahl der Themen. Auch hierbei ist entscheidend, welches Ziel der Ergotherapeut verfolgt und wie er die Gruppenbelastbarkeit einschätzt. Vergreift man sich bei diesen Punkten, so kommt es sowohl für den Ergotherapeuten als auch für die Klienten zu einem Misserfolg, der innerhalb eines psychodynamischen Bezugsrahmens gravierende Folgen haben kann. Der Therapeut ist nachhaltig verunsichert, gelingt es ihm nicht, noch in der Therapiesituation eine konstruktive Lösung zu finden. Ist bei einer interaktionellen Methode aufgrund falscher Aufgabenstellung keine Interaktion zustande gekommen, muss der Therapeut konfrontativ oder unterstützend eingreifen. Das kann sogar so weit gehen, dass das Thema verändert oder die Situation in der Gruppe offen reflektiert wird. Der Ergotherapeut muss hier der Verunsicherung der Klienten mit einer sicheren Strategie entgegenwirken. Dieser Gefahr kann durch sorgfältige Planung begegnet werden.
Folgende Fragen sind im Vorfeld zu reflektieren:

- Welche Klienten werden an der Gruppe teilnehmen?
- Welches Thema beschäftigt im Moment die Gruppe?
- Welche Gefühle haben in der Gruppe Oberhand?
- Gibt es ein Thema, an dem mehrere Klienten zurzeit arbeiten?
- Was ist das Ziel der Therapiesitzung?
  - Konfrontation und Herausforderung
  - Unterstützung und „Nahrung"

    - Entspannung
    - Klärung eines Gruppenprozesses
    - Eine vertrauensvollere therapeutische Beziehung aufbauen
    - Vorbereitung auf ein Ereignis oder Thema
    - Personennähe oder viel Gruppenschutz
- Welche Haltung will ich als Therapeut einnehmen?
- Welche Empfindungen habe ich momentan der Gruppe gegenüber?
- Was kann ich mir in meiner momentanen Verfassung zutrauen, welche Kräfte kann ich als Therapeut aufbringen?
- Gibt es einen Auftrag aus dem Team?
- Welche Therapieform wähle ich?
- Welche Rahmenbedingungen muss ich dafür schaffen?

Nach diesen Vorüberlegungen wählt der Ergotherapeut ein Thema. Die Bedeutung einer gründlichen Vorbereitung ist nicht zu unterschätzen. Es gilt Zeit und Überlegungen lieber vorher zu investieren als dann mit viel Energie Schadensbegrenzung zu betreiben. Ich gehe bei heiklen Themen sogar noch weiter und bedenke Interventionsstrategien zu Krisen, die eventuell auftreten könnten. Trotz gründlichster Vorbereitungen bleiben immer noch genug Eventualitäten im Gruppenprozess, auf die der Ergotherapeut mit seiner eigenen Einschätzung, seiner Erfahrung und seiner eigenen inneren Kraft spontan reagieren muss.

In der Arbeit mit Drogensüchtigen werden häufig Themen vorgegeben. Ohne diese Vorgabe bekäme man vielleicht eine aktuelle, spontane Befindlichkeitsäußerung.
Drogensüchtige haben jedoch große Schwierigkeiten, Gefühle wahrzunehmen und erst recht, diese zu artikulieren oder non-verbal darzustellen. Daneben haben sie große Mühe, innere Bilder zu entwickeln und festzuhalten. Sie wirken auf uns manchmal wie „gefühlsblind". Ich halte die freie Themenwahl für eine Überforderung dieser Klienten. Aber auch bei einem Thema bleiben Varianten durch die Aufgabenstellung. Es ist für einen Laien kaum einzuschätzen, wie sehr der Therapieprozess von der Art der Aufgabenstellung abhängt.
Die Aufgabe kann

- Fordernd
- Ermunternd
- Fantasie anregend
- Konfrontativ
- Neugier weckend
- Lustlos

- Gelangweilt
- Emotionslos

gestellt werden. Diese Initialzündung ist gerade auf der non-verbalen Ebene von Tragweite. Das Wie der Themenstellung ist wichtiger als das eigentliche Thema. Die Klienten erfassen schnell die Haltung des Ergotherapeuten:

- Ist er motiviert?
- Ist er überanstrengt?
- Ist er mit den Gedanken woanders?
- Ist er neugierig?
- Ist er emotional präsent?
- Hat er die Gruppendynamik erfasst?
- Ist er sich seiner Sache sicher?
- Wie scheint seine Stimmungslage zu sein?

Ich habe es oft erlebt, dass die Klienten meine Stimmung sehr genau erfassten und mich darauf ansprachen. Die Reaktion darauf kann nur Offenheit und Ehrlichkeit sein, z.B.: „Ja, ich hab mich vorhin sehr geärgert, aber jetzt will ich mich auf die Gruppe konzentrieren. Ich hoffe, meine schlechte Laune ist gleich verflogen." Die Klienten reagieren darauf und können die Situation einschätzen. Vor allem erhalten sie die Botschaft: „Die Befindlichkeit des Ergotherapeuten hat nichts mit uns zu tun."
Dies alles spielt sich in Minuten ab und wird die Therapieeinheit prägen. Deshalb ist es wichtig für den Ergotherapeuten, sich vorher über seine Befindlichkeit klar zu werden. Ist er in irgendeiner Weise verstimmt, sollte er tunlichst eine Aufgabe stellen, die auf viel Wohlwollen stößt und aller Wahrscheinlichkeit keinen konfrontativen oder konfliktreichen Prozess erwarten lässt. Vielleicht gelingt es ihm aber auch, noch vor der Therapieeinheit seine Befindlichkeitslage mit Hilfe seiner Professionalität auszubalancieren oder zu überlagern. Denn auch der Ergotherapeut kann nicht immer die Ausgeglichenheit in Person sein.
Der Therapeut „checkt" genauso blitzschnell die Reaktion der Gruppe, um intervenieren zu können. Ist die Gruppe

- Erschrocken?
- Motiviert?
- Neugierig gespannt?
- Abwehrend?
- Belustigt?
- Konfrontativ?

Die Themenformulierung und -auswahl im Rahmen der „ausdruckszentrierten Methode" wird im Kapitel 2.7.3 näher erläutert.

Gesprächsstil
Eine angemessene Gesprächsführung ist für die Therapie Suchtkranker unumgänglich.
Der non-verbale als auch der verbale Ausdruck hat einen großen Einfluss auf die Kommunikation. Die Körpersprache wirkt in der Regel sogar noch intensiver auf das Gegenüber als das gesprochene Wort. Ergotherapeuten benötigen ebenso wie andere therapeutische Kräfte eine gute Selbstwahrnehmung und -erkenntnis, um bewusst verbale und non-verbale Botschaften auszusenden.
Sprachliche Äußerungen sollen immer berücksichtigen, dass sich der Klient in der Therapie quasi „selbst auf die Spur kommen" soll. Er soll Möglichkeiten entwickeln, sich selbst zu helfen und Eigenverantwortung zu übernehmen.
Eine abwartende Gesprächsführung kann dies unterstützen. Abwarten bedeutet dabei aufmerksames Hinhören und Förderung des Klienten durch helfende Fragen oder Bemerkungen, die ihn stützen und auf den nächsten Gedanken bringen. Diese begleitende Gesprächsführung erfordert sehr viel Aufmerksamkeit und Sensibilität vonseiten des Ergotherapeuten. Wichtig ist es, ganz beim Klienten zu bleiben, ihm seine Gefühle zu spiegeln, nachzufragen, ob etwas richtig verstanden wurde, zusammenzufassen, wenn der Klient nicht den Punkt findet. Es entsteht meistens dadurch für einen Moment eine sehr mitfühlende, fast innige Atmosphäre, die sehr störanfällig ist. Eine kleine Ablenkung kann diese Stimmung jäh abbrechen. Störend können eine unbedachte Mimik, die falsche Wortwahl, eine nur angedeutete Wertung sein, aber auch eine Intervention anderer Gruppenmitglieder. Denn diese spüren sehr wohl die Intensität des Augenblicks, können dies manchmal nicht aushalten. Eine flapsige Bemerkung und der „Zauber" ist vorbei. Ich persönlich empfinde diese Momente als sehr kostbar und habe große Ehrfurcht davor, wenn ein Klient sich in diesem Rahmen öffnet und etwas von sich offenbart im Vertrauen, dass alle rundherum sorgsam damit umgehen.
Diese Gesprächsführung, vorsichtig tastend und unterstützend, ist vorrangig in den Nachbesprechungen der Therapiesitzungen anzuwenden.

Ein besonders bedeutsamer psychodynamischer Prozess in der Therapie Drogenabhängiger ist die Abwehr.

Abwehr
Abwehr ist der Oberbegriff für alle inneren Prozesse, mit denen unannehmbare oder schmerzhafte Erinnerungen aus dem Bewusstsein gedrängt werden, um sich zu schützen. Widerstand bezeichnet alles Reden und Handeln des Klienten, seinen Zugang zum Unterbewussten zu verhindern. Die Psyche bedient sich dazu unterschiedlicher Mechanismen, die im analytischen Verständnis vom Ich mobilisiert werden (s.a. Tab. 4)

Darüber hinaus gibt es weitere Abwehrmechanismen wie Introjektion oder Identifikation, auf die ich hier nicht vertiefend eingehen möchte.

Beispiel

Der Umgang mit Abwehrprozessen in unserer Klinik: Ich berichtete im therapeutischen Team über den Umgang der Klienten mit ihren Werken in einer ausdruckszentrierten Therapieeinheit. Ich hatte es den Klienten im Anschluss an eine sehr intensive Nachbesprechung freigestellt, was mit ihren Gestaltungen weiter passieren sollte. Etwa zwei Drittel der Klienten warfen ihre Bilder voller Lustgefühle in den Papierkorb. Wir deuteten dies als klassisches Abwehrverhalten nach dem Motto „Aus den Augen, aus dem Sinn". Das therapeutische Team beschloss nun, die Patienten erneut mit den Gestaltungen zu konfrontieren und „rettete" diese aus dem Papierkorb. Sie wurden an einer Stellwand befestigt und liebevoll dekoriert. In der Mitte klebte ein Smiley mit der Aufschrift: Abwehr – nein danke. Wir riefen die Gruppe zusammen, erklärten unser Vorhaben, diese Tafel eine Woche lang im Gruppenraum stehen zu lassen, damit sich jeder noch einmal in Ruhe mit seinen Objekten auseinander setzen konnte. Die Situation wurde ebenfalls dazu genutzt, die Abwehrmechanismen zu erklären, die bei der Suchtgenese eine dominante Rolle spielen. Mancher Klient konnte die Konfrontation mit den Gestaltungen in der kommenden Woche kaum ertragen, zumal in den therapeutischen Sitzungen häufig auf die Bilder Bezug genommen wurde.

Abwehrmechanismen zu überwinden ist in der Drogentherapie Dauerthema und erfordert eine besondere Art der Gesprächsführung: nicht eine annehmend stützende, sondern eine konfrontativ fordernde Art vor dem Hintergrund einer erlebbaren Wertschätzung und einer stabilen therapeutischen Beziehung.
Zum Anfang der Therapie eines Klienten erfolgt die Konfrontation noch vorsichtig z.B. als Frage, später erfolgt eine offene Thematisierung, wenn jemand beharrlich seine „Abwehrmauer" aufrechterhält: „Meinem Eindruck nach lässt du nichts an dich herankommen. Alle Anmerkungen der anderen blockst du ab oder negierst sie. Wovor hast du Angst?"
Der Grund für diese oft recht drastischen Interventionen ist das Wissen darum, dass der Klient von der Therapie in keiner Weise profitiert, wenn er an der Oberfläche schwimmt und genau taxiert, wie er ohne größere Widerstände und Angst erzeugende Erfahrungen „durchkommt". Vor der Therapie ist er klärenden Prozessen mit Hilfe von Drogen aus dem Weg gegangen, jetzt erfolgt die „Abwehr" durch intellektuelle Scheingefechte.
In unserem Haus kann ein solches Verhalten bis hin zur Entlassung wegen mangelnder „Therapiebereitschaft" (Compliance) führen. Dies geschieht nur dann,

Verdrängung	Unangenehme Gefühle werden so weit abgeschoben, dass „ich" damit nichts mehr zu tun habe. Sie gehören nicht zu mir.
Regression	Auf unangenehme Affekte mit kindlichen Verhaltensmustern reagieren.
Projektion	Unliebsame Gefühle sehe ich nur bei dem andern und kritisiere sie dort vehement.
Kompensation	Verhüllen einer Schwäche durch Überbetonung eines sozial anerkannten Charakterzuges; Frustration durch übermäßige Befriedigung auf einem anderen Gebiet wettmachen.
Verleugnung	Weigerung, eine unliebsame Wirklichkeit wahrzunehmen.
Verschiebung	Entladung von meist negativen Gefühlen auf ein Objekt, das weniger bedrohlich erscheint.
Rationalisierung	Man redet sich ein, das eigene Verhalten sei rational begründbar und daher gerechtfertigt.
emotionale Isolierung	Vermeidung traumatischer Erlebnisse durch Passivität.

Tabelle 4: Abwehrmechanismen der Psyche

wenn das Verhalten vorher ausführlich, aber vergebens thematisiert wurde. Abwehrmechanismen zu überwinden heißt jedoch nicht, das Schutzschild des anderen um jeden Preis zu durchbrechen. Sicherlich muss man dringend berücksichtigen, dass jede Abwehr dem Schutz des Individuums dient. Vorsicht und Sensibilität ist also auch bei der konfrontativen Methode Voraussetzung. Wichtig ist es auch, mit dem Klienten alternative Umgangsformen mit dem unangenehmen Gefühl zu reflektieren. Wie könnte er anders damit umgehen?

Beispiel
Ein Klient begann während des Gestaltens zu weinen, weil er die innere Anspannung nicht mehr ertragen konnte. Darauf angesprochen, was er jetzt am liebsten täte, antwortete der Klient: „Ich möchte weggehen."
Ergotherapeutin: „Was wäre dann?"
Klient: „Ich würde mich alleine irgendwo hinsetzen und warten, dass es vorbei geht."

Ergotherapeutin: „Was wäre noch möglich?"
Klient: „Hier bleiben. Aber den anderen gehe ich damit sicherlich auf die Nerven."
Die Ergotherapeutin regt an, diesen Eindruck durch eine Frage an die Gruppe zu überprüfen: „Ist das so, nerve ich euch?"
Daraus entwickelte sich ein Gruppengespräch, in dem der weinende Klient viel Anteilnahme, Mitgefühl und Ermutigung dabei erfuhr, sich auszuhalten und zuzumuten. Im Rahmen dieser vertraulichen Atmosphäre konnte er dann auch über den Grund für seine Traurigkeit erzählen. Wäre er zu Beginn seiner Krise nach dem Grund gefragt worden, hätte er diesen noch nicht artikulieren können. Man hätte dann außerdem seinen Schutzmechanismus zerstört und ihn verletzlich gemacht, ohne dass er vorher sein Vertrauen in die Gruppe hätte überprüfen können.

Diese Haltung ist auch ein Kennzeichen der konfrontativen Methode, die zunächst nicht intervenierend wirkt, aber direktiv ist: Es wird nicht locker gelassen, man versucht den Klienten innerlich nicht gehen zu lassen. Das Signal, das der Klient erhalten soll, lautet:

- Du bist mir nicht egal!
- Ich lass dich nicht alleine!
- Ich biete dir Hilfe an!
- Ich bleibe!

Dieses Signal an das Unbewusste des Klienten ist oft wesentlich stärker als vielleicht sein Ärger, dass der Ergotherapeut „einfach nicht abzuschütteln ist". Hilfreich ist diese Art der Gesprächsführung auch für Klienten mit noch unterentwickelter Eigeninitiative und Antrieb. Durch intensives Nachfragen versucht man den Klienten zu ermutigen, genauer hinzusehen:

Beispiel
Ergotherapeutin: „Ich weiß ja nicht, ob es etwas zu bedeuten hat, aber du hast deinen Vater als Hai gemalt. Ein Hai ist für mich sehr bedrohlich. Was bedeutet für dich ein Hai? ..."
Oder: „Was erinnert dich dabei an deinen Vater?"
Die Gestaltung des Klienten kann auch mit Hilfe der Gruppe diskutiert und reflektiert werden.
Ergotherapeutin an die Gruppe: „Was fällt euch zu dem schwarzen Rand um die Sonne ein?" Der Klient erhält dann eine Vielzahl an Rückmeldungen und Anregungen, die er nutzen kann, um eine eigene Sicht der Dinge zu finden.

Widersprüche

Die Erfahrungen als Gruppenleiter in der Suchttherapie schult im Laufe der Jahre die Wahrnehmung dafür, wann man von einem Klienten „abgefertigt" wird. Verschiedene Interventionen können dann eingesetzt werden, z.B.:
„Ich hab den Eindruck, irgendwas stimmt hier nicht"
„Ich hab im Moment Schwierigkeiten, dir das abzunehmen, wie geht es den anderen?"
Auf diese Weise können Widersprüche aufgedeckt werden. Für die Klienten ergeben sich daraus oft sehr anschauliche kleine Beispiele, wie irritierend eine Diskrepanz zwischen den Äußerungen des Klienten und seiner Handlung sein kann.

Beispiel

Ein Klient verkündet: „Ich kann nicht malen!" Er sträubt sich noch eine Weile gegen die Aufgabe, beginnt dann aber, ganz konzentriert zu zeichnen. Und es entsteht ein Bild, das viel Aufmerksamkeit fordert, weil es intensiv und aussagekräftig ist und dazu noch durch zeichnerische Qualitäten besticht.
Hieran kann ein Gruppengespräch anknüpfen, indem zunächst nicht sein Bild, sondern sein Verhalten reflektiert wird. Die Klienten sehen sehr deutlich die Diskrepanz zwischen der Aussage „Ich kann gar nicht malen" und dem Ergebnis. Die Gruppe fühlt sich dann häufig nicht ernst genommen und angelogen. Dieses Erleben wird dem Protagonisten rückgemeldet. Der betroffene Klient selbst ist irritiert durch diese Reaktion, hatte er doch auf viel Unterstützung und Lob gehofft, um seine Abwehr zu überwinden. Er lernt, dass die Diskrepanz zwischen Wort und Handlung den andern irritiert und zurückweist, denn die Gruppenmitglieder werden vorsichtig, wenn sie ein Gruppenmitglied nicht einschätzen können.

Es ist eine zwangsläufige Notwendigkeit in der Ergotherapie, Widersprüche aufzudecken, da diese laufend passieren. Je nach Arbeitsfeld wird der Ergotherapeut unterschiedlich darauf reagieren.
In der Therapie Drogensüchtiger ist die Offenheit und Klarheit wichtig.

2.6 Freizeitpädagogik

2.6.1 Sinnvolle Freizeitaktivitäten

Kommen Abhängigkeitserkrankte nach der Entgiftung in die Therapie, so kennzeichnet sie oft ein unruhiger Aktivismus. Dienste werden freiwillig übernommen, das Zimmer dreimal umgeräumt, sie joggen oder lungern unruhig herum. Wie in den vorangehenden Kapiteln beschrieben wurde, war das Leben der Betroffenen vor der Therapie dominiert von Drogenbeschaffung und Vermeidung des Entzugs. Für Beziehungen gab es in der Regel ebenso wenig Raum wie für Arbeitstätigkeiten, die Gestaltung einer gemütlichen Wohnung oder für Freizeitaktivitäten. Durch die Suchtbehandlung verändert sich die Situation für die Betroffenen einschneidend: Die Droge ist weg und eine gähnende Leere entsteht, die beängstigend wirkt. Die Klienten haben es in der Regel verlernt, sich in irgendeiner Form zu beschäftigen. Sie wissen nicht, wie man Freizeit sinnvoll gestalten kann. Sie müssen sich der Frage stellen: Wie sieht sinnvolle Freizeitgestaltung aus?
Sinnvolle Freizeitgestaltung dient der Entspannung, der Bereicherung durch neue Eindrücke und als Gegenpol zu einem Arbeitsalltag. Sie bietet körperliche Reize, die im Alltag fehlen. Sie erschließt neue Erlebnisräume. In der Freizeit entsteht der Raum, eigene Fähigkeiten auszuprobieren und zu erweitern. Man kann sich mit sich selbst beschäftigen und sich selbst in anderen Zusammenhängen erleben. Eine gelungene Freizeitgestaltung ergänzt einerseits den Alltag, andererseits ist sie ein wichtiges Element, den Selbstwert zu stabilisieren und auszubauen. Freizeitgestaltung kann u.a. bedeuten:

- „Ich schaffe etwas aus eigener Kraft."
- „Ich gehe an meine körperlichen Grenzen."
- „Ich lerne mich in neuen Kontakten anders kennen."

Drogenabhängige haben das lange nicht mehr erlebt, haben sich selbst nicht entfalten können. Sie brauchen in der Therapie nicht nur Ideen und Impulse für eine Gestaltung der aufgabenfreien Zeit. Sie sollen erfahren, wie wichtig es für ihre Selbstwirksamkeit und ihr Selbstbild ist, ihre Freizeit zu gestalten.
Unterstützung bei der Freizeitgestaltung zu leisten, ist ein wichtiger Behandlungsauftrag für die Ergotherapie. Als handlungsorientierte Therapieform kann mit Hilfe der Ergotherapie der Einzelne darin unterstützt werden, für ihn befriedigende Freizeitaktivitäten zu finden.
Häufig findet diese Aufgabe in einem dicht gestalteten Therapieprogramm wenig Raum. Die vorhandenen Chancen müssen jedoch genutzt werden.

Freizeit haben die Klienten am Abend und an den Wochenenden. In unserer Einrichtung gibt es verschiedene Freizeitmodule, die angeboten werden. Erfahrungsgemäß haben die Klienten auch eigene Ideen, die, auf ihre Machbarkeit überprüft, möglich gemacht werden. Einige unserer Freizeitangebote stelle ich im Folgenden vor.

Sportliche Aktivitäten

Hier geht es neben der körperlichen Ertüchtigung vor allem um das Erleben in der Mannschaft zu sein. Einzelsportarten wie Krafttraining oder Einzellauf werden möglichst vermieden. Sportarten, die den Konkurrenzgedanken stärken, bedeuten eine starke Auseinandersetzung mit dem Selbstbild. Eigene Leistungsansprüche können überprüft: werden: „Muss ich wirklich immer der Schnellste und Beste sein? Wie gehe ich mit der Verliererrolle um?"
Mannschaftssportarten bieten eine Vielzahl von Erlebnisräumen. Man kann sich in neuen Rollen erleben, sich selbst genügen, ist auf den anderen angewiesen, will zusammen an einem Ziel arbeiten. Diese und ähnliche Erfahrungen sind bei den Klienten oft verschüttet.
Fahrradtouren, Badeausflüge, Spaziergänge oder Drachen steigen lassen vermitteln körperliche Erlebnisse und sinnliche Eindrücke. Hier kommen auch soziale Erfahrungen zum Tragen, die später im Alltag wichtig sind: z.B. auf Schwächere Rücksicht nehmen, ängstliche Teilnehmer motivieren, Angst oder Mut miteinander teilen. Dazu kommt das spielerische Element vieler sportlicher Aktivitäten, das Kreativität fördert und Affekte mobilisiert.

Ausflüge

Mal raus kommen aus dem Therapiealltag ist auf der einen Seite sehr beliebt, macht aber auch vielen Klienten Angst. Konfrontiert mit Alltagsreizen kommen Klienten immer wieder an ihre Grenzen. Gegen die Reizüberflutung durch fremde Menschen, neue Umgebungen oder andere Räumlichkeiten können sie sich kaum schützen. Geht man beispielsweise mit Klienten einkaufen, merkt man diese Anspannung sehr deutlich. Sie sind unruhig, die Augen flitzen hin und her, sie können sich nicht entscheiden, haben kein inneres Maß für die Einkäufe und sind danach oft völlig erschöpft. Umso wichtiger ist es, ab und zu Ausflüge zu machen: Einen Tag am Strand verbringen, ins Freibad gehen oder Rodeln gehen im Winter. Es ist wichtig, die Reizangebote so zu wählen, dass der Klient davon profitiert und nicht überfordert wird. Im Vordergrund stehen dabei sensomotorische Erfahrungen: den Körper spüren, Erschöpfung erleben, Anregungen für alle Sinne erfahren.

Gruppenfahrt

Neben Tagesausflügen fahre ich mit den Klienten während ihrer Therapiezeit auch einmal drei Tage in ein sehr einsam gelegenes Haus am Wasser, wo nur

Freizeitgestaltung in der Natur auf dem Programm steht. Wassersport, Lagerfeuer, Wind und Wetter fordern die Klienten stark. Daneben wird die starre Struktur des Therapiealltags gelockert. Die Klienten werden in die Selbstverantwortung genommen. Der Tischdienst soll sich spontan organisieren, die Klienten sollen ein Tagesprogramm zusammenstellen. Sie bekommen große Freiräume, die sie selbst gestalten müssen.

Es gibt immer Klienten, die dadurch extrem gefordert werden. Sie flüchten in schlechte Laune, ausgiebiges Schlafen, somatisieren oder provozieren Konflikte. Viele verfallen sehr schnell wieder in bekannte Konsummuster.

Die Aufforderung aktiv zu werden, sich Leute zum Spielen zu suchen, einen Spaziergang zu machen, sind Herausforderungen an die Selbstorganisation, die Suchtklienten brauchen.

Auf jeder Reise entwickeln Klienten nach längerer Zeit wieder einen ausgeprägten Suchtdruck. Kindheitserinnerungen tauchen auf und die Klienten schwanken heftig zwischen Dysphorie und Euphorie. Die meisten Klienten halten diese Situation zwei Tage gut aus, sind jedoch am dritten Tag heilfroh, wieder „nach Hause" zu können.

Es ist ihnen unterschwellig deutlich geworden, welche Erlebnisse ihnen seit Jahren fehlen. Sie sind an ihre Grenzen gekommen, sind in Kontakt mit der gähnenden Leere gekommen, die in nicht strukturierter Zeit auf sie lauert, die Therapieeinrichtung erscheint ihnen wieder als behütende Versorgungseinrichtung.

Beispiel

S. ist erst wenige Wochen in der Einrichtung und nimmt sehr lustlos an der Freizeitfahrt teil. Sehr skeptisch betrachtet er das alte Haus und verschwindet schnell in dem ihm zugewiesenen Zimmer. Er mault, findet alles fürchterlich und wirft mit spitzen Bemerkungen um sich. Die anderen, die sich augenscheinlich pudelwohl fühlen, lassen ihn mehr und mehr links liegen. S. zieht sich zurück. Am Nachmittag legt er sich im Kaminzimmer auf die Couch. Alle Kontaktversuche der Gruppenmitglieder weist er barsch zurück. Die Ergotherapeutin beobachtet die Entwicklung, interveniert aber noch nicht. Er will an der ersten Unternehmung nicht teilnehmen und bleibt im Haus. Als die Ergotherapeutin von diesem Ausflug zurückkommt, wirkt er apathisch, aber auch stark unter Druck, kaum erreichbar. Einer der Therapeuten bleibt während des Abendbrotes bei ihm, da er inzwischen psychisch sehr angespannt wirkt. Es gelingt, wieder Kontakt aufzunehmen und ihn behutsam in ein Gespräch zu verwickeln. In diesem wird deutlich, dass er eine massive Panikattacke durchleidet, die ihn an die Grenze der psychischen Belastbarkeit geführt hat. Der therapeutische Kontakt hilft ihm. Er fasst Vertrauen, geht auf das Beziehungsangebot ein und beruhigt sich, als die Ergotherapeutin ihm versichert, auf seine

Schmutzphobie Rücksicht zu nehmen. S. entspannt sich zunehmend und kann schon am kommenden Tag an allen Aktivitäten teilnehmen.

Die Maxime für Freizeitplanungen ist, die Klienten anzuregen, selbst aktiv zu werden.
Kinobesuche stellen eine Ausnahme dar, wenn Klienten „belohnt" werden sollen. Dies wird dann auch so angekündigt, denn die visuellen Medien (Video, Fernsehen und Kino) bieten eine passiv konsumierende Freizeitgestaltung, die keinerlei Gestaltungsmöglichkeiten beinhaltet.

Gesellschaftsspiele

Eine ausreichende Auswahl an Gesellschaftsspielen sollte den Klienten zur Verfügung stehen. Jeder Wunsch nach einem Gesellschaftsspiel wird möglichst in die Tat umgesetzt. Bei Gesellschaftsspielen lernen Therapeuten und Klienten sich auf einer ganz anderen Ebene kennen.
Es gibt die Strategiespiele, bei denen sich die Interaktion und das Rollenverhalten sehr gut beobachten und gegebenenfalls reflektieren lassen. Andere Spiele fördern die Aufmerksamkeitsspanne und die Konzentration. Spiele wie „Uno" oder Skat strengen die Klienten sehr an. „Canasta" oder „Mensch-ärgere-dich-nicht" fördern die Kontaktaufnahme und die Frustrationstoleranz. Bei „Monopoly", „Risiko", „Activity" oder „Siedler von Catan" ist die Interaktion gefordert. Bei diesen Spielen droht allerdings die Gefahr, dass alte Verhaltensmuster aufgenommen werden.

Beispiel

Es gibt Klienten, die das Gesellschaftsspiel Monopoly nutzen, um süchtige Verhaltensweisen wieder herzustellen. So erinnere ich mich an einen Klienten, der beim Monopoly spielen sein bekanntes Dealerverhalten wieder aufnahm. Er hatte eigentlich nur ein Ziel, alle Mitspieler in (finanzielle) Abhängigkeit zu treiben. Sicher war es auch Spielglück, dass ich ihn zuletzt, als Einzige übrig geblieben, schlagen konnte. Zeigt ein Spieler ein solches Verhaltensmuster, zwingt er die anderen Spieler dazu, die korrelierenden Rollen einzunehmen.
Manchmal müssen Gesellschaftsspiele aus solchen Gründen abgebrochen werden.

Kulturerlebnisse

Kulturerlebnisse sollten mehr Raum haben, scheitern häufig aber schon an den finanziellen Umständen. Dennoch gelingt mitunter ein Museums- oder auch ein Konzertbesuch.

Museumsbesuche sollten in der Regel pädagogisch angeleitet werden, damit sich die Inhalte und Aussagen der Ausstellung den Klienten erschließen. Die Klienten haben ohne Führung die Ausstellung meist nach kurzer Zeit durchquert und fragen dann, was sie jetzt machen sollen. Sie haben ohne Anleitung weder die innere Ruhe noch die Aufmerksamkeitsspanne, sich auf die Exponate einzulassen, Texte zu lesen und zu verstehen. Durch eine fachkundige Begleitung können sie sich ggf. neue Welten erschließen und mit unvertrauten Inhalten auseinander setzen.

Gemeinsames Essen

Was sich selbstverständlich anhört, ist für langjährig Abhängigkeitserkrankte keine alltägliche Erfahrung mehr. So wird in vielen Suchtkliniken eine Mindestdauer für die Mahlzeiten festgelegt.

Viele Suchtklienten schlingen ihr Essen in einer atemberaubenden Geschwindigkeit herunter. Tischkultur gehört so am Rande auch zum pädagogisch-therapeutischen Auftrag.

Im Sinne des Lernen am Modell ist es in vielen Kliniken üblich, dass die Therapeuten mit den Klienten zusammen essen. In anderen Kliniken werden die Essensgänge immer erst dann serviert, wenn jeweils der Letzte mit einem Gang fertig ist Ein gemütliches Kaffeetrinken zu organisieren, kann Aufgabe des Ergotherapeuten sein. Wenn ein solches Kaffeetrinken mit allen Therapeuten stattfindet, bekommt es für die Klienten einen sehr hohen Stellenwert. Lange Wochenenden und hohe Feiertage können durch Kaffeenachmittage belebt werden. Der Kuchen wird möglichst von der Gruppe selbst gebacken, der Tisch wird gedeckt und dekoriert. Ziel dieser Aktivitäten ist es, dass die Klienten lernen, sich Zeit zu nehmen und auch alltägliche Begebenheiten zu gestalten.

Hohe Festtage

Hohe Festtage sind für die Klienten häufig emotional negativ besetzt. Gefühle und Erinnerungen plagen sie, Leere tut sich wieder auf und sie fühlen sich hilflos, den Festen einen eigenen Inhalt zu geben. Zumindest Ostern und Weihnachten müssen in der Ergotherapie aufgegriffen werden. Zum einen können die Klienten durch die Herstellung von Raumdekoration an das Thema herangeführt werden, zum andern kann man versuchen, sie auch zu einer inhaltlichen Auseinandersetzung zu bewegen. Dies kann beispielsweise mit Hilfe der ausdruckszentrierten Methode geschehen. Collagen, die die Feiertage thematisieren, können erstellt werden. Man ist gut beraten, hier nicht konfrontativ zu arbeiten, sondern sehr behutsam jeden seinen Weg gehen zu lassen. Hier sei jedem sein Schutzraum zugestanden, der sich in Abwehrmechanismen aller Art äußert.

Dem Wunsch vieler Klienten, Weihnachten im Bett zu verbringen, wird jedoch nicht nachgekommen. Der Therapeut, der diesen Tag mit den Klienten verbringt, bemüht sich darum, dass es für alle Klienten ein schönes wie ertragbares Fest wird. Das Gleiche gilt für Silvester. Festkultur jeder Art muss wieder geweckt werden.

Abschiede gestalten
Jeder Klient soll Abschiede sehr bewusst und reflektiert erleben und gestalten. Abschied nehmen bedeutet die Erfahrung mit einer Grenze, die die meisten Klienten nicht aushalten können. Verlustangst und Schmerz müssen ertragen werden. Sie brauchen dabei viel Unterstützung. Abschiede werden in den verschiedenen Gruppentherapien thematisiert.

Geburtstage gestalten
Am eigenen Geburtstag steht vielen Klienten ihr mangelndes Selbstwertgefühl im Wege. Im Mittelpunkt stehen, gefeiert werden, auf sich selbst zentriert sein, fällt schwer. Warum kann es nicht einfach ein Tag wie jeder andere sein? Auf der anderen Seite ist es eine sehr schöne Erfahrung, verwöhnt, gesehen und bedacht zu werden. Für viele ist es der schönste Geburtstag seit langem, obwohl es noch nicht einmal Geschenke gibt. Wie wertschätzend ist aber der Augenblick, wenn der Therapeut morgens in der Gruppe mit vielen warmen, persönlichen Worten einen kleinen Blumenstrauß überreicht. Mitunter fließen da schon mal Tränen. Auch hier wird wieder die Intention aller therapeutischen Maßnahmen deutlich, nämlich den Klienten Gefühle erleben zu lassen.

2.7 Ausdruckszentrierte Methode

Im Laufe der Jahre hat für mich die ausdruckszentrierte Methode in der ergotherapeutischen Behandlung Abhängigkeitserkrankter immer mehr an Bedeutung gewonnen. Themen und Methoden habe ich über Jahre ausprobiert und sie entsprechend meiner praktischen Erfahrungen verworfen oder weiterentwickelt. Klienten berichteten, dass sie die ausdruckszentrierte Methode als Weg erlebten, mehr über sich selbst zu erfahren. Das interdisziplinäre Team lernte immer mehr die Objekte der Klienten als Ausdruck des Selbstbildes und Darstellung des Selbstkonzeptes Wert zu schätzen. In der Einzeltherapie wird daran angeknüpft und das jeweilige Thema weiter bearbeitet. Immer häufiger werde ich vom therapeutischen Team damit beauftragt, Themen mit Klienten im Rahmen der ausdruckszentrierten Methode anzugehen, wenn sie in der Gesprächstherapie nicht bearbeitet werden konnten. Im Folgenden soll es nicht nur um die Darstellung der Behandlung mit der ausdruckszentrierten Methode gehen, sondern auch um deren Evidenz.

Beispiel
Nach der ausdruckszentrierten Aufgabe: „Ein Hut, der mich schützt" stellte sich bei einem der Klienten in der Einzeltherapie heraus, dass er den auf dem Bild gemalten „Sunnyboy" eigentlich gar nicht mehr zur Schau tragen wollte. Angst machte ihm, dass er keine Alternative sah, sich zu schützen. Das Ziel, an der Entwicklung eines Ideal-Ichs zu arbeiten, wurde an die Ergotherapie delegiert. Über mehrere Behandlungseinheiten mit verschiedenen Medien und Symbolen näherte sich der Klient der Frage: „Wie will ich von anderen gesehen werden, ohne das Gefühl der Schutzlosigkeit zu haben?"
Themen, die gewählt wurden:

1. „Male deine Familie als Fische" – Auseinandersetzung mit der eigenen Familie.
2. Collage zum Thema: „Was bedeutet Vertrauen?"
3. „Wie werde ich gesehen?" – Kleingruppenarbeit, bei der jeder Teilnehmer einen anderen Anwesenden als Baum darstellt. Die Bäume werden entsprechend der Beziehungen in einem „Gruppenwald" angeordnet.
4. „Wie möchte ich sein?" – Nun stellt sich der Klient selbst als Baum dar und ordnet sich in den Gruppenwald ein.
5. „Ein Hut, der mich schützt." Als Abschlussthema wird das Ausgangsthema erneut aufgegriffen und das Ergebnis wird mit dem ersten Bild verglichen.

Zu Beginn meiner Erfahrungen mit der ausdruckszentrierten Methode testete ich zunächst sehr behutsam, ob sich die Klienten auf die damit einhergehende therapeutische Beziehung einlassen können, d.h., ob sie die Offenheit ertragen konnten. Von den Klienten kam die Rückmeldung, von diesen Aufgaben sehr bewegt zu sein, sie „gingen ihnen noch lange im Kopf herum", trotz aller Ängstlichkeit, Abwehr und Skepsis. Hierdurch wuchs Vertrauen. Auf der anderen Seite erlebte das therapeutische Team, dass über diese Methode Inhalte zugänglich wurden, die verbal nicht erreichbar waren. Manchem Klienten gelang der Ausdruck seines Befindens non-verbal besser als im Gespräch. Gruppenprozesse konnten visualisiert werden und therapeutische „Knoten" platzten. Es entstand eine Möglichkeit, Klienten gezielt an eigene Themen zu führen. Heute ist die ausdruckszentrierte Methode ein wichtiges Element der Intensivphase und wird vom Gesamtteam in den Therapieprozess integriert.

2.7.1 Definition und Ziele der ausdruckszentrierten Methode

Um mit den Worten einer Kunsttherapeutin zu sprechen: Malen bedeutet, „dem Gefühl eine Form zu geben".

Beim kreativen Arbeiten kommt es zu einer ästhetischen Erfahrung und zu einem Zusammentreffen der inneren und der äußeren Welt. Dieses ist so mühelos möglich, da mit dem Malen die intellektuelle Abwehr unterwandert wird. Über das Malen erscheint die Konfrontation mit innerem Erleben weniger bedrohlich. Auch ist es spannend zu beobachten, dass beim Malen produziertes inneres Erleben von besonderer Intensität und dauerhaft ist. Noch nach Jahren können Klienten sich an fast jedes Bild erinnern und spontan die Gefühle dazu mobilisieren. Sie haben eine ganz besondere Beziehung dazu.

Es geht in der ausdruckszentrierten Methode also um die sichtbare Darstellung von psychischen Inhalten: Die Linienführung sagt etwas über die emotionalen Inhalte, die Bewegung des Bildes zeugt von der inneren Bewegtheit des Klienten. Die Farbintensität gibt der Gefühlsintensität Ausdruck und die Proportionen erzählen etwas über die inneren Größenverhältnisse der Inhalte. Man könnte also fast sagen, Malen ist die Kommunikation des Unbewussten mit der realen Welt. Die innere Wirklichkeit wird äußerlich sichtbar. Sie bekommt eine Form, einen sichtbaren Ausdruck und wird damit zum Objekt.

Diese Behandlungsweise ist eine prozessorientierte Methode, die der Introspektionsfähigkeit und der Erlebnisaktivierung dient. Sie basiert auf der Objektbeziehungstheorie der Ergotherapie (Kayser, Schanz, von Rotberg, 1988; Kayser, 1999). In der ausdruckszentrierten Methode stellt sich der Klient dar. Erfahrungen, innere Prozesse, Kompetenzen und Eigenschaften bilden sich im schöpferischen Prozess und im Objekt ab. Schon hier ist deutlich, dass das Erleben und nicht das Ergebnis im Vordergrund der ergotherapeutischen Aktion steht. Damit unterscheidet sich die Ergotherapie von der Kunsttherapie, die Ästhetik als Therapiemedium nutzt.

Ein Kernstück der ausdruckszentrierten Methode ist das Objekt. Objekt meint hier das „von mir Geschaffene", das Gestaltete, das Ergebnis des schöpferischen Prozesses. Es darf nicht mit dem Objektbegriff in der Psychotherapie verwechselt werden. Objekt ist dort der andere Mensch, das Gegenüber.
Beim Malen wird die innere Wirklichkeit äußerlich sichtbar. Sie bekommt eine Form, einen Körper. Das Bild wird damit zum Objekt, mit dem sich der Klient (und die Therapeuten) auseinander setzen können.

Das Objekt ist ein natürlicher oder geschaffener Gegenstand, mit dem der Mensch interagieren kann. Der Klient stellt ein Objekt her. Bei dem Prozess des Gestaltens entstehen Gefühle, Assoziationen, Erinnerungen. Der Auslöser dieser Gefühle liegt direkt vor seinen Augen. Er sieht es, er kann es anfassen und kann es anderen zeigen. Der Klient kann selbst über den Modus der Auseinandersetzung entscheiden. Zudem erlebt er durch die Auseinandersetzung am Objekt psychische Entlastung oder Stabilisierung. Dieses Objekt kann einen Zugang zur intrapsychischen Bewegung schaffen, indem es reflektiert wird. Der Klient entwickelt eine Beziehung zu seinem Objekt. Man kann sogar sagen, dass durch wiederholtes Malen der Reifungsprozess durch die oben beschriebenen Interaktionen vorangetrieben werden kann.

Ob Traum oder Bild, für die Psychoanalytiker ist es ganz klar, dass es sich gleichermaßen um unbewusstes Material handelt. Meiner Beobachtung nach kann man mit dem Malen zwar die kognitive Kontrolle unterlaufen, es kommen aber noch viele andere Strategien der Abwehr zum Tragen, die den gestalterischen Prozess beim Malen beeinflussen. Die Kunst oder die Schwierigkeit der Nachbesprechung besteht ja darin, die unbewussten Inhalte aufzuspüren und bewusst zu machen.
Objektbeziehung meint die Wechselwirkung zwischen Objekt und Person. Die Struktur der Objektbeziehungen reflektiert unsere Individualität. Das heißt: Wie jemand mit seinem Objekt in der Ergotherapie, generell aber auch mit vielen anderen Objekten umgeht, sagt dem Therapeuten etwas über die Persönlichkeit des Klienten. Der Klient kann dem Objekt emotional neutral gegenüberstehen, er kann es mögen oder ablehnen. Tut er Letzteres, wirft er es vielleicht weg. Je stärker aber die positiven Assoziationen sind, desto mehr beschäftigt sich der Klient damit. Er hängt sein Bild vielleicht an seine Zimmertür, um es immer wieder vor Augen zu haben. Daneben lernen die Klienten, sich auf etwas Neues einzulassen, Widerstände zu überwinden und sich mit begleitenden Gefühlen auseinander zu setzen und diese auszuhalten. Durch Malen können sich Erstarrungen lösen.
Der Klient tritt bei der Auseinandersetzung mit seinem Objekt aus der Rolle des Symptomträgers und kann als beobachtendes Ich seine Wirklichkeit neu gestalten.
Therapie bedeutet immer Wandlung, Änderung. Es kommt auch beim Malen immer zu einer Wandlung: Ein Objekt entsteht, der Klient setzt sich damit aus-

einander und integriert die Erkenntnisse wieder. Der Gestaltungsprozess führt zu einer verhaltensorientierten Veränderung. Die Wandlung besteht aber auch in dem Prozess, dass etwas Ungeformtes Form bekommt. Nach S. Freud kann es sich dabei sogar um Probehandlungen handeln, die zu einer Veränderung in der Realität führen. Auch kann es sein, dass abgespaltene Teile im Bild sichtbar werden, verarbeitet werden und dann vom Klienten reintegriert werden können.

Bei der ausdruckszentrierten Methode erlebt der Klient Externalisierung, Internalisierung und Distanzierung (Kayser, 1999). Und er selbst steuert und entscheidet über diesen Erlebensprozess. Da mir dies vor dem Hintergrund der Wertschätzung und der Autonomie des Klienten sehr wichtig erscheint, werden diese Prozesse im Folgenden näher beschrieben.

Bei der Externalisierung (Kayser, 1999, S. 57) schreibt der Klient seinem Objekt eine Bedeutung, eine Assoziation zu. Man könnte sagen, er bildet einen Teil seines Ichs auf dem Objekt ab.
Bei der Internalisierung (Kayser, 1999, S. 61) geht er noch weiter. Kurzzeitig übernimmt das Subjekt die Rolle des Objekts, meistens partiell. Zu umfangreiche Identifizierung ist immer ein Hinweis auf ein pathologisches Geschehen. Die Ich-Grenze ist dann unklar. Die Chance, sich auch deutlich distanzieren (Kayser, 1999, S. 65) zu können, ist für den Klienten sehr stützend: „Das ist das Objekt und das ist das Subjekt, also ich". Diese Erkenntnis hilft ihm, die eigene Identität (wieder) deutlich wahrzunehmen. Was auch immer beim Malen geschieht, die Auseinandersetzung mit dem Objekt führt zur Selbsterkenntnis.

Bei der ausdruckszentrierten Methode profitiert der Klient von folgenden vier Elementen:
1. dem Gestaltungsvorgang an sich
2. der Kommunikation mit dem Ergotherapeuten und den Gruppenmitgliedern
3. der gemeinsamen Reflexion seines Bildes mit anderen
4. dem Imaginationsvorgang, das heißt der Konkretisierung und Sichtbarmachung zunächst konfuser innerer Bilder

Die ausdruckszentrierte Methode ist immer
1. palliativ, also lindernd
2. strukturierend
3. stützend
4. reedukativ (verhaltensändernd)
5. rekonstruktiv

Auf jedes Element der ausdruckszentrierten Methode kann der Ergotherapeut Einfluss nehmen. Durch die Wahl der Medien, die Themenstellung und die Gestaltung des Settings kann der Ergotherapeut die Elemente des Prozesses anregen und die Balance steuern.

2.7.2 Rolle des Ergotherapeuten

Zunächst muss ein therapeutischer Rahmen entstanden sein, der von Vertrauen geprägt ist. Innere Bilder sichtbar werden zu lassen, ist am Anfang oft mit Ängsten verbunden. Der Klient muss sich des Schutzes durch den Therapeuten sicher sein. Er kann sich sonst nicht auf den Erlebensprozess einlassen. Dazu ist Offenheit, Transparenz und die Einbeziehung des Klienten als aktiven Partners nötig. Aber auch die räumlichen Gegebenheiten müssen stimmen. Hat der Klient die Möglichkeit, still für sich zu arbeiten, herrscht Ruhe? Wie stelle ich die Tische, um einem leicht ablenkbaren Klienten Hilfestellung zu bieten.
Jeder Teilnehmer, auch der Ergotherapeut, bringt seine Persönlichkeit mit ein und beeinflusst so den Prozess. Zu Beginn der Therapieeinheit muss der Ergotherapeut die Stimmung der Gruppe aufgreifen, um den Prozess durch die Aufgabenstellung zu „zünden". Schon an dieser Stelle kann enorm viel in die falsche Richtung laufen. Die Klienten reagieren auf diese „Eröffnung", jeder mit seiner Persönlichkeit: ängstlich, freudig, motiviert, wütend, abwehrend. Dafür benötigen die Klienten Raum, um sich gewissermaßen auszubalancieren, ihre innere Haltung zu finden. Spätestens nach einer Viertelstunde kehrt meistens Ruhe ein und jeder hat seinen Anknüpfungspunkt gefunden.
Interventionen des Ergotherapeuten sind eine weitere Maßnahme, den Prozess zu steuern. Zunächst gilt es folgende Fragen zu klären: Wo greife ich ein? Wie greife ich ein und bei wem? Was will ich damit erreichen? Diese Interventionen verlangen Aufmerksamkeit und Sensibilität vom Ergotherapeuten. Voraussetzung sind eine sichere Wahrnehmung des intrapsychischen Prozesses der Klienten und eine vertrauensvolle Beziehung.
Zu den Aufgaben des Ergotherapeuten gehört es auch, Möglichkeiten der Energieabfuhr anzubieten. Bei alldem bleibt der Klient der Akteur. Es ist sein Recht, seine Abwehr weiter aufrechtzuerhalten. Wenn es geboten erscheint, kann man diese Haltung in der Nachbesprechung aufgreifen und zum Thema machen. Seine Abwehrleistung sollte dann als solche benannt und positiv diskutiert werden oder als Schutzmechanismus bestehen bleiben.

2.7.3 Aufgabenstellung und Themenwahl

Die Aufgabenstellung, also die Form der Themenvorstellung, ist ein wichtiges Instrument, den Verlauf zu beeinflussen. Das „Wie" der Aufgabenstellung und das „Was" der Themenwahl sind entscheidend für den Verlauf der Gruppe und des Gestaltens. Die Aufgabenstellung sollte daher gut vorbereitet sein. Je konkreter die Aufgabenstellung, desto enger die Entfaltungsmöglichkeiten. Selbst gewählte Aufgaben bieten eine größere Möglichkeit zur Identifizierung. Soll verstärkt Personennähe erreicht werden, müssen andere Aufgaben gestellt werden, als wenn es z.B. gilt, einen neuen Klienten behutsam zu integrieren.

Beispiel
Thema: Rosenbusch, Selbstbildreflexion
Mit Hilfe verschiedener Aufgabenformulierungen kann der Ergotherapeut das Thema variieren:

- „Ich bin ein Rosenbusch" – personennah, eventuell konfliktorientiert
- „Ein Rosenbusch" – personendistanziert, mehr Spielraum für Schutzmechanismen
- „Wenn ich ein Rosenbusch wäre"
- „Es war einmal ein Rosenbusch ..."
- Der Ergotherapeut führt die Gruppe durch eine Fantasiereise, bei der der Rosenbusch, wiederum fein variierbar, visualisiert wird.
- Der Ergotherapeut legt Bilder von Rosenbüschen aus mit der Bitte, sich einen auszusuchen.
- Collagentechnik mit Hilfe von Gartenkatalogen

Eine bildhafte Sprache erleichtert es den Klienten, sich den eigenen inneren Bildern zu nähern. Hilfreich kann hier das Vorlesen eines Textes oder eine kurze Fantasiereise sein.

Es gilt bei der Themenstellung zu berücksichtigen, ob das Thema eher

- Stütze und Halt bieten soll
- den Blick in die Vergangenheit oder in die Zukunft lenken soll
- Konflikte ansprechen soll
- die Kommunikation beleuchten soll
- Gruppenstrukturen aufdecken soll
- personennah oder -fern ausgerichtet sein soll.

Die freie Themenwahl des Klienten wird in psychoanalytischen Verfahren als frei assoziativer Vorgang zur Mobilisierung innerer Bilder eingesetzt. Bei der Gruppenarbeit mit Suchtklienten hat sich diese Methode nicht bewährt.

Bei abhängigkeitskranken Klienten haben sich beim Einsatz der ausdruckszentrierten Methode drei Schwerpunkte als vorrangig erwiesen:

- Gruppenstrukturen / Interaktionsmodelle aufdecken
- Selbstbildreflexion
- wahrnehmungsfördernde Aufgaben

Die Suchterkrankung geht in der Regel mit einem Realitätsverlust einher, eine Auseinandersetzung mit dem Real-Ich ist notwendig und die Beziehungsstörungen müssen behandelt werden. Orientieren sollte man sich also

a) an der Psychodynamik, die in der Gruppe vorherrscht:
   Haben sich die Gruppenrollen verschoben? Gibt es Machtkämpfe und Aggressionen? Ist Harmonie ein aktuelles Thema? Usw.
b) an der aktuellen Gruppensituation:
   Stehen Entlassungen an? Haben einschneidende Ereignisse stattgefunden? Gibt es viele neu aufgenommene Klienten? Ist die Gruppe besonders groß oder klein? Usw.
c) an einem Anliegen des Ergotherapeuten:
   Dieser will vielleicht den Grund für unterschwellige Spannungen herausbekommen, er möchte den Klienten etwas deutlich machen, er möchte seine Beziehung zur Gruppe klären.

Hat die Themenwahl nichts mit der Psychodynamik der Gruppe zu tun, entstehen meist oberflächliche Gestaltungen, die Gruppe ist häufig demotiviert und der Ergotherapeut frustriert. Die Themenwahl stellt ja auch immer eine Deutung, eine Bewertung der Gruppensituation dar. Der Ergotherapeut beobachtet etwas, bewertet diese Wahrnehmung und entwickelt daraus ein Thema. Wird durch ein Thema die Gruppe überfordert und die Auseinandersetzung mit einem innerpsychischen oder sozialen Aspekt erfolgt zu früh, regt sich in aller Regel deutlicher Widerstand.

Beispiel

Die Klienten berichten, dass Aggressionen momentan das Thema in der Gruppe sind. Der Ergotherapeut vermutet dahinter einen möglichen Machtkampf in der Gruppe.

Nun kann unterschiedlich verfahren werden:

1) In einer Partnerarbeit sollen jeweils zwei Klienten gleichzeitig auf einem Blatt Papier malen, ohne miteinander zu sprechen. Die Klienten, die ihre Aggressionen noch nicht reflektiert haben, werden bei der Aufgabe sofort Aggressivität spüren. Es könnte bei einer Nachbesprechung zu starken emotionalen Ausbrüchen kommen. Dies könnte zur Klärung des Gruppenprozesses beitragen.

Wählt man ein anderes Thema, bei dem die Selbstreflexion stärker im Vordergrund steht (z.B. „Ein Hut, der mich schützt"), bekommen die Klienten einen größeren Gestaltungsspielraum und die Möglichkeit, in einem angstfreieren Raum die Gruppensituation zu reflektieren. Auch wenn das Thema vordergründig nicht die Aggressivität zum Thema macht, kann es den Klienten zur Auseinandersetzung verhelfen. So können die Klienten ihre Aggressionen als Maske und als Schutzmechanismen erkennen und reflektieren, was sie vor wem verstecken wollen.

Die Themenwahl fällt nicht immer leicht, denn es ist häufig schwer abzuschätzen, wie die Klienten das Thema verarbeiten. Eine Einzeltherapie ermöglicht es ganz individuell auf den Klienten einzugehen, vor allem wenn man mit seiner Psychodynamik sehr vertraut ist. Die Einzeltherapie ist jedoch meist die Ausnahme. Die ausdruckszentrierte Gruppenbehandlung wird dadurch erleichtert, dass die Klienten durch die Suchterkrankung mit ähnlichen Grundproblemen beschäftigt sind:

- Selbstbild
- Auseinandersetzung mit dem Real-Ich
- Auseinandersetzung mit den sozialen Rollen
- Gefühle wahrnehmen und aushalten
- Soziale Kompetenz
- Perspektiven entwickeln
- Verantwortungsbereitschaft
- Unbewältigte Konflikte
- Beziehungen
- Macht und Ohnmacht

Das Thema kann danach ausgesucht werden, welcher der oben genannten Aspekte für die meisten Klienten gerade im Vordergrund steht.
Ein gewisses Themenrepertoire ist notwendig, um zu vermeiden, dass ein Klient mit einem Thema mehrfach konfrontiert wird.
Auch die Gruppensituation gilt es zu berücksichtigen: Gab es viele Neuaufnahmen oder Entlassungen und müssen die Gruppenrollen neu gefunden werden? Gibt es einen Gruppenkonflikt, der sich festgefahren hat? Gibt es Machtkämpfe? Gibt es Kommunikationsstörungen?
Es muss reflektiert werden, ob die Gruppenthemen mit Hilfe der ausdruckszentrierten Methode bearbeitet werden können. Hilfreich ist es, über Hintergrundinformationen zu verfügen. Es ist sinnvoll, auch informell den Kontakt zur Gruppe zu suchen, selbst Gesprächsgruppen mitzumachen, vor allem aber die Informationen aus den Übergaben und Fallbesprechungen gut zu verwerten. Gilt es auf die Gruppendynamik Einfluss zu nehmen, sollten die Themen einen interaktionellen Schwerpunkt haben, z.B. Gruppenskulpturen, Themen zur Fremd- und Selbsteinschätzung, Gruppencollagen oder auch Rollenspiele.

Zum Teil wird die ausdruckszentrierte Methode zur Unterstützung der Psychotherapie eingesetzt. Ein innerseelischer Prozess soll damit vertieft, unterstützt oder geklärt werden.
Im folgenden Beispiel wird ein mehrwöchiger Prozess in der Ergotherapie beschrieben, der parallel zur Psychotherapie stattfand. Es handelt sich um die reine Beschreibung des Therapieprozesses. Die Reflexionen mit dem Klienten werden hier nicht dokumentiert.

Beispiel
Anlass für die ausdruckszentrierte Einzeltherapie: Selbstkonzept und Außendarstellung des Klienten liegen weit auseinander

Der Klient J. ist 51 Jahre alt und malt auch in seiner Freizeit sehr viel.
In der Psychotherapie wurde es für J. zu einem Thema, seine Selbstdarstellung zu korrigieren, da er darunter litt, von allen missverstanden und falsch bewertet zu werden. J. setzte sich das Ziel, seine Selbstdarstellung mit seinem Selbstkonzept in Einklang zu bringen. Ihm fehlte jedoch noch eine Vorstellung von seinem Selbstkonzept.

1. Thema: *Ein Hut, der mich schützt*
Das erste Bild befasste sich mit seiner bisherigen Selbstdarstellung: Man sieht trotz seines Alters einen Sunnyboy im Floridalook mit Baseballkappe. Kommentare des Klienten: „Das will ich einfach nicht mehr sein, ist ja albern, wirkt unecht. Kann man dem trauen?"

2. Thema: *Die Blume, die sich nicht öffnen will* (inspiriert durch eine Geschichte von Lucy Körner)
Der Klient stellt sich selbst als Blume dar, erblüht auf einem Hügel über einer Stadt zwischen wesentlich kleineren Blumen. Er scheint den totalen Überblick zu haben, exponiert sich und gefährdet sich so sehr. Weiter fällt auf, dass links schlechtes Wetter, rechts eine überdimensionale Sonne zu sehen ist. Die Frage taucht auf, ob die linke Bildseite das Unbewusste, die rechte Bildseite die bewussten Aspekte repräsentiert?

3. Thema: *Ich in meinem sozialen Umfeld als Baum*
Er stellt sich selbst, seine Mutter, seinen Vater und seinen Bruder dar. Sein Baum wirkt am freundlichsten und hellsten, steht aber am rechten Bildrand. Er trägt als einziger Baum Früchte.
Sein Realbild entwickelt er an den Ich-Grenzen entlang und in Abgrenzung zu den anderen. In dieser Abgrenzung sind die eigenen Grenzen besser zu definieren, finden die Veränderungen statt. Er schafft es immer noch

nicht, ein Real-Ich zu zeigen. Die Frage stellt sich, wovor er Angst hat? Kommentar des Klienten: „Ungeschützt zu sein".

4. Thema: Aufforderung, zum Thema *Angst* drauflos zu malen:
Es entsteht ein sehr bedrohlich schwarzes Skelett, aber auch ein freundliches Ungeheuer. Real hat er dieses Wesen im Rausch erlebt. Wieder fällt Farbveränderung von links nach rechts auf. Unten rechts befindet sich eine kleine gelbe Kugel unter dem Fuß des Ungeheuers. Kommentar des Klienten: „Meine Seele".
Die Kontraste schwarz und weiß, gut und böse, hell und dunkel gehen ineinander über. Er will alles miteinander verquicken, um dem Dunklen die Kraft zu nehmen.

5. Thema: Entwirf *dein eigenes Wappen*
Eine Entwicklung zeichnet sich ab. Er verwendet nur helle Farben, während bisher das Dunkle immer deutlich ausgeprägt war. Der gestaltete Löwe wirkt nachdenklich, traurig, satt, ungefährlich, nicht kraftstrotzend, hübsch, pseudo-königlich, obwohl er mit vielen königlichen Insignien und Symbolen ausgestattet ist. Der Löwe weckt beim Betrachter den Impuls, ihn von seiner Königlichkeit zu befreien und ihm etwas Gutes zu tun, ihm die Freiheit und eine Bestimmung zu geben. Aussage des Klienten: „Ich möchte ein guter König sein." Auf den Betrachter wirken erneut die konträren Bildelemente verwirrend. Diese scheinen seine innere Unstimmigkeit abzubilden.

Folgende Stichworte aus der Nachbesprechung seien noch genannt: J. meint, seine Probleme nicht bewältigt, aber betrachtet zu haben. Die Schwierigkeit, Konflikte aufzugreifen und auszutragen, konnte er reflektieren. Er bietet keine Reibungsfläche und es stellt sich die Frage, ob seine Ich-Grenzen stabil sind.
Seine ignorierte und verleugnete Angst ist für ihn handlungsbestimmend. J. hat sich in diesen Einheiten sehr intensiv mit seinem Selbstkonzept auseinander gesetzt, ohne es jedoch schon demaskieren zu können. Dies müsste er tun, um überzeugend und echt auf sein Gegenüber zu wirken. Er traut aber noch nicht der eigenen Stabilität: „Passiert mir auch nichts, wenn ich echt bin?". Die drängenden unbewussten Ängste müssen psychotherapeutisch erst noch aufgearbeitet werden, bevor sich J. trauen wird, ganz „er selbst" zu sein, um dann auch ernst genommen zu werden. Eine Fortsetzung der Psychotherapie ist daher dringend angeraten.

Themenbeispiele
Folgende Themen haben sich in der Praxis als sehr effektiv erwiesen

Sozialform: Einzelarbeit in der Gruppe

- Ein Hut, der mich schützt (personennah, Perspektiven schaffend)
- Eine Landschaft, in der ich mich wohl fühle (personennah, Perspektiven schaffend)
- Mein Haus, als ich sechs war (vergangenheitsbezogen, konfliktorientiert)
- Meine Familie als Fische (Beziehungen, sehr personennah, konfliktorientiert)
- Lebensweg (zukunfts- oder vergangenheitsorientiert)
- Ich bin zufrieden – was brauche ich dazu (Collage) (stützend, perspektivisch)
- Lebensdiagramm: Mir geht's gut, mir geht's schlecht (personennah)
- Das macht mir Angst (Tonarbeit) (konfliktorientiert, personennah)
- Wenn ich mich in ein Tier verwandeln müsste/dürfte (konfliktorientiert, personennah)
- Körperbild: Wo spüre ich meine Gefühle (konfliktorientiert, personennah)
- Meine Maske (konfliktorientiert, personennah)
- Die Saat geht auf (perspektivisch)

Sozialform: Partnerarbeit

- Zu zweit ein Bild malen, ohne zu sprechen (konfliktorientiert)
- Stelle dein Gegenüber dar (Auseinandersetzung mit dem Fremd- und Selbstbild)
- Einigt euch auf ein Gefühl und stellt es gemeinsam bildnerisch oder als Collage dar
- Male das Bild des anderen in dessen Sinn weiter (Empathie schulend)

Sozialform: Gruppenarbeit

- Eine Insel, auf der sich alle wohl fühlen und drei Dinge mitnehmen dürfen (Gruppenzusammenhalt stärkend)
- Jedes Gruppenmitglied als Baum darstellen und in einem „Gruppenwald" platzieren (Gruppendynamik)
- Gruppenstadt: Wie sieht der Stadtplan aus, wo sind die Sackgassen, der Bahnhof, der große Marktplatz ..... (Gruppendynamik)
- Rotierendes Malen: Jeder Klient beginnt ein eigenes Bild zu malen. Nach einer gewissen Zeit unterbricht der Ergotherapeut und jeder muss sein Bild seinem Nachbarn zum Weitermalen geben (sehr konfliktorientiert)

Themen lassen sich modifizieren und entwickeln. Das Themenspektrum wächst mit zunehmender Erfahrung mit der ausdruckszentrierten Methode. Manche Themen müssen verworfen werden, manche lassen sich häufig einsetzen und

Die Blume, die nicht blühen wollte

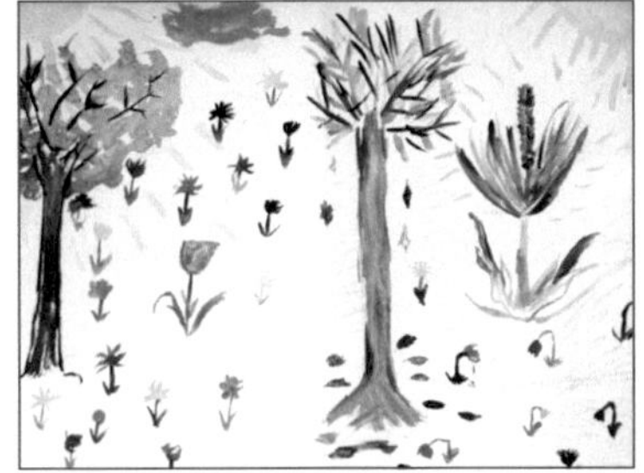

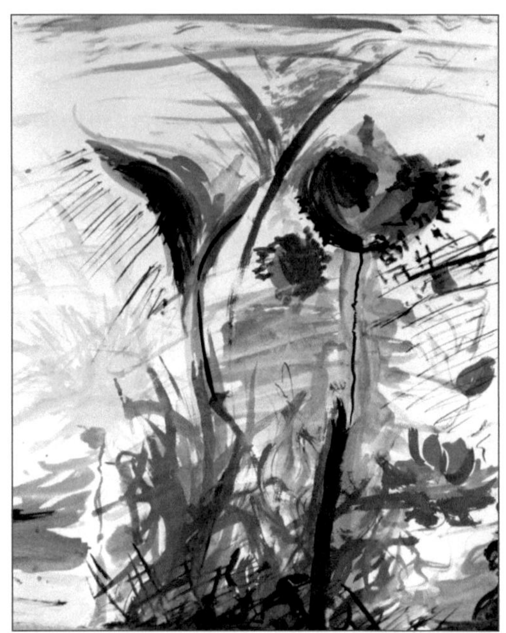

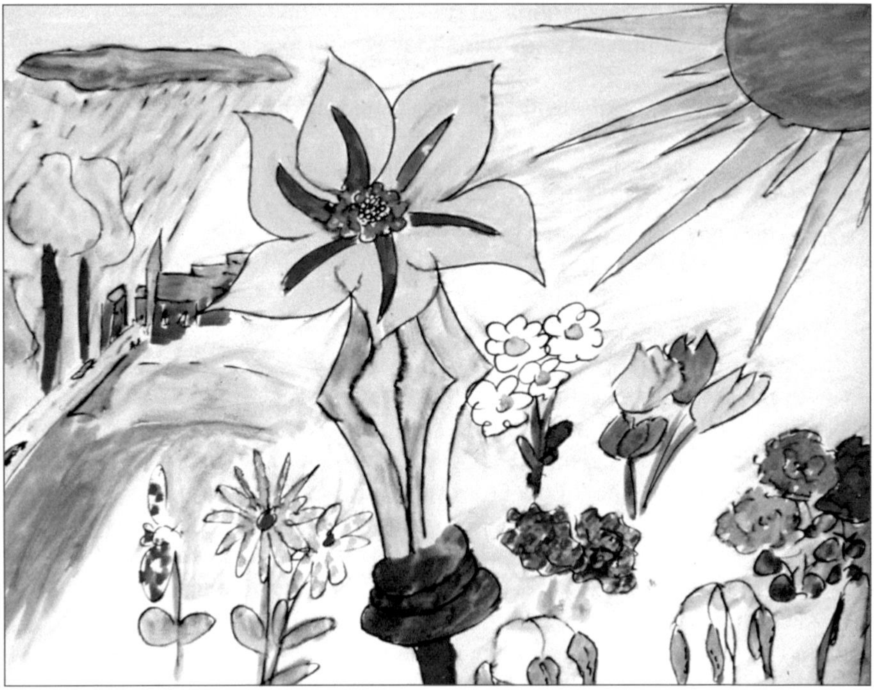

Zeichne deine Familie als Fische

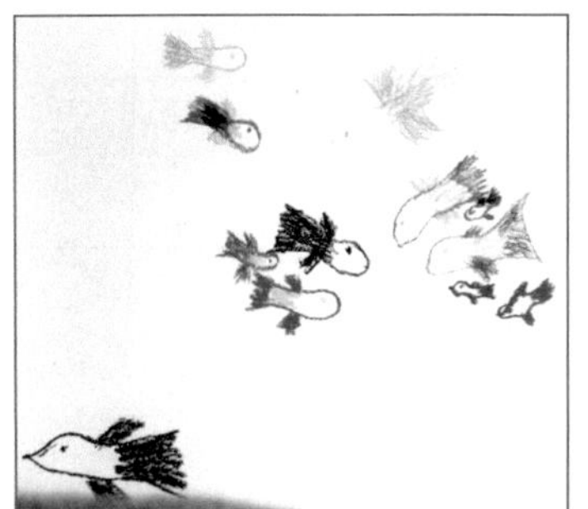

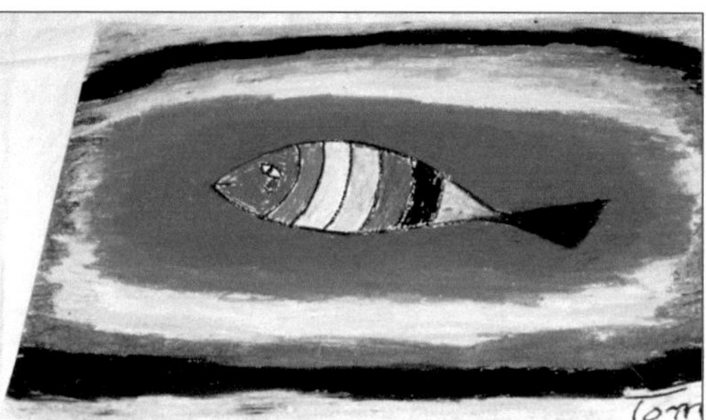

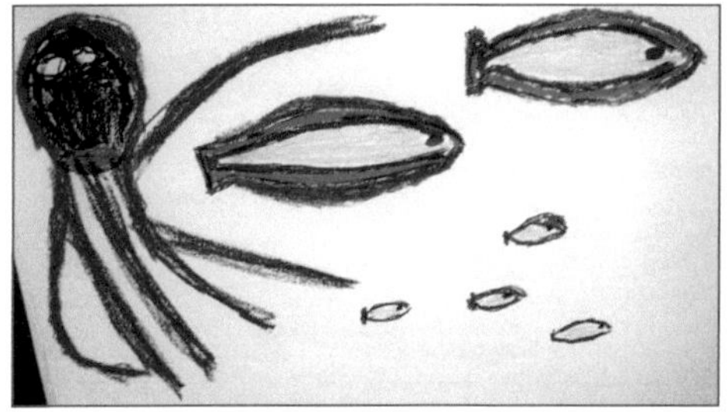

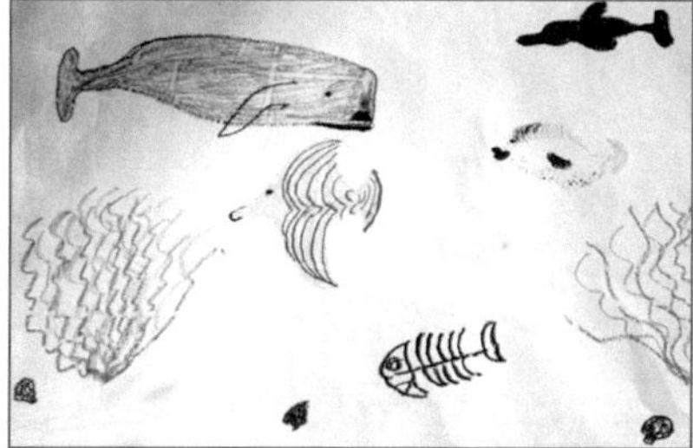

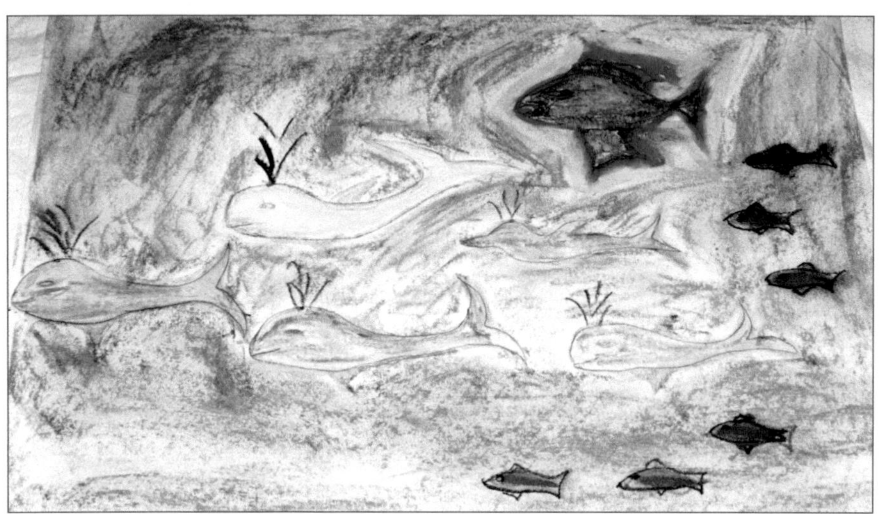

Zeichne deine Familie als Fische

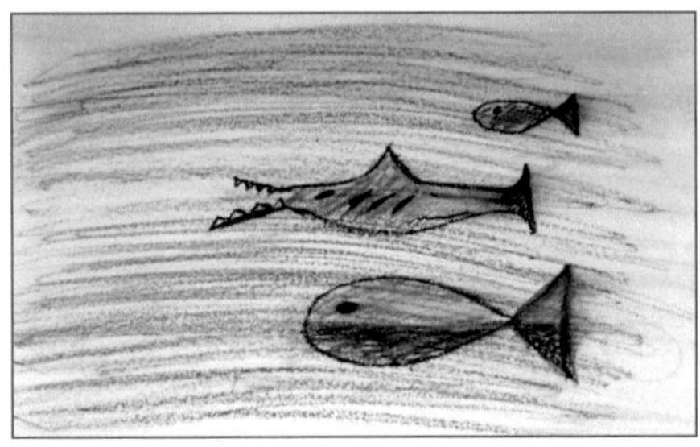

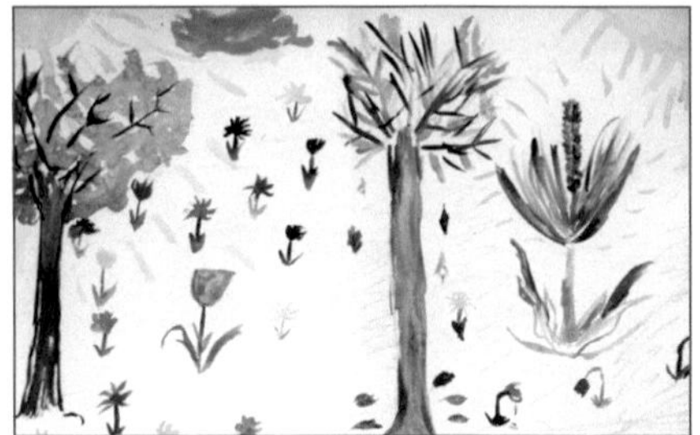

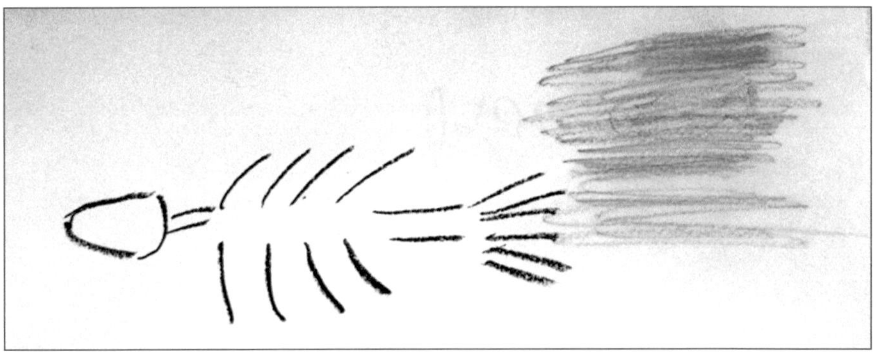

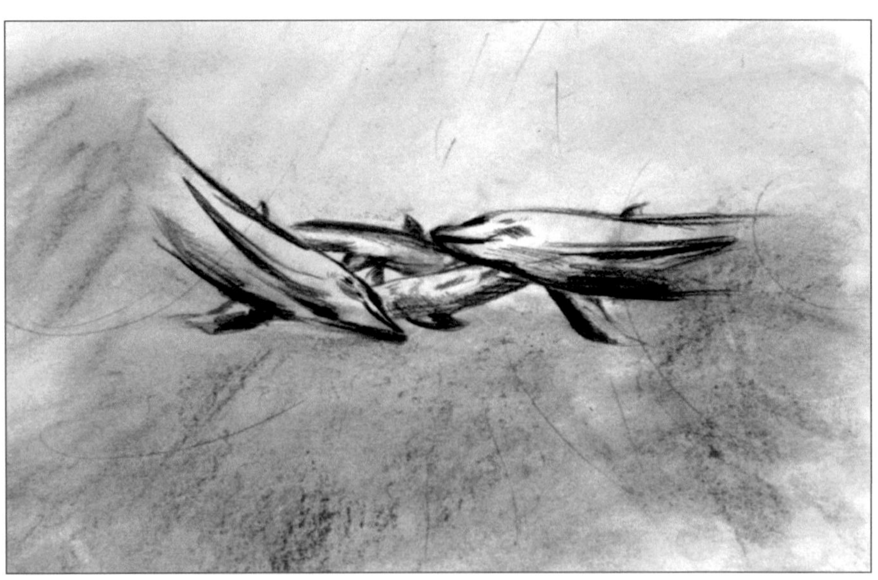

Zeichne einen Hut, der dich schützt

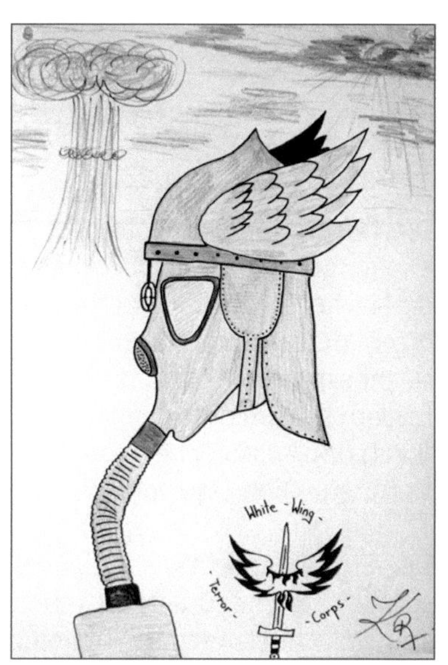

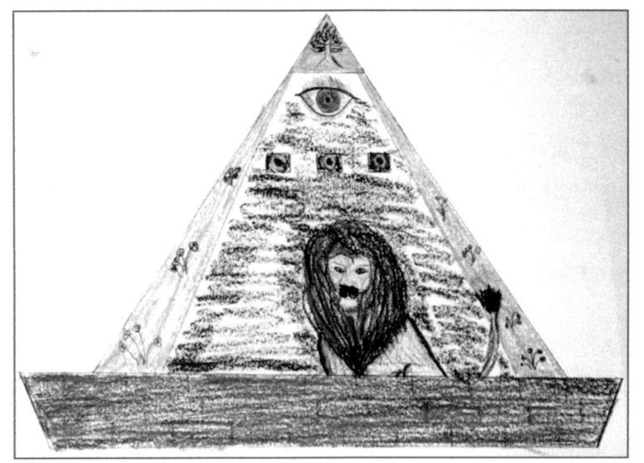

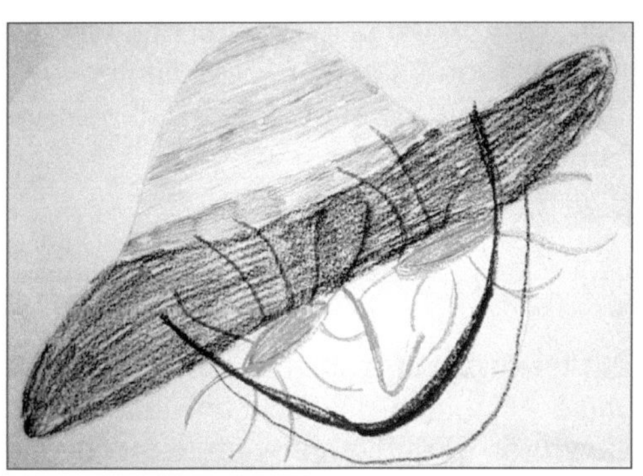

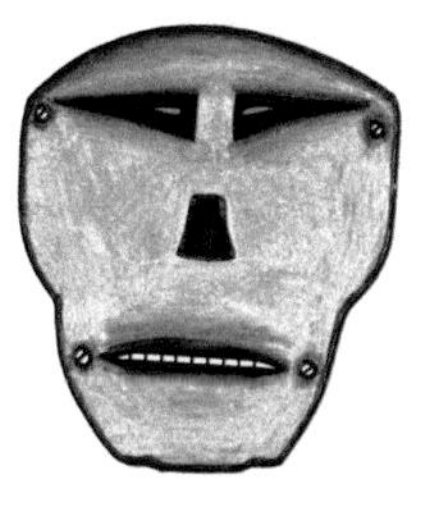

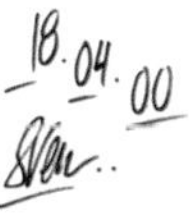

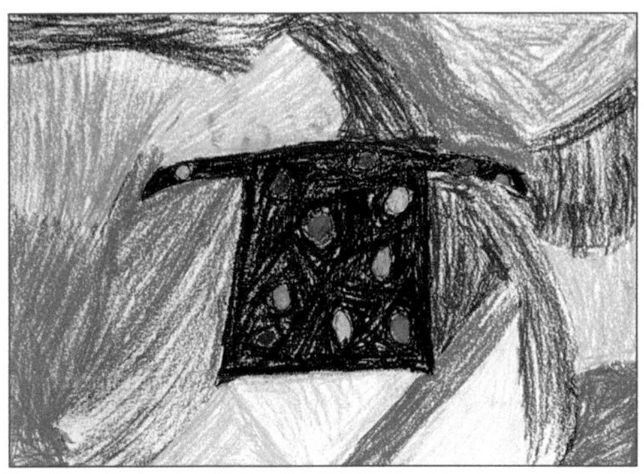

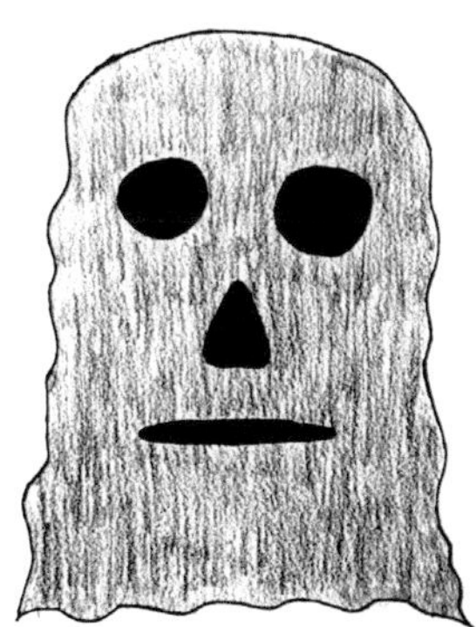

manche Themen sind unverfängliche „Abholer" für neue Gruppen oder dienen einfach nur der Entspannung. Denn auch das ist für eine sehr angespannte Gruppe manchmal indiziert: einen positiven, stark stützenden Kontrapunkt zu setzen.

2.7.4 Nachbesprechung

Die Nachbesprechung fordert noch einmal die gesamte Aufmerksamkeit der Klienten und des Ergotherapeuten. Der therapeutische Prozess lässt sich durch die Nachbesprechung noch einmal stark beeinflussen. Die Besprechung der Bilder macht die ausdruckszentrierte Einheit erst komplett. Der Erlebensprozess und die Nachbesprechung sind die Säulen einer solchen Behandlungsform. Die Klienten fordern sie, um den eigenen Prozess abrunden und integrieren zu können, denn durch das Aussprechen von Erlebten wird es ins Bewusstsein aufgenommen. Es kann reflektiert und verarbeitet werden.

Der Ergotherapeut verfügt über keine tiefenpsychologische Ausbildung und sollte sich nicht zu tiefenpsychologischen Deutungen oder aufdeckende Arbeit in der Nachbesprechung hinreißen lassen. Hat er Impulse zu einer Deutung der Gestaltung, können diese für den therapeutischen Prozess hilfreich sein und werden im Kollegenkreis angesprochen. Deutungen der Gestaltungen werden in meiner Arbeit grundsätzlich nur im Team vorgenommen. Die Klienten werden durch gezielte Fragen und über freie Assoziation angeregt, selbst Ideen zu entwickeln, was ihr Bild bedeuten könnte.

Grundsätzlich gilt es für die Besprechung einer Gestaltung, „innerlich Samthandschuhe" anzuziehen. Darüber hinaus gilt es, das Bild zu befragen und nicht den Klienten.

Siedelt man die Nachbesprechung auf bewussten Inhalten an, sollte man das Augenmerk auf konkrete, beschreibbare Abläufe und Gegebenheiten richten, z.B. die Bearbeitung des Themas: Wie wurde es umgesetzt, gab es technische Schwierigkeiten, war das Setting hilfreich?

Will man als Therapeut die vorbewusste Ebene erreichen, werden die begleitenden Gefühle und Assoziationen des Klienten betrachtet: Welche Erinnerungen kamen ihm bei der Bearbeitung, welche Wünsche entstanden?

Eine Nachbesprechung auf der unbewussten Ebene bedeutet die Auseinandersetzung mit diffusen schwer greifbaren Gefühlen, die für den Klienten schwer einzuordnen sind. Diese beschäftigen ihn manchmal nachhaltig, ohne dass er sie artikulieren könnte. Oft greift er diese im Gespräch mit seinem Bezugstherapeuten auf. Für diesen ist es dann wichtig, vom Ergotherapeuten Informationen bekommen zu haben.

Grundsätzlich haben die Assoziationen und Interpretationen des Klienten zu seinem Objekt Vorrang. Beobachtungen der anderen Gruppenmitglieder ergänzen das Bild. Hilfreiche Fragen an die Gruppe sind:

- Welchen Titel würdet ihr diesem Bild geben?
- Was habt ihr als Erstes gedacht, als ihr das Bild gesehen habt?
- Welcher Teil des Bildes springt ins Auge?
- Welche Farbe ist dominant und was verbindet ihr mit dieser Farbe?
- Was versteht ihr nicht?
- Tauchen Symbole auf und was verbindet ihr mit ihnen?
- Was würdet ihr den Maler gerne fragen?

Es haben sich darüber hinaus drei Grundhaltungen des Therapeuten für die Nachbesprechung bewährt:

1. Die Reflexionsfähigkeit des Klienten äußert sich darin, wie er mit Fremdreflexionen umgeht. Diese setzen ein Grundmaß an Stabilität des Selbstbildes voraus. Der Klient muss es aushalten können, dass über ihn gesprochen wird, dass er konfrontiert wird und einen Spiegel vorgehalten bekommt. Das ist nicht immer leicht und auch davon abhängig, ob der Klient Vertrauen zu seinen Mitklienten und zum Ergotherapeuten hat. Der Austausch über die verschiedenen Assoziationen zu einem Objekt, geäußert von Mitklienten und dem Ergotherapeuten, initiiert einen weiteren Prozess der Reflexion bei allen Teilnehmern. Lässt man den Klienten, der sein Objekt vorstellt, zunächst schweigen und ihn sich zunächst die Statements der anderen in aller Ruhe anhören, reflektiert er automatisch: Wie stelle ich mich den anderen dar? Welche Rolle habe ich und stimmt sie mit meinem Selbstbild überein? Die Aufgabe der Gruppe ist es, Assoziationen, Beobachtungen und den persönlichen Eindruck zu einer Gestaltung mitzuteilen. Jede Deutung von Mitklienten wird sofort unterbunden.
2. Die Klienten haben unterschiedliche Wege, den therapeutischen Prozess in der Gruppe oder in der Psychotherapie fortzusetzen. Oft geschieht es, das der Klient still seine Schlüsse zieht und diese für sich selbst verarbeitet. Der Klient macht immer einen Prozess durch, den der Ergotherapeut jedoch nicht immer vollständig mitverfolgen kann. Der Therapeut muss nicht alles mitgeteilt bekommen und benötigt als Grundhaltung ein Vertrauen in den intrapsychischen Prozess des Klienten.
3. Der Ergotherapeut muss ebenso Vertrauen in die eigene Reflexionsfähigkeit und Gesprächsführungskompetenz haben. Die Angst, etwas falsch zu machen, lässt manche Kollegen vor tiefer gehenden Nachbesprechungen zurückschrecken. Unsicherheit auf Seiten des Ergotherapeuten kann ange-

strengt wirken, so dass der Klient die Unsicherheit spürt und sein inneres Erleben für sich behält. Dann ist der Ergotherapeut gut beraten, sich mit seinen Rückmeldungen zurückzunehmen. Denn der Ergotherapeut ist nicht die Hauptperson. Er lenkt lediglich den Gruppenprozess. Er gibt Fragen an die Gruppe weiter, spricht Unklarheiten an, bezieht alle mit ein, vermeidet Über- und Unterforderung, schützt Teilnehmer und versucht, die Verbindung zwischen Wahrnehmungen, Empfindungen und Gedanken aufzuzeigen. Jede Wertung ist zu vermeiden.

Der Ergotherapeut kann gegebenenfalls die Gruppe den Reflexionsprozess selbst durchführen lassen. Sicherlich handelt es sich hier um eine Ausnahme bei klar definierter Indikation, z.B. die Vertiefung eines vorhergehenden Gruppenprozesses oder die Anforderungssteigerung, wenn der Gruppenprozess und die Gruppendynamik sich positiv entwickeln. Suchtklienten sind in Interaktionsprozessen sehr geübt, da sie eng in einer Gruppe zusammenleben und viel Erfahrung mit den Regeln und Mechanismen des Gruppengesprächs haben.
Der Ergotherapeut, von Klienten direkt auf seine Einschätzung angesprochen, sollte seiner Wahrnehmung trauen und diese äußern. Echtheit und Kongruenz sind die wichtigsten Kriterien in der Suchtbehandlung! Nur dann ist die Glaubwürdigkeit gesichert. Das kann so weit gehen, dass der Ergotherapeut sagt: „Zu deinem Bild fällt mir gar nichts ein. Es löst bei mir keinerlei Assoziationen aus".
Faustregeln für die Nachbesprechung nach Kubny-Lüke (1996) lauten:

- Je instabiler der Klient, desto stützender die Nachbesprechung.
- Je weniger ich den Klienten kenne, desto vorsichtiger die Intervention.
- Je weniger eigene Erfahrung, desto mehr Vorsicht.
- Abwehr wird als Schutzmechanismus respektiert.
- Den Bezug zum weiteren therapeutischen Angebot sichern und deutlich ansprechen.
- Auf die eigene innere Stimme hören.
- Grenzen des Klienten respektieren.
- Keine Deutungen überstülpen.
- Eigene Anteile im Auge behalten.

Fallbeispiel
Im Folgenden wird eine typische ergotherapeutische Behandlung mit der ausdruckszentrierten Methode dargestellt.
Aufgabe: Kontaktmalen – zu zweit auf einem Blatt Papier malen, ohne dabei zu sprechen
Ziele bei dieser Aufgabenstellung:
- Verbesserung der Selbstwahrnehmung
- Verbesserung der Fremdwahrnehmung

- Gefühl für Nähe und Distanz
- Vertrauen in die eigene Ausdruckskraft
- Wahrnehmen non-verbaler Ausdrucksmittel

Beispielhaft soll hier der Prozess zwischen einem Mann, A, und einer Frau, B, beschrieben werden.
A ist 34 Jahre alt, kokainabhängig und von Beruf Straßenbaumeister. Er ist seit 7 Wochen in der Therapie. Er kennt die ausdruckszentrierte Methode und ist zum vierten Mal dabei. Er ist sehr motiviert und reflektiert stärker als zu Beginn der Therapie.
B ist 35 Jahre alt, kokain- und colaabhängig und anorektisch. Sie hat immer als Speditionskauffrau gearbeitet. B kennt die Methode nicht und ist zum ersten Mal in der Ergotherapie. Sie ist seit knapp vier Wochen im Haus und kennt bisher nur Ergotherapie im Rahmen der kompetenzzentrierten Methode aus der Diagnostikphase (Bau einer Mappe). Sie weiß nur, dass das ergotherapeutische Angebot, das jetzt auf sie zukommt, etwas mit Malen zu tun hat. Sie ist motorisch sehr unruhig, zeigt noch Entzugsphänomene und wirkt sehr angespannt. Sie kennt allerdings die Ergotherapeutin schon gut aus anderen Gruppen. Nach deren Erklärungen zu dieser Form der Ergotherapie ist sie motiviert, aber auch etwas ängstlich und unbeholfen.

A beginnt eine große, ausladende Blume auf der gesamten rechten Hälfte des Blattes zu malen. Diese nimmt damit die linke Hälfte des Blattanteiles von B ein.

B malt summend vor sich hin, nutzt dabei die untere rechte Ecke ihrer Seite. Zunächst entsteht ein feuerrotes Stoppschild von etwa 4 cm Größe. Sie scheint relativ uninteressiert am Malen ihres Gegenüber. Sie malt ein schwarzes Stück Zaun daneben. In die äußerste Ecke des Blattes kommt ein Fenster.

A scheint sehr irritiert zu sein, er stockt, rutscht auf dem Stuhl hin und her, zieht die Augenbrauen hoch und kaut auf dem Pinsel. Nach etwa fünf Minuten malt er weiter, Striche und Linien mit schwarz, es sieht aus wie Wolkenkratzer von oben (kurz vor dieser Therapieeinheit geschah der schreckliche Anschlag am 11. September 2001 auf das World Trade Center).

B hat inzwischen einen üppigen dunklen Vorhang über das Fenster gemalt. Sie nimmt das erste Mal Blickkontakt zu A auf. Betrachtet, was dieser gemalt hat. Sie malt jetzt in Richtung der großen Blüte weiter. Es entsteht ein üppig grüner Baum, wesentlich größer als die bisherigen Einzelheiten.

A trödelt und zögert immer länger, fühlt sich sichtbar unwohl, malt dann unter seine Blume eine Schnecke, die offensichtlich sehr viel Tempo hat. Fahrtwind ist angedeutet.
B malt rote Herzen um ihr Stoppschild, wirkt entspannt und zufrieden. Sie weitet jetzt ihr Bild auch nach oben aus, malt einen Schmetterling so groß, dass dieser deutlich in den Gestaltungsbereich von A reicht.
A will nicht mehr malen.
B schätzt ihr Bild als Kinderbild ein, sie könne einfach nicht malen.
A drängt sehr auf die Reflexion.

Im Folgenden die zusammengefassten Ergebnisse der Nachbesprechung:
A fühlt sich zu Unrecht zurückgewiesen (Stoppschild), obwohl er es B. mit der großen Blume doch eigentlich nur leicht machen wollte. Er habe gemerkt, dass sie unsicher gewesen sei. Beim Betrachten des Bildes aus der Perspektive von B entdeckt er, wie übergriffig und bedrohlich seine Blume von hier aus wirkt.
B hatte bis dato nicht die Symbolhaftigkeit ihrer ersten Malereien entdeckt. Sie stellt fest, dass sie sich anscheinend auch ganz unbewusst durchaus zu schützen weiß.
A kann auf diese Zurückweisung im Bild nur mit gekränktem Rückzug reagieren. Er geht aus dem Kontakt und fühlt sich dabei sehr unwohl. Er traut sich nicht, zur Klärung im Kontakt zu bleiben („Rennschnecke"). Die Zurückweisung bedeutet für ihn eine Katastrophe, was sich in den Wolkenkratzern abbildet.
B reagiert auf diesen Rückzug mit Entfaltung. Sie spürt, dass ihr Raum gegeben wird und nimmt sich diesen. Das Bild wächst, entwickelt sich in den Farben von Schwarz/Rot nach Bunt, die Formen werden größer, Lebenssymbole werden benutzt, sie malt fließender und unbekümmerter.

Am therapeutischen Prozess und den Ergebnissen der Nachbesprechung wird eigentlich alles deutlich, was in diesem Kapitel vermittelt wurde. Beide Klienten haben sich ganz unterschiedlich auf die Aktion eingelassen, sie behielten jederzeit das „Heft in der Hand" und blieben die Akteure. In der Nachbesprechung reflektierten sie die oben dargestellten Inhalte selbstständig. Es bedurfte nur weniger Hinweise und Fragen der Ergotherapeutin, um den Reflexionsprozess zu unterstützen, der noch nachhaltig wirkte:
A. beschäftigte sich auch im Rahmen der psychotherapeutischen Einzeltherapie weiterhin mit der Frage: Warum kränkt mich die Zurückweisung meiner Hilfe?
B. setzte sich in der Psychotherapie weiter mit den gesammelten Erfahrungen auseinander: „Ich muss mir den Raum nehmen, den ich brauche; ich kann mich schützen; ich bin nicht immer Opfer."

2.8 Arbeitstherapie

2.8.1 Suchterkrankung und Arbeitslosigkeit

Die Wiederherstellung der Erwerbstätigkeit ist nicht nur ein Auftrag des Kostenträgers, sondern auch ein wichtiges Element der Rückfallprophylaxe. Studien haben die Wechselwirkung von Abhängigkeitserkrankung und Arbeitslosigkeit wiederholt belegt. Der Verlust des Arbeitsplatzes mit der entsprechenden Selbstwert- und Sinneinbuße beschleunigt eine weitgehende Selbstaufgabe. Arbeitslose haben in erster Linie mit der Stabilisierung ihres Selbstwertes zu kämpfen, da sie sich sozial abgewertet fühlen. Arbeitslosigkeit unterbricht die Gewohnheiten des Alltags und erfordert ein hohes Maß an psychischer Anpassung. Die emotionalen Spannungszustände führen oft zu somatischen Symptomen: Ulcera duodeni, Hypertonie, Hypercholisterinämie und andere funktionelle Beschwerden. Eigene Bewältigungsstrategien reichen häufig nicht aus, da die Arbeitslosigkeit als unbeeinflussbar erlebt wird. Dieses Ohnmachtgefühl löst Scheu, Schuldgefühle und Scham aus. Diese Gefühle reduzieren die Selbstwirksamkeitserwartung, die bei Suchtkranken gleichfalls deutlich reduziert ist. So findet man auch bei Arbeitslosen gehäuft erhöhten Alkohol- und Drogenkonsum.
In den Fachkliniken sind Arbeitslose deutlich überrepräsentiert. Waldow (1989) hat über einen Katamnesezeitraum von 18 Monaten die drei- bis fünffache Arbeitslosenquote unter den Klienten im Vergleich zur Gesamtbevölkerung ermittelt.
Die Rückfallquote derer, die Arbeitslosigkeit befürchten, ist übrigens genauso hoch wie die derjenigen, die schon arbeitslos sind. Der Zusammenhang liegt auf der Hand. Arbeitslosigkeit und Abhängigkeit sind geprägt vom Verlust der Handlungskontrolle, der zunehmenden sozialen Ausgrenzung, Individualisierung von Konflikten bei gleichzeitig abnehmender Realitätserfahrung. Die negativen Folgen der Drogen werden durch die Erfahrungen nach dem Verlust des Arbeitsplatzes potenziert und behindern die Selbstaktivierung.

Die Wechselwirkung von Arbeitslosigkeit und Drogensucht kann darüber hinaus daran verdeutlicht werden, wie sie sich auf die Beziehungen der Betroffenen auswirkt.
Arbeitslosigkeit stellt einen unspezifischen Belastungszustand dar, der sich nachhaltig auf die Beziehungen auswirkt. Beziehungsstörungen sind ein zentrales Thema in der Suchterkrankung. Ein Mensch, der Störungen in der Beziehungsfähigkeit aufweist, hat es im Arbeitsleben schwer. Teamfähigkeit wurde in den letzten Jahren zu einer Grundarbeitsfähigkeit und setzt gute soziale Kompetenzen sowie Kontaktfähigkeit voraus. Ein arbeitsloser Mensch, der seiner (Arbeits-) Beziehungen beraubt ist, kann dadurch eine manifeste Beziehungsstörung entwickeln. Es ist inzwischen erwiesen, dass 25% der Arbeitslosen innerpsychische

Probleme und Psychosomatosen entwickeln. Diese hohe Zahl macht die Dringlichkeit deutlich, Abhängigkeitserkrankte nach einer stabilisierenden Therapie so schnell wie möglich in den Arbeitsprozess einzugliedern. Die in der Therapie wiedererlangte Selbststeuerung setzt Handlungskompetenzen frei, die auch in Beziehungen gelebt werden müssen. Beziehungen an der Arbeitsstelle erscheinen dabei zunächst weniger bedrohlich und stärken die Eigenwahrnehmung als private Beziehungen.

Nach § 9 Sozialgesetzbuch IV erbringt der Rentenversicherungsträger „Leistungen, um den Auswirkungen einer Krankheit ... auf die Erwerbstätigkeit des Versicherten entgegenzuwirken". Rehabilitationsziel in der Fachklinik ist also nicht nur die Überwindung der Krankheit oder die Hilfe zur sozialen Eingliederung, sondern auch die (Wieder-) Eingliederung ins Arbeitsleben.
Der Erfolg der Rehabilitation wird am Erreichen der Erwerbstätigkeit gemessen. Diesem Auftrag steht ein Klientel gegenüber, das eine Fülle von sozialmedizinischen Problemen aufweist, deren Einzelkomponenten miteinander verstrickt sind. Mit Beginn der Abhängigkeit hat der Drogensüchtige geeignete Bewältigungsstrategien und Handlungskompetenzen aufgegeben, um seine anstehenden Probleme zu lösen.

Die Arbeitstherapie ist von daher aus der Behandlung der Suchterkrankung nicht wegzudenken. Der Auftrag des Kostenträgers besteht darin, die Erwerbsfähigkeit zu sichern oder wiederherzustellen. Im SGB VI § 15 Absatz 1 wird die Arbeitstherapie und die Belastungserprobung als Teil der medizinischen Rehabilitation festgelegt. Der Gesetzgeber hat das Ziel, die berufliche mit der medizinischen Rehabilitation effektiver zu verknüpfen. Der Vorteil ist, dass in der Klinik eine therapeutische Betreuung und Aufarbeitung von Erfahrungen am Arbeitsplatz gewährleistet werden kann. Der Klient wird auf die Arbeitsaufnahme durch Förderung der Arbeitsfunktionen und Verbesserung der Belastbarkeit vorbereitet. Ziele jeder Arbeitstherapie in der Rehabilitation sind also die Stabilisierung der Grundarbeitsfähigkeiten und die Anbahnung der Reintegration.
Darüber hinaus trägt Arbeit zur Strukturierung der Person und ihrer Umwelt bei. Arbeit beeinflusst das Verhalten und weist Rollen zu. Sich selbst in anderen Rollen erleben, unterstützt und weitet das Selbstkonzept. Erfolg haben und Leistung bringen bedeutet eine Stärkung des Selbstwerts, die Anerkennung sichert soziale Beziehungen.
Jeder Arbeitnehmer beobachtet in den letzten Jahren eine Veränderung in seiner Arbeitswelt. Im Kapitel 2.8.2 gehe ich ausführlicher darauf ein. Nicht nur die Arbeitswelt vollzieht im Moment eine Phase der Veränderungen, auch die Arbeitstherapie muss neue Perspektiven und Konzepte für arbeitsrehabilitative

Maßnahmen entwickeln. Es wird zunehmend schwieriger, Menschen mit diskontinuierlichen Lebensläufen Chancen auf den ersten Arbeitsmarkt zu vermitteln.

Jeder erlebt seine Arbeitswelt anders. Die zunehmende Spezifizierung und Individualisierung der Arbeitsplätze machen berufsorientierte oder tätigkeitsspezifische Arbeitstherapie kaum noch möglich. Der eine Tischler hat nicht mehr automatisch das gleiche Arbeitsfeld wie der andere Tischler usw. Eine standardisierte Arbeitstherapie stößt hier an ihre Grenzen. Viele Kliniken, speziell die für Alkoholikerentwöhnung, verfügen über gut ausgestattete Werkstätten, die ein an sich gutes, aber stark begrenztes Angebot anbieten: Tischlerei, Druckerei, Schlosserei, Gärtnerei, vielleicht noch Büroarbeitsplätze. Jetzt kommt ein suchtkranker Koch in die Therapie. An welchem Arbeitsplatz soll er seine ganz individuellen Arbeitsstörungen bearbeiten?
Ein Kranführer hat wiederum ganz andere Probleme in seinem Berufsleben, die an einem Werkstattarbeitsplatz nicht einfach nachzuvollziehen sind. So kann es sein, dass der Kranführer in der Werkstatt sehr gute allgemeine Arbeitsfähigkeiten zeigt, sein Problem aber sein einsamer Arbeitsplatz im Kran ist.

Im Folgenden werde ich die Arbeitstherapie in unserem Therapiekontext darstellen.
Arbeit ist dabei selbst das Therapiemedium und ermöglicht es dem Klienten, mehr über sich selbst zu erfahren und neues Verhalten auszuprobieren. Auf der anderen Seite steht das Arbeitsverhalten im Zentrum der Therapie, d.h. es wird darauf Einfluss genommen, es wird verändert, denn Arbeitsstörungen, aber auch destruktive Arbeitssituationen, stellen eine immense Rückfallgefahr dar.

2.8.2 Arbeitswelt

Um Suchtmittelabhängige auf den Arbeitsmarkt vorzubereiten, benötigt man ein umfangreiches Wissen über den Arbeitsmarkt und seine Wandlungen. Die folgenden Ausführungen basieren auf den Arbeiten von Koch und Marotzki an der Universität Magdeburg (1997).

Die Einführung der elektronischen Datenverarbeitung, das Internet und weitere neue Medien haben in den letzten Jahren und Jahrzehnten Arbeitsplätze und -bedingungen nachhaltig verändert. Arbeit 2004 hat ein signifikant anderes Gesicht als 1980:
Der Dienstleistungssektor expandiert, während die Industrie als Motor der Volkswirtschaft an Bedeutung verliert. Die Zahl der im produktiven Gewerbe Beschäftigten ging seit 1975 um ca. 25% zurück, während zeitgleich die Arbeitsplätze im Dienstleistungsbereich um die Hälfte stiegen.

Heute ist davon auszugehen, dass über 60% aller Berufsfelder durch den Computer zentral gesteuert werden, Tendenz deutlich steigend. Die Folge ist, dass Computerkenntnisse heute ebenso zu den Kulturtechniken gezählt werden müssen wie Lesen, Schreiben, Rechnen. Wissensbasierte Tätigkeiten nehmen massiv zu, produktives Können bekommt einen anderen Stellenwert. Dies ist im Moment an den Veränderungen im Handwerk zu erkennen.

Da immer mehr wirtschaftliche Transaktionen und Dienstleistungen auf das Internet verlagert werden, werden auch Kenntnisse im Umgang mit diesem Medium zu einer zentralen Anforderung werden. Daneben könnte diese Entwicklung zum Stellenkiller werden und das, obwohl die Volkswirtschaft wächst. Die Mobilität des Internet macht es möglich, dass verschiedenste Lebenswelten das Internet als gemeinsamen Nenner aufweisen: Kommunikation, Bildung, Konsum, Unterhaltung usw. Überspitzt gesagt, der Mensch entwickelt neben der biologischen und sozialen Natur eine technische Natur.
Ein Beispiel: Fast jedes Grundschulkind verfügt heute schon über mehr technisches Grundverständnis als die Eltern. Technik ist ihm zu einer zweiten Natur geworden, angstfrei und neugierig wird der Computer genutzt und der Videorekorder programmiert. Wir haben es an dieser Stelle also auch mit einem ganz neuen Generationenkonflikt zu tun.
Das hat schon jetzt deutliche strukturelle Veränderungen in der Arbeitswelt zur Folge: Viele Arbeitsfelder verändern sich, wie z.B. im Handwerk oder im kaufmännischen Bereich.

Vollversicherte und unbefristete Arbeitsplätze machen schon heute nur noch gut 50% der Arbeitsplätze aus. Unregelmäßige Arbeitszeiten werden Standard werden. Lücken in der Arbeitsbiografie werden einen anderen Stellenwert und eine andere Bewertung bekommen. Sie werden von hoher Bereitschaft zu Flexibilität und starker Motivationslage zeugen. Wie sehr sich die dahin veränderte Arbeitswelt auf die persönliche Lebensplanung auswirkt, ist unschwer zu folgern. Befristete Projektarbeit ist der Trend der Zeit.
Die Anzahl Selbstständiger steigt deutlich. Deren oft unvollkommene soziale Absicherung und Risikobereitschaft wird Folgen haben, die heute nicht zu überschauen sind.
Die Telearbeit mit allen Konsequenzen für das soziale Umfeld, das Arbeitsklima und auch die Mobilität wächst im Moment jährlich im Schnitt um 30%.
Atypische Beschäftigungsverhältnisse – von befristeter Beschäftigung, Leiharbeit und Scheinselbstständigkeit bis zu den 400 € Jobs – nehmen dramatisch zu. Sie sind in der Regel mit niedriger Bezahlung beziehungsweise geringen Arbeitskosten verbunden. Für immer mehr Erwerbstätige stellen sie ein Armutsrisiko ersten Ranges dar. Atypische Arbeitsverhältnisse machen nach Angaben des

Wirtschaft- und Sozialwissenschaftlichen Instituts der Hans-Böckler-Stiftung heute rund ein Drittel aller Jobs aus – vor 20 Jahren waren es erst 15 Prozent (WSI-Verteilungsbericht 2001 in: WSI-Mitteilungen 11/2001, S. 659-673).

Dies beschreibt eine Entwicklung, die auch in Deutschland hektische Betriebsamkeit in der Sozialpolitik ausgelöst hat. Es ist eine Konsequenz aus wirtschaftlichem Wachstum, das aber keine Zunahme der Erwerbsarbeit mit sich bringt. Blickt man in die USA, so wächst die Anzahl arbeitender Menschen, die trotz z.T. mehrerer Jobs am Rande des Existenzminimums leben.

Die Betriebsstrukturen verändern sich nachhaltig, in der Konsequenz auch die Organisationsstrukturen. Hierarchische weichen teamorientierten Arbeitsstrukturen und fordern verantwortliches Handeln. Die Ermessensspielräume jeden Arbeitnehmers werden größer, die Entscheidungen riskanter und die Folgen unüberschaubarer. Jeder Arbeitnehmer ist gefordert, seine Arbeitsbedingungen so zu gestalten, dass er dauerhaft und effizient arbeiten kann. Bislang waren die meisten Arbeitnehmer der Meinung, diese nicht ändern zu können.

Bildung bekommt einen neuen Stellenwert. Während es früher reichte, einmal in seinem Leben berufliche Kompetenzen zu lernen, verlieren heute immer mehr Arbeitnehmer den Anschluss in ihrem Arbeitsfeld, wenn sie nicht bereit sind, sich lebenslang weiter zu bilden. Dazu muss der Arbeitnehmer ein neues Lernverhalten entwickeln. In dem stetig wachsenden Strom von Informationen und Bildungsangeboten muss er selbst organisiert seinen Lernprozess gestalten: „Was ist mein Problem und welche Informationen brauche ich zur Lösung? Früher reichte es zur Ausbildung fachlicher Kompetenz, den Beruf zu lernen und richtig auszuüben. Heute müssen Menschen in der Berufsausbildung und -ausübung bereit sein, ihr berufsbezogenes Wissen ständig selbst zu erweitern.
Die Schere, die hier entsteht, wird deutlich. Auf der einen Seite eine stetig wachsende Zahl neu profilierter Arbeitsplätze mit großem Fachkräftemangel, auf der anderen Seite die wachsende Zahl derer, die den Anschluss verpasst haben und heute zu den unqualifizierten Arbeitskräften zählen, obwohl sie bis vor 10 Jahren noch zu den Fachkräften gehörten.

Die Gesellschaft muss umdenken und Faktoren der Arbeitswelt neu bewerten. Arbeitsfreie Zeiten sollten nicht mehr ein Indikator für Versagen des Arbeitnehmers oder des Arbeitgebers sein, sondern vermehrt als Zeiten der Rekreation und der Bildung genutzt („Sabbatjahr") werden. Familienarbeit, Ehrenamt oder auch die Eigenarbeit sind keine Auszeiten mehr, sondern stellen einen wichtigen volkswirtschaftlichen Faktor dar. Es ist genug Arbeit für 6 Mill. Arbeitslose da. Die Krise der Arbeitswelt besteht in Entlohnungs- und in Verteilungsproblemen.

Die Agenturen für Arbeit können den Arbeitsmarkt nur noch defizitär verwalten und beginnen erst jetzt, sich der veränderten Anforderungslage zu stellen. Viele neue Projekte der Arbeitsvermittlung, auch im Ausland, arbeiten inzwischen wesentlich effektiver.

Die neue Arbeitswelt muss sich von alten Grundüberzeugungen verabschieden, hat aber bisher nur im Ansatz Äquivalente entwickelt. Vorurteile müssen revidiert werden. Irrtümer, die es zu korrigieren gilt, lauten:

„Arbeitslose sind faul"
Der Aufschrei der Arbeitslosen nach dem berühmten Kanzlerspruch April 2001 war nicht zu überhören und berechtigt. Arbeitslosigkeit muss nicht zwangsläufig verlorene Lebenszeit sein. Arbeitslosigkeit kann auch als Unterbrechung bewertet werden, als Zeit der Neuorientierung oder als Schaffenspause zum Sammeln neuer Kräfte. Sie kann genutzt werden zur Vertiefung von Kompetenzen oder zur Eigenarbeit, für die während der Berufstätigkeit keine Zeit war (Renovierungsarbeiten, Gartenarbeit, soziales Engagement).

„Erwerbstätigkeit stellt die soziale Integration sicher"
Soziale Integration hängt heute weit mehr von Status und sozialen Kompetenzen ab und wird maßgeblich vom Freizeitverhalten geprägt. Die Mitgliedschaft im Golfklub scheint in Bezug auf gesellschaftliche Anerkennung heute höherrangig zu sein als der ausgeübte Beruf.

„Vollbeschäftigung ist für jeden möglich"
Individuelle Lebenskonzepte, unterschiedliche Belastbarkeit und individuelle Bedürfnislagen machen Teilzeitmodelle nötig.

„Diskontinuierliche Arbeitsbiografien müssen misstrauisch machen"
Sie weisen zunehmend vielmehr auf ein hohes Maß an Flexibilität hin und können Kompetenzen aufzeigen.

„Arbeit ist ein Lebenswert"
Sicherlich, er ist nur in der Rangordnung deutlich an eine andere Stelle verschoben worden, denn andere Aspekte, wie das Konsum- und Freizeitverhalten, haben an Bedeutung gewonnen.

Welche Konsequenzen für die Rehabilitation gezogen werden müssen, beschreiben Groth und Schönberg (1992). Sie postulieren eine Änderung in der Zielformulierung, da die maßnahmebezogene Rehabilitation überholt ist:
Für jeden Klienten muss eine sinnstiftende Lebenswelt bei freier Grundsiche-

rung gefunden werden, in der dieser an verschiedenen Modellen und Projekten teilhaben kann.

Wenn man eine der Grundforderungen an die Arbeitstherapie beherzigt – Arbeitstherapie so realistisch wie möglich! – muss man aus diesem gesellschaftlichen Prozess Konsequenzen ziehen.

2.8.3 Klientenzentriertes Arbeiten in der Arbeitstherapie

Der Klient weiß am besten, was er erreichen und was er verändern möchte. Er gibt das Tempo vor und er muss selbst Entscheidungen fällen. Er entwickelt einen eigenen Fahrplan und ist jederzeit an der Behandlung aktiv beteiligt.

Haerlin formulierte in einem Vortrag auf dem Ergotherapie-Kongress 2001 die These, dass eine Behinderung auch eine Begabung beinhalten kann. Auch wenn bei der Suchterkrankung nur teilweise oder phasenweise von einer Behinderung gesprochen werden kann, muss man feststellen, dass der Klient in seinem Krankheitsbild und dessen Behandlungsverlauf Fähigkeiten entwickelt, die für die Behauptung am ersten Arbeitsmarkt zu Ressourcen werden. Sie haben gelernt, Gruppenprozesse einzuschätzen, Vorgesetzte zu ertragen und sich flexibel auf unterschiedlichste Konzepte einzustellen. Sie wissen sich zu schützen und eigene Bedürfnisse zu vertreten (Haerlin, 2001). Sie verfügen damit über ein „soziales Kapital", das in der heutigen Arbeitswelt zu zwei Dritteln zum Gelingen eines Arbeitsergebnisses beiträgt. Nach einer finnischen Studie (Kajanoja, 2000) für die Weltbank trägt heute das ökonomische Kapital nur noch zu einem Drittel dazu bei, dass Arbeit effizient erbracht wird.
Soziale Kompetenz ist eines der zentralen Ziele, die durch eine ergotherapeutische Behandlung erreicht werden können.

Die Veränderungen in der Arbeitswelt müssen in der Ergotherapie unbedingt berücksichtigt werden, wobei deren Bewertung entscheidend ist. Teilzeitarbeitsplätze ermöglichen heute vielen Arbeitnehmergruppen eine Erwerbstätigkeit, die unter dem Anspruch der ganztägigen Tätigkeit nicht arbeiten können. Heute sind individuelle Arbeitszeitmodelle mehr denn je machbar und werden mehr und mehr zur Regel. Dies kommt auch den geringer belastbaren Klienten entgegen.
Immer mehr Arbeitnehmer haben die Möglichkeit, ihre optimale Arbeitszeit zu finden und wahrzunehmen. Welche Entlastung für einen Klienten mit einer depressiven Grundproblematik, wenn er erst mittags zu arbeiten beginnt.
Jahresarbeitszeitkonten machen Arbeitspausen möglich, wenn der Klient aus dem Gleichgewicht zu kommen meint. So ist es dem Klienten am ersten Arbeitsmarkt eher möglich, mit seinen Stärken zu arbeiten, als immer wieder Bedingungen ausgesetzt zu sein, die ihn überfordern oder ein Übermaß an Anstrengung erfordern.

Suchterkrankte profitieren also auch von den flexibleren Arbeitsbedingungen, wobei die Selbstverantwortung ein hohes Gewicht bekommt. Brüche im beruflichen Werdegang fallen nicht mehr so stark ins Gewicht, wenn sie begründbar sind. Nach Zeiten des Rückfalls oder nach Therapiephasen wird der Wiedereinstieg leichter. Nicht umsonst bevorzugen viele Abhängigkeitserkrankte die Anstellung bei Zeitarbeitsfirmen, die ihnen ein Höchstmaß an Flexibilität zu gewährleisten scheinen. Aber auch andere Branchen wie Gastronomie, Call-Center, Kurierdienste usw. werden gerne gewählt, um eine ihnen unmöglich erscheinende Verbindlichkeit über längere Zeit zu umgehen. Man kann schnell eingestellt werden, muss sich dann bewähren, kann aber auch schnell wieder aussteigen, ohne das Gesicht zu verlieren. Ein fester Dauerarbeitsplatz setzt so manchen Suchtkranken unter Erwartungsdruck, dem er sich intuitiv nicht gewachsen fühlt oder dem er sich gar nicht aussetzen will.

Gleichzeitig bergen viele der sich wandelnden Arbeitsbedingungen große Gefahren gerade für benachteiligte Menschen auf dem Arbeitsmarkt: die veränderten Arbeitszeiten (z.B. im Einzelhandel), die häufig nur noch befristeten Arbeitsverträge, die Vielzahl der nicht-versicherungspflichtigen Tätigkeiten im Niedriglohnsektor. Arbeitszeiten von 10 - 20 Uhr mit Pausen von 2 Stunden in der Mittagszeit, wie sie durch die erweiterten Ladenöffnungszeiten im Einzelhandel heute häufig zu finden sind, sind Faktoren, die extrem belasten können und sich destabilisierend auf den suchtkranken Arbeitnehmer auswirken können. Auch der Trend zur selbstständigen Tätigkeit („Ich-AG`s"), gefördert durch den Existenzgründungszuschuss der Bundesagentur für Arbeit, beinhaltet neben Chancen enorme Risiken. So droht bei einem Scheitern z.B. die Überschuldung. Die Ergotherapie muss sich mit den verändernden Bedingungen des Arbeitsmarktes auseinander setzen und mit individuellen, klientenzentrierten Konzepten darauf reagieren.

2.8.4 Ressourcenorientierte und indikative Arbeitstherapie

Arbeitstherapie mit Suchtmittelabhängigen muss ressourcenorientiert vorgehen: Nur wer seine Begabungen kennt – harte und weiche Kompetenzen – kann sich den optimalen und wertstiftenden Arbeitsplatz suchen. Aufgabe der Therapie ist es von daher, dem Klienten den Raum zu geben, sich ihrer zu vergewissern. Jeder Klient sollte darüber hinaus sein Arbeitsverhalten richtig einschätzen, um einen Arbeitsplatz finden zu können.

Beispiel
J., 24 Jahre, hat eine Ausbildung als Einzelhandelskauffrau begonnen, aber nach wenigen Monaten abgebrochen. Bis auf einen kurzen Job in einem Fast-Food-Restaurant dauert ihre Arbeitslosigkeit zu Beginn der Therapie schon sechs Jahre.
Sie habe lieber gekündigt, bevor ihre Drogensucht aufgefallen sei, berichtet J. Sie bezeichnet es als Ressource, mit Fröhlichkeit und Unbekümmertheit überspielen zu können, was sie wirklich denke und fühle. Sie habe keine Freunde und fühle sich oft sehr alleine. J. hat keinerlei Vorstellung, welcher Beruf ihren Begabungen entsprechen würde und hat sich auch keinerlei Gedanken über ihren beruflichen Werdegang gemacht.
Durch verschiedene ergotherapeutische Maßnahmen kann J. bald eigene Erfolge intrinsisch bewerten und stabilisiert damit ihren Selbstwert. Durch Informationen, Fähigkeitsanalyse, Arbeitserprobungen, Tests und kontinuierliche Rückmeldungen entwirft sie einen „imaginären Arbeitsplatz", an dem sie sich wohl fühlen würde:
- weitgehend alleine, aber in einer Gruppe,
- klar beschriebene Aufgaben und klar begrenztes Pensum,
- wenig Verantwortung,
- Computerarbeit,
- regelmäßige Arbeitszeiten,
- keine hohen intellektuellen Anforderungen.

Sie sucht also einen Arbeitsplatz im Büro. In der Therapie beginnt sie mit ersten Übungen am Computer. Hier besitzt sie keine Vorkenntnisse. Mit den Ergebnissen der Diagnostik beginnt sie nach der Suchttherapie eine Adaptionsmaßnahme, bei der das Arbeitsziel durch Schulungen und Praktika weiter verfolgt wird. Ein Jahr später bekommt sie einen Ausbildungsplatz in einer Kommunalverwaltung und fühlt sich seitdem sehr wohl.

Um Arbeitstherapie anzubieten, werden verschiedene Arbeitsmöglichkeiten benötigt. In unserer Suchtfachklinik gibt es das traditionelle Prinzip der Patientenselbstverwaltung und -versorgung. Hierdurch entstehen verschiedene Arbeitsfelder, die darüber hinaus den Vorteil haben, adaptierbar zu sein.

Arbeitsfelder in der Fachklinik

- Küche und Küchenorganisation
- Reinigung
- Garten und Außenanlagen
- Renovierungsarbeiten
- Malerwerkstatt
- Hauswirtschaft
- Hausdienste
- das eigene Zimmer mit Bad
- Patientenbüro

Exkurs: Geschichte der Arbeitstherapie in der Suchtbehandlung

Arbeitstherapie ist ein altes Aufgabengebiet der Ergotherapie. Schon Ende des vergangenen Jahrhunderts war es üblich, Suchtkranke (damals Alkoholiker) mit Arbeit zu beschäftigen. Im Vordergrund standen hierbei die Disziplinierung, Züchtigung und Erziehung zur Vernunft. Die Patienten sollten durch gemeinnützige Arbeit ihre „Schuld" an der Gesellschaft abtragen. Zu dieser Zeit war die Arbeitspflicht ein hoher moralischer Wert.
Erst die Guttempler, die gegen Ende des Jahrhunderts erste Behandlungsansätze praktizierten, integrierten Arbeit in das Behandlungskonzept. Durch den Arbeitseinsatz der Patienten sollten aber auch die Unterhaltskosten verringert werden. Die Arbeit, die die Patienten leisten mussten, war häufig sinnentleert und unproduktiv. Mehr traute man den Kranken nicht zu.
In den Zwanzigerjahren entwarf der Psychiater Hermann Simon in Gütersloh ein arbeitstherapeutisches Konzept, bei dem Arbeitstätigkeiten als Teil einer pädagogischen Behandlung psychisch Kranker eingesetzt wurden. Diese ersten Ansätze der Arbeitstherapie unterschieden sich noch deutlich von heutigen Konzepten, denn nicht die Arbeitsinhalte, sondern das Verrichten von Arbeit als Wert an sich stand im Mittelpunkt.
Dieses Vorgehen, das für manche Patienten durchaus seine Berechtigung hat, findet man heute noch verschiedentlich in Werkstätten für behinderte Menschen und zum Teil in den Langzeitbereichen der Psychiatrien.

Im Bereich des Drogenentzuges gibt es bis heute Einrichtungen, in denen die Klienten sehr viel und hart arbeiten. Diese Einrichtungen stellen Relikte aus der Zeit der Releasebewegung dar, die in erster Linie den Charakter von Selbsthilfeorganisationen mit einem eher geringen therapeutischen Anspruch hatten. Arbeit sollte disziplinieren, eigene Grenzen verdeutlichen und sinnstiftend sein. Arbeitstherapien in Kliniken für Alkoholkranke und auch einige Einrichtungen für Drogenabhängige verfügen meist über gut ausgestattete Werkstätten. Hier wird für den Verkauf und für den Eigenbedarf produziert. Eine indikative Arbeitstherapie ist hier jedoch meist nicht möglich.

Indikative Arbeitstherapie

Unter indikativer Arbeitstherapie wird ein Ansatz verstanden, bei dem der Klient vor dem Hintergrund seiner persönlichen Neigungen und Möglichkeiten auf eine Tätigkeit, möglichst auf dem freien Arbeitmarkt, vorbereitet wird.

Ausgangspunkt ist eine ausführliche Arbeitsdiagnostik, die die Fähigkeiten, Schwierigkeiten und Arbeitswünsche des Klienten berücksichtigt. Ein Fähigkeits- und Anforderungsprofil muss erstellt werden.

Der Bezug zum Arbeitsalltag wird schon von der Klinik aus durch externe Belastungserprobungen hergestellt. Übungswerkstätten imitieren einen realen Arbeitsplatz. Es wird versucht, berufsspezifisch zu behandeln. Vor allem bei motorisch-funktionellen Einbußen muss die reale Arbeitssituation darauf hin überprüft werden, ob sie vom Klienten bewältigt werden kann. Diese Arbeitsweise lässt sich nur mit einem angemessenen Stellenschlüssel umsetzen und einem Angebot an Arbeitstätigkeiten, die nicht ausschließlich dazu dienen, den hausinternen Betrieb zu gewährleisten.

2.8.5 Ziele in der Arbeitstherapie mit Suchterkrankten

Arbeit weist eine Fülle psychosozialer Funktionen auf, die dem Erwerbslosen fehlen und den Rehabilitanden nach der Therapie stabilisieren können:

- Selbstwertgefühl und Selbstbewusstsein über die intrinsische Verwertung von Lob und Erfolg
- Bereichernde Kontakte
- Strukturierung von Zeit, Belastungen und Aufgaben
- Verantwortung übertragen bekommen
- Befriedigung über bewältigte Herausforderungen
- Soziale Anerkennung

Damit es zu diesen positiven Auswirkungen der Arbeit kommt, muss die Erwerbstätigkeit bestimmte Voraussetzungen erfüllen, wie beispielsweise ausreichende Entlohnung, gutes Betriebsklima usw.

Der drogensüchtige Klient kann seinerseits die erforderlichen Arbeitsfähigkeiten in der Therapie trainieren:

- Sich selbst motivieren können
- Sich selbst etwas zutrauen
- Seine Zeit managen können
- Seine Kontakt- und Kommunikationsfähigkeit reflektieren können
- Seine Einstellung zur Arbeit überprüfen

- Stressbewältigungsstrategien beherrschen
- Soziale Kompetenz entwickeln
- Auf Rückhalt im sozialen Gefüge achten
- Entspannung und Freizeitgestaltung bewusst als Kontrapunkt gestalten

In der Behandlung Drogensüchtiger war die Selbstorganisation seit jeher fester Bestandteil der Therapie. Die Klienten halten im Allgemeinen das Haus selbst sauber, sorgen selbst für die Mahlzeiten und helfen in der Hausorganisation. Der Hintergrund ist natürlich der Aufbau positiven Sozialverhaltens. Sauberkeit und Ordnung sind in der Werteskala eines Drogenabhängigen oft nicht mehr existent. Abgesehen davon, dass ein enges Zusammenleben nur mit viel sozialer Verantwortung funktionieren kann, soll auch deutlich gemacht werden, dass äußere Ordnung ein Korrelat zur inneren Ordnung ist. Zudem geht es wieder um das Akzeptieren von Regeln und Strukturen. Nicht zu unterschätzen ist auch der pädagogische Anspruch: Es gibt darüber viel zu lernen, wie ein Haushalt funktioniert. Die eigene Wohnung in Ordnung zu halten ist ein Ausdruck des Selbstwertgefühls: Ich bin es mir wert, dafür zu sorgen, dass es bei mir sauber und schön ist, sodass ich gerne nach Hause komme.
Arbeitstherapie in einem solchen Setting muss sich auf Kompromisse einlassen. Oft kommt der Vorwurf, dass eine derartige Arbeitstherapie nichts gemein habe mit der Arbeitswirklichkeit. Erlebt aber nicht jeder seine Arbeitswelt anders, geprägt von der eigenen Wahrnehmung und der individuellen Bewertung? Diese subjektive Bedeutung der Arbeitsstelle herauszufinden, ist wichtig für den Arbeitstherapeuten. Denn nur wenn er die individuelle Arbeitswirklichkeit des Klienten nachvollziehen kann, kann er diese auch bei der Reintegration berücksichtigen. Außerdem ist doch nur ein gewisser Teil der Arbeit wirklich objektiv erfassbar.
Indikative Arbeitstherapie ist dann nicht möglich, wenn folgende Faktoren vorliegen:

- Festgelegte Aufgaben
- Festgelegter Zeitrahmen
- Unverzichtbarkeit der Arbeiten für die Klinik

Unter diesen Rahmenbedingungen muss sich Arbeitstherapie darauf beschränken, die Arbeitsweise der Klienten zu beobachten und zu korrigieren und sollte doch nicht ganz auf den Anspruch einer individuellen Arbeitstherapie verzichten. Auch unser arbeitstherapeutisches Konzept entstand quasi um die Gegebenheiten herum, solange diese unverrückbar waren.
Die Fragen, die sich stellen, lauten: Wo gibt es Spielräume für therapeutische Interventionen? Wo kann der Klient den Raum bekommen, sein Verhalten zu

reflektieren und neue Verhaltensweisen auszuprobieren, um so über Versuch und Irrtum zu lernen?

Die Aufgaben sind festgelegt: Es muss gekocht werden (unter Anleitung), das Haus muss sauber sein, der Garten muss gepflegt, die Blumen versorgt und die Autos gewaschen werden. Eine Nutzung der Aufgaben für therapeutische Zwecke ist trotzdem möglich.
In unserem Haus bestand der erste Schritt darin, die verschiedenen Dienste auf ihre Notwendigkeit hin zu überprüfen. Aufgaben wurden zusammengelegt und der Arbeitsauftrag konkretisiert. In einem nächsten Schritt wurden Anforderungsprofile für jeden Dienst erarbeitet. Dies ist besonders wichtig, um indikativ arbeiten zu können. So erfordern z.B.

- Küchenarbeiten:
    - Konzentration, Handlungsplanung, Sauberkeit und Ordnung, Merkfähigkeit, soziale Kompetenz
- Gartenarbeit:
    - körperliche Belastung, sensomotorische Erfahrungen, Belastungssteigerung, Arbeitsplanung, taktile Erfahrungen (je nach Aufgabe)
- Freizeitplanung:
    - soziale Kompetenz, Kontakt- und Kommunikationsfähigkeit, Fantasie, Organisation
- Putzen:
    - Handlungsplanung, Überwindung innerer Widerstände, Frustrationstoleranz

Sicherlich überschneiden sich viele Items, dennoch hat jeder Dienst mindestens ein charakteristisches Merkmal.
Die Einteilung der Dienste erfolgt einmal pro Woche in der so genannten Ämtergruppe. Bislang wurde diese von den verantwortlichen Klienten autark organisiert. Verantwortliche Klienten sind diejenigen, die für zwei Wochen die Leitung und Kontrolle einer Arbeitsgruppe übernommen haben und die Gruppensprecher. Auch diese Dienste mit einem sehr speziellen, eher psychotherapeutischen Anspruch werden hier verteilt. Die leitende Hauswirtschafterin sitzt mitunter dabei, um das Funktionieren der Hauswirtschaft durch kompetente Klienten in zentralen Positionen sicherzustellen. Auch die Ergotherapeutin muss sich hier engagieren. Hier ist die Stelle, wo Arbeiten klientenzentriert und indikationsabhängig vergeben werden können. Man muss sich zwar manchmal den funktionellen Gegebenheiten beugen (z.B. wenn das Haus unterbelegt ist), aber auch dann ist es durchaus möglich, für jeden Klienten die Arbeit zu finden, die es ihm ermöglicht, an seinen Arbeitsstörungen zu arbeiten.

Oft ist es sinnvoll, hier konfrontativ vorzugehen. Scheut jemand beispielsweise jeden Konflikt, bekommt er den Dienst, der dafür verantwortlich ist, Sanktionen für Fehlleistungen und Regelverletzungen zu verhängen. Kritisiert ein Klient permanent die Arbeit eines anderen, so bekommt er genau diese für zwei Wochen zugewiesen. Narzisstisch strukturierte Klienten bekommen das Gruppensprecheramt, fühlen sich dadurch sehr geschmeichelt und erleben in den kommenden zwei Wochen eine harte Auseinandersetzung mit ihrem Real-Ich.
Das enge Therapieprogramm mit festgelegten Zeiten stellt ein weit schwierigeres Problem dar. Den Klienten stehen pro Tag je nach Aufgabe 1-4 Stunden zur Verfügung. Diese sind auf den gesamten Tagesplan verteilt und fest verankert. Für die Dienste reichen diese Zeiträume aus, eine umfangreichere Arbeitsaufgabe ist jedoch nicht planbar.
Unsere Therapieeinrichtung bemüht sich sehr darum, für die Klienten einen Rahmen zu schaffen, der eine realistische Arbeitssituation ermöglicht. Zeitweise wurden an einem Nachmittag in der Woche drei Stunden für Arbeitstätigkeiten der Klienten reserviert.
Die Ergotherapeutin sollte die Arbeitstätigkeiten planen, vorbereiten und begleiten. Da es aber nicht möglich war, für 20 Klienten jede Woche neu adäquate, übergeordnete Arbeitsaufgaben zu finden, wurde dies wieder eingestellt.
Da für größere Arbeitsaufgaben auch drei Stunden zu kurz waren, wurde ein ganzer Tag als Arbeitstag für die Klienten eingeführt. Reelle Arbeitsbedingungen konnten imitiert und größere Projekte angegangen werden. Die organisatorischen Schwierigkeiten waren jedoch zu groß, um dies langfristig fortzusetzen. Der Ergotherapeutin war es nicht möglich, die Arbeitstätigkeiten der Patienten vorzubereiten, zu begleiten und die Arbeitserfahrungen mit ihnen individuell auszuwerten. Die Auswertung konnte nur in der Großgruppe geschehen und war dadurch weitgehend uneffektiv.
In einem nächsten Schritt wurde geplant, die Arbeitsprojekte auf zwei Tage auszudehnen, diese dann aber mit anderen Mitarbeitern des Hauses wie dem Hausmeister und allen Hauswirtschafterinnen zusammen vorzubereiten und zu begleiten. Dafür waren vorbereitende Arbeitssitzungen nötig, die die Anleiter aus ihren täglichen Aufgaben herausrissen. Vor allem der Hausmeister klagte über die unzureichende Qualität der Arbeit, die die Klienten leisteten und die er dann anschließend nachbessern musste. Arbeiten wurden nicht fertig gestellt und Material wurde verschwendet oder ruiniert. All dies hätte man mit dem einzelnen Klienten auch therapeutisch bearbeiten können, jedoch ließ das enge Therapieprogramm hierfür keine Zeit. So wurde auch dieses Vorgehen wieder eingestellt. Es scheint, als seien die Arbeitstätigkeiten rund um die Hausdienste am besten einzusetzen.
Wenn die Arbeiten der Klienten für die Klinik unverzichtbar sind, ist das immer wieder ein kontrovers diskutierter Punkt für das Kollegium. Auf der einen Seite

sollen die Klienten durch die Dienstleistungen in ihrer sozialen Kompetenz gestärkt werden, andererseits sind diese Dienste auch ein Relikt der therapeutischen Gemeinschaft. Hauswirtschaftsorganisation und Therapieprogramm vermischen sich, wobei beides zu kurz kommt. Die Klienten wehren sich gegen die Arbeitsaufgaben immer dann, wenn sie sich missbraucht fühlen.
Es muss jedoch auch bedacht werden, dass die Dienste, die die Klienten übernehmen, verhindern, dass eine „Zauberberg-Atmosphäre" entsteht. Ohne eine Mitarbeit an den täglich anfallenden Arbeiten würden die Klienten noch leichter dem Konsumanspruch und der Versorgungshaltung verfallen. Arbeit würde nur im Rahmen der Arbeitstherapie stattfinden und sicherlich ihren Realitätsbezug einbüßen.
Um hier den Klienten einen angemessenen Arbeitsrahmen zu bieten, ohne sie auszunutzen, ist es bedeutsam, genau abzuwägen, welche Aufgaben geleistet werden sollen und welche nicht:

- Rasen mähen, aber nicht den Hof pflastern
- Kartoffeln schälen, aber nicht alleine die ganze Mahlzeit zubereiten. Ausnahme sind hier die selbst zubereiteten Abschiedsessen für Klienten, wobei hier der psychosoziale Ansatz im Vordergrund steht
- Eigenes Zimmer putzen, aber nicht alle Fenster der Klinik reinigen
- Gruppenraum aufräumen, aber nicht die Polster reinigen
- Glühbirnen wechseln, aber nicht den Schalter reparieren

Daneben muss es für die Klienten zu jeder Zeit klar sein, dass der therapeutische Mitarbeiter und Anleiter die Verantwortung trägt und tatkräftig mit arbeitet. Für das Wochenende beispielsweise kocht die Köchin vor, kann es dann aber den Klienten überlassen, das Essen aufzuwärmen. Trotz aller Überlegungen, durch Hausdienste die Klienten in den Alltag einzubinden, bleibt Unzufriedenheit und der Bedarf, diesen Bereich zu überdenken. Es gibt immer mehr Kliniken, die durchaus gute Erfahrungen damit gemacht haben, alle Klientendienste abzuschaffen (z.B. Fachklinik am Rosenberg).
In unserer Einrichtung wurde mittlerweile ein weiterer Ergotherapeut eingestellt, der eine arbeitstherapeutische Malerwerkstatt aufgebaut hat, in der unter realistischen Arbeitsbedingungen gearbeitet werden kann.
Die Möglichkeiten während der dreizehn Wochen dauernden Therapie mit ihrem dichten psychotherapeutischen Programm arbeitstherapeutisch tätig zu werden, sind begrenzt. Wir haben uns von daher darauf festgelegt, welche Inhalte in der Arbeitstherapie unserer Klinik sicherzustellen sind:

- Diagnostik der Grundarbeitsfähigkeiten
- Beurteilung und Reflexion des Arbeitsverhaltens und dessen Veränderungen

- Sicherung und Wiederherstellung der Grundarbeitsfähigkeiten
- Unterstützung der beruflichen Orientierung durch gemeinsame Überlegungen, Testverfahren und Informationen
- Organisation weiterführender arbeitsrehabilitativer Maßnahmen
- Anbahnung der Reintegration in den Arbeitsmarkt (oder bisherigen Arbeitsplatz)
- Diagnostik als Ergebniskontrolle zur Beschreibung des Status quo bei Entlassung

Es wird deutlich, dass das Konzept eng mit der Struktur unseres Hauses verbunden ist und daher nicht unbedingt auf jede andere Einrichtung übertragbar ist. Jeder Ergotherapeut muss sich selbst die Frage stellen: Wie kann Arbeitstherapie unter den spezifischen Bedingungen der Behandlungseinrichtung therapeutisch sinnvoll durchgeführt werden.

2.8.6 Arbeitstherapeutischer Behandlungsplan

Auch in der Arbeitstherapie funktioniert eine zielorientierte Behandlung nur mit einer genauen Planung. Durch die Vernetzung von gestalterischen und arbeitstherapeutischen Behandlungsmethoden in unserer Klinik ist es möglich, nur einen Befund zu erstellen. Grundarbeitsfähigkeiten können mit ergotherapeutischen Mitteln ebenso behandelt werden wie in der Arbeitstherapie (Ausdauer, Genauigkeit, Handlungsplanung usw.). Das Rehabilitationsziel ist die Erwerbsfähigkeit, die Grob- und Feinziele sind individuell festzulegen. Die Ziele müssen mit dem Klienten abgestimmt sein, denn nur wenn der Klient mitarbeitet, ist auch seine Aufmerksamkeit bei allen Tätigkeiten gesichert. Die Ergotherapeutin kann ihn nicht bei allen Tätigkeiten beobachten und korrigieren. Der Klient ist auf Stichproben und Rückmeldungen der Bereichsanleiter angewiesen. Die Eigenreflexion stärkt die Eigenverantwortung und Selbstwirksamkeit des Klienten. Hat er selbst ein Interesse daran gewonnen, bei allen Tätigkeiten beispielsweise auf eine Ausweitung der Aufmerksamkeitsspanne zu achten, ergeben sich wesentlich mehr Übungsfelder als in den zwei Therapiesitzungen pro Woche. Erfolge schreibt der Klient sich dann auch eindeutiger selbst zu.
In unserer Klinik ist es nicht möglich, dass die Ergotherapeutin den Klienten bei allen Tätigkeiten begleitet und wahrnimmt. Vor diesem Hintergrund wurde ein Fragebogen zur Selbst- und Fremdeinschätzung entwickelt.

2.8.7 Selbst- und Fremdeinschätzungsbogen

Der in der Ergotherapie entworfene Rückmeldebogen orientiert sich an MELBA (Föhres et al., 1997) und fragt verschiedene Items ab (s. Fragebogen, S. 151): Dieser Bogen ist bewusst einfach konzipiert und schnell auszufüllen. Die Fragen sind eindeutig und die Bewertung erfolgt über eine Bewertungsskala mit vier

Einschätzungsbogen für die allgemeine Arbeitsfähigkeit*

Arbeitsbereich:

Name:

Datum: Anleiter:

Kommt und geht selten pünktlich	O	O	O	O	Kommt und geht immer pünktlich
Benötigt viele zusätzliche Pausen	O	O	O	O	Benötigt keine zusätzlichen Pausen
Braucht viel Unterstützung	O	O	O	O	Braucht kaum Unterstützung
Hat oft Schwierigkeiten, Anleitungen zu verstehen	O	O	O	O	Hat selten Schwierigkeiten, Anleitungen zu verstehen
Braucht lange, um neue Angaben zu beherrschen	O	O	O	O	Beherrscht neue Aufgaben schnell
Arbeitet sehr langsam	O	O	O	O	Arbeitet sehr schnell
Hat wenig Ausdauer	O	O	O	O	Hat viel Ausdauer
Kann sich schlecht konzentrieren	O	O	O	O	Kann sich gut konzentrieren
Am Arbeitsergebnis ist häufig etwas auszusetzen	O	O	O	O	Am Arbeitsergebnis ist selten etwas auszusetzen
Kommt unter Leistungsdruck völlig durcheinander	O	O	O	O	Macht Leistungsdruck nichts aus
Schwer zur Arbeit zu bewegen	O	O	O	O	Leicht zur Arbeit zu bewegen
Traut sich sehr wenig zu	O	O	O	O	Traut sich einiges zu
Gibt bei Misserfolg sofort auf	O	O	O	O	Gibt bei Schwierigkeiten nicht so schnell auf
Kann Kritik schlecht vertragen	O	O	O	O	Kann Kritik gut ertragen
Übernimmt keine Verantwortung	O	O	O	O	Übernimmt Verantwortung
Freut sich über Leerlaufzeiten	O	O	O	O	Machen Leerlaufzeiten nervös
Arbeitet am liebsten alleine	O	O	O	O	Arbeitet nicht gerne alleine

Anmerkungen:

Unterschrift Datum

*aus: Wilms in Kubny-Lüke (Hrsg.) 2003, S. 358

Stufen. Derjenige, der ausfüllt, muss sich dadurch auf jeden Fall für die negative oder die positive Seite entscheiden. Die einfachste Form der Bewertung, immer das Mittelmaß anzukreuzen, ist dadurch ausgeschlossen.
Diese Einschätzungsbogen sind mit allen Mitarbeitern, die mit Klienten zusammen arbeiten, ausführlich besprochen worden, z.B. mit der Putzfrau, dem Hausmeister, der Köchin.
Die Mitarbeiter sind über die Zielsetzung des Rückmeldebogens informiert. Die Einführung in den Einsatz des Bogens wird von Zeit zu Zeit wiederholt. Die Erfahrung hat gezeigt, dass die Kollegen aus der Hausorganisation durch den Umgang mit dem Rückmeldebogen eine andere Haltung den Klienten gegenüber bekommen, denn auch der Anleiter selbst sieht sich wertgeschätzt: „Deine Beobachtungen sind wichtig". Gerade bei Konflikten zwischen den Anleitern und den Klienten kann es von Vorteil sein, wenn man auf diese Weise eine „fachliche Ebene" einnehmen kann. Konflikte arten sonst schon mal in Beschwerden oder Klagen aus, die weder helfen, die zu erledigende Arbeit zu bewältigen noch den Klienten fördern. Es erfordert aber auch einige Überzeugungskraft, die Mitarbeiter aus der Hausorganisation zu dieser Unterstützung der therapeutischen Arbeit zu motivieren und ihr Engagement positiv zu verstärken.

Die Rückmeldungen aus den Bogen können dazu genutzt werden, den ergotherapeutischen Befund zu überprüfen, gegebenenfalls zu erhärten oder zu revidieren. Der erste Rückmeldebogen wird innerhalb der ersten drei Wochen ausgefüllt und im Reflexionsgespräch mit dem Klienten berücksichtigt. Es kann sehr interessant sein, mit dem Klienten zu reflektieren, warum er sehr unterschiedliche Einschätzungen erhalten hat. Welche Rolle spielt dabei die Beziehung zum jeweiligen Anleiter? Wie hat der Klient das selbst erlebt? Kennt er es vielleicht aus seinem Arbeitsleben, wie wichtig die Bezugsperson bei der Arbeit für das Arbeitsergebnis ist? Bei einer resoluten Köchin kann sich mancher Klient so verunsichert fühlen, dass ihm viele Fehler unterlaufen. Mit dem Hausmeister verstehen sich dann viele Klienten wiederum so gut, dass sie anstandslose Arbeitsergebnisse erbringen.
Klienten mit einer sehr ausgeprägten Fehleinschätzung kann der Rückmeldebogen helfen, diese zu korrigieren. Es kann hilfreich sein, wenn der Klient selbst einen Mitklienten, dem er vertraut, bittet, ihn mit Hilfe des Bogens zu beurteilen. Die Einschätzung des Mitklienten kann dann vielleicht besser akzeptiert werden und die Selbsteinschätzung fördern. Für manche Klienten ist es sehr aufschlussreich, wenn sie den Rückmeldebogen im Sinne einer Selbsteinschätzung selbst ausfüllen.
Zum Abschluss der Therapie wird erneut ein Rückmeldebogen ausgefüllt. Veränderungen und Entwicklungen lassen sich auf diese Art nachweisen und dokumentieren.

Letztendlich kann man an jeder Tätigkeit beobachten und erkennen, was zur Diagnostik der Arbeitsfähigkeit nötig ist. Einige Aspekte, auf die geachtet werden kann, seien hier genannt:

Emotionale Fähigkeiten
z.B.: gibt bei Misserfolg nicht auf; eigene Befindlichkeit wirkt sich nicht auf die Arbeitsleistung aus; Stress macht nichts aus

Soziale Fähigkeiten
z.B.: Kooperationsbereitschaft in der Gruppe; kann Autorität akzeptieren; ist kritikfähig; kann Regeln gut einhalten; nimmt Rücksicht; hilft

Instrumentelle Arbeitsfähigkeiten
z.B.: ist vertraut im Umgang mit Werkzeugen; zeigt gute Handlungsplanung; kann Anleitungen sofort umsetzen

Selbstbild
z.B.: schätzt die eigene Leistungsfähigkeit realistisch ein; holt sich Hilfe; kann Erfolge verwerten; traut sich neue Aufgaben zu

Die Beobachtung des Klienten bei der Arbeit (z.B. in der Küche) ist in vielen kleinen Sequenzen möglich und auch nötig. Dies führt insgesamt zu einem objektiven Gesamtbild, das sich zusammensetzt aus Eindrücken von starken und schwachen Tagen, von Arbeiten, die dem Klienten liegen und solchen, die ihm nicht liegen oder neu für ihn sind.
Mit einer Rückmeldung bzw. Einschätzung muss der Klient etwas anfangen können. Es würde dem Klienten schwer fallen, die Aussage, man habe bei ihm einen Intentionstremor beobachtet, einzuordnen. Diese Beobachtung ist dann bedeutsam, wenn der Intentionstremor zu einer Funktionseinschränkung führt und die Arbeitsfähigkeit beeinträchtigt. Befunde, die auch für die berufliche Reintegration bedeutsam sind, werden dokumentiert, z.B.:

- Amputationen und Teilamputationen
- schwere Sensibilitätsstörungen
- Störungen des Bewegungsapparates
- Funktionsstörungen der Sinnesorgane wie Taubheit oder ausgeprägte, nicht korrigierbare Myopathie
- Schwierigkeiten, bimanuell zu arbeiten

Einige Aspekte des Befunds können für den Psychotherapeuten bedeutsam sein, da sich Arbeitsfähigkeiten und -störungen in den persönlichen Problemen widerspiegeln können. So kann ein Klient, der perfektionistisch arbeitet, auch in Beziehungen überhöhte Anforderungen und Erwartungen haben.

Trotz der Fülle des arbeitsdiagnostischen Materials, das während der Therapiezeit gesammelt werden kann, ist es nicht immer möglich, eine Einschätzung der Arbeitsfähigkeiten vorzunehmen. So muss zum Ende der Therapie eine Einschätzung zur Arbeitsfähigkeit und Belastbarkeit dem Kostenträger gegenüber getroffen werden. Hier kommen wir in unserer Einrichtung an Grenzen, denn diese müsste an einem Arbeitsplatz mit realen Arbeitsplatzbedingungen überprüft werden. Dazu steht in einer Kurzzeittherapie von drei Monaten nicht viel Zeit zur Verfügung. Unsere Klienten arbeiten zum Therapieende hin eine Woche in der durch einen Ergotherapeuten geführten Malerwerkstatt. Hier haben sie die Möglichkeit, ihre Leistungsmöglichkeiten unter realistischen Bedingungen zu überprüfen und Strategien für den kommenden Arbeitsalltag zu üben. Eine Woche ist jedoch sehr kurz für diese Phase.

Beispiel
Abschrift eines Reflexionsberichts von S., 34 J., nach fünf Tagen Malerwerkstatt

Bericht über meine Arbeitstherapie
Die AT fand ich aus dem Grund sehr wichtig für mich und meinen beruflichen Werdegang, da sie mir aufgezeigt hat, was mir wieder alles schwer fallen wird im Arbeitsleben, worauf ich also gleich besonders achten muss und auch vorbeugen kann.
Z.B. merke ich an einigen Arbeitsschritten, dass ich sie lange nicht mehr gemacht habe und ich habe jetzt die Möglichkeit, an diese Bereiche anders ranzugehen bzw. sie gesondert noch einmal zu üben. Mir ist aufgefallen, dass ich an einem 8-Stundentag ab mittags akute Lustlosigkeit verspürt habe, was für mich heißt, dass ich mich in Zukunft auf die Arbeitstage anders vorzubereiten habe. Ich weiß wieder, wo meine Schwachstellen sind und habe so die Möglichkeit, mich auf meinen Beruf draußen richtig vorzubereiten und mir ist bewusst geworden, was ich mit besonderer Sorgfalt angehen muss. Im Ganzen hat mir die AT sehr dabei geholfen, mich auf die Berufswelt wieder richtig vorzubereiten und einzustellen. Mit dem Arbeitstherapeuten der Malerwerkstatt, muss ich sagen, hat es mir auch noch richtig Spaß gemacht zu arbeiten und ich finde, dass es eine gute Sache ist und beibehalten werden sollte.

Da die Aussagen zur Arbeitsfähigkeit nicht längerfristig in realistischen Arbeitsbedingungen durch die Ergotherapie unserer Klinik überprüft werden können, werden sie im Entlassungsbericht als momentane Einschätzung unter den gegebenen Bedingungen beschrieben.
Ist der Klient nach der Suchttherapie noch nicht voll erwerbsfähig, muss eine arbeitstherapeutische Anschlussmaßnahme gefunden werden. Dies scheitert oft

am Widerstand der Klienten, die nicht arbeiten wollen, ohne Geld zu verdienen. Manche jedoch erkennen, dass ihre Belastbarkeit noch eingeschränkt ist und lassen sich auf eine Maßnahme ein.
Vor allem Klienten, die lange Phasen der Arbeitslosigkeit hinter sich haben oder obdachlos waren, nehmen das Angebot eines geschützten Arbeitsplatzes gerne an. Diese Arbeitstrainingsprojekte können von einer Nachsorgeeinrichtung aus besucht werden und ermöglichen einen Einstieg in die Arbeitswelt mit reduzierter Stundenzahl und Unterstützung.

Beispiel
Herr P. wurde 1958 in Hamburg als zweites Wunschkind geboren.
Er hätte gerne Abitur gemacht, was ihm jedoch mit dem Hinweis verweigert wurde, er stamme aus „einer Handwerkersippe und keinem Arzthaushalt". Er selbst sei ab diesem Zeitpunkt immer bockiger geworden, habe aber seine Tischlerlehre ohne große Anstrengung abgeschlossen.
Nach vielen Jahren des „Gammelns" und zweier Haftstrafen hielt er eine Langzeittherapie durch. Er lernte eine Frau kennen, die ihm sehr viel Halt gab und lebte zwölf Jahre drogenfrei. Er arbeitete erfolgreich in seinem Beruf, machte im Zuge der später abgebrochenen Meisterausbildung den Anleiterschein. Er zeigte besonders viel Interesse an der Ausbildung der Lehrlinge und versuchte, in den pädagogischen Bereich zu wechseln.
In dieser Phase der Hochstimmung kam es 1994 zu ersten Kokainrückfällen. Die bis dahin glückliche Beziehung wurde schwierig und sein Konsum nahm wieder „astronomische" Mengen an. Trotzdem arbeitete Herr P. noch bis 1998, inzwischen an häufig wechselnden Arbeitsstellen. Die Freundin zwang ihn zu einer Therapie. Während der Therapie verstarb plötzlich seine Mutter und seine Freundin trennte sich kurz darauf von ihm. Seine Wohnung wurde zwangsweise geräumt. Herr P. war am Ende.
Er brach die Therapie ab und flüchtete in exzessiven Kokainkonsum. Trotz Übernahme ins Polamidonprogramm wurde er straffällig und entschied sich 1999 unter richterlichem Druck zur Therapie in unserem Haus.
Bei Aufnahme zeigte Herr P. eine Vielzahl psychosomatischer Störungen und bot das Bild eines depressiven, ängstlichen Menschen. Seine Konzentrationsfähigkeit war deutlich beeinträchtigt, er war sich seiner Ressourcen in keinem Punkt sicher und hinterfragte jede eigene Leistung. Er wirkte hoffnungslos und nur gering introspektionsfähig. Er schwankte zwischen maßloser Selbstüberschätzung und massiven Selbstzweifeln. Lob über gelungene Tätigkeiten konnte er nicht annehmen, sondern nur entwerten.
Für die Arbeitstherapie kristallisierten sich drei Ziele heraus:

- Realistische Selbsteinschätzung durch wiederholte Reflexion des eigenen Handelns,
- Realisieren der eigenen Grenzen,
- Überprüfung der Grundarbeitsfähigkeiten und deren Stabilisierung,
- berufliche Reintegration in den ersten Arbeitsmarkt mit dem Anspruch, die pädagogischen Ressourcen zu nutzen.

Zwischenziele waren
- Verbesserung der Selbstwahrnehmung
- Alltagsstruktur sichern
- Verbesserung der Entscheidungsfähigkeit

In der ersten Phase der großen Unsicherheit lag das Augenmerk in der Arbeitstherapie auf Stabilisierung und Struktur. Herr P. zeigte große Schwierigkeiten, pünktlich aufzustehen, Dienste pünktlich zu absolvieren, Zusagen einzuhalten oder sein Zimmer bis zu einem bestimmten Zeitpunkt aufzuräumen. Er bekam dadurch viel Ärger, sodass er nach kurzer Zeit selbst erkannte, dass hier eine seiner Grenzen lag, die es zu bearbeiten galt. Folgende Hilfen wurden ihm geboten:
- Ein Tagesplan
- In der täglichen Abendrunde musste er Auskunft erteilen, ob er diesen Plan gut einhalten konnte und was für ihn schwierig war. Er bekam Rückmeldung von den anderen Klienten, die ihn ihm Alltag erlebt hatten.

Nach vier Wochen klappte das tägliche Pflichtprogramm deutlich besser, Herr P. war in der Gruppe integriert und zur Ruhe gekommen. Das Augenmerk legten wir jetzt auf die Verbesserung der Introspektionsfähigkeit. Die ausdruckszentrierte Methode in der Ergotherapie zeigte schnell erste Erfolge.

In den nächsten Wochen stellte sich die Notwendigkeit einer vierwöchigen Verlängerung heraus, da Herr P. erst jetzt in der Lage war, sich voll auf den therapeutischen Prozess einzulassen. Für die Arbeitstherapie stand die Überprüfung der realen Leistungsfähigkeit im Vordergrund. Herr P. zeigte bei kleineren Tischleraufgaben zufrieden stellende Ergebnisse, konnte diese für sich jedoch nicht annehmen. Daraufhin nahm er ein paar Tage am Arbeitstrainingsprojekt in der Tischler-Werkstatt teil und konnte sich davon überzeugen, dass er sein Handwerk durchaus noch beherrschte.

Parallel dazu wurde in der 10. - 12. Behandlungswoche über die Wiedereingliederung nachgedacht. Deutlich wurde sein Wunsch, in den pädagogischen Bereich zu wechseln, zumal er sich Akkordarbeit oder dem enormen Leistungsdruck einer kleinen Tischlerei nicht gewachsen fühlte. Er bemühte sich, auf meine Information hin, in einer Blindenhilfs-

mittelwerkstatt um einen Praktikumsplatz. In dieser Werkstatt arbeiten auch jugendliche Klienten aus der Adaptionsphase einer zweijährigen Drogenentwöhnungstherapie. Dieser Praktikumsplatz wurde ihm zugesagt.
Um seine Interessen und sein Geschick im Umgang mit jungen kranken Menschen zu überprüfen, bekam er die Aufgabe, für Klienten des angegliederten Kinder- und Jugendentzugs Projekttage mit dem Thema „Holzbearbeitung" zu planen und durchzuführen. Er schlug vor, Vogelhäuser zu bauen. Er erstaunte alle Mitarbeiter dadurch, dass er das Projekt drei Tage lang engagiert und gewissenhaft organisierte und hervorragend leitete. Eingerahmt in einen Ausflug fuhr er mit den Jugendlichen mit dem Fahrrad in den Wald, um Materialien zu sammeln. Er richtete Arbeitsplätze ein und leitete die Jugendlichen fachgerecht und sehr einfühlsam an, ohne es an der nötigen Durchsetzungskraft und Konsequenz fehlen zu lassen. Es gelang ihm in den 3 Tagen, eine entspannte Atmosphäre zu schaffen, in der sich die Jugendlichen ausgesprochen wohl fühlten. Mit einem netten Abschlussritual wurden die ganz individuell gefertigten Häuschen aufgebaut und mit einer Eisschlemmerei gefeiert. Herr P. konnte aus diesem Projekt viel Sicherheit gewinnen und sich seiner Kompetenzen vergewissern.
Nach seiner Entlassung ging Herr P. in die stationäre Nachsorge und von dort aus zu einem Praktikumsplatz. Nach einem halben Jahr wurde Herr P. dort so sehr geschätzt, dass für ihn ein Arbeitsplatz auf der Basis Arbeit statt Sozialhilfe (BSHG § 19) geschaffen wurde.
Nach 13 Monaten begann Herr P., da er sich nun stabil genug fühlte, mit der Suche nach einem Arbeitsplatz auf dem ersten Arbeitsmarkt. Heute, fünf Jahre nach der Therapie, lebt Herr P. immer noch drogenfrei und arbeitet in einer therapeutischen Tischlerwerkstatt mit jugendlichen Abhängigkeitskranken.

Dies bestätigt auch eine E-Mail, die die Therapeuten der Klinik im März 2004 erreichte:
... da sitze ich bei der Arbeit und denke an die Zeit in der Klinik. Ich hatte bei euch eine für mich sehr anstrengende Zeit, die mich im Endeffekt aber auch weiter gebracht hat. Ich hatte seitdem keinen Kontakt mehr zu harten Drogen, meine lange Bewährungszeit habe ich gut überstanden, Schulden reguliert usw. Ich möchte nicht behaupten rundum glücklich zu sein, denn das wäre gelogen. Aber auf jeden Fall geht es wesentlich besser als vor der Therapie. Dafür wollte ich einfach mal Danke sagen ...

3 Berufliche Reintegration

Das primäre Ziel der stationären Rehabilitation ist die Wiederherstellung der Erwerbsfähigkeit. Das SGB IX normiert in §11 eine enge Verzahnung von beruflicher und medizinischer Rehabilitation. Aufgabe ist die differenzierte Ermittlung von Belastung und Beanspruchung des Klienten an seinem Arbeitsplatz. Etwa 58% der Klienten in Suchtkliniken sind erwerbslos (Jahrbuch Sucht 2001, S.155). Diese müssen erst einen Arbeitsplatz finden.
Arbeitslosen Suchtkranken stellt sich die Frage: Was soll ich denn arbeiten? Bei allem Bemühen um die Reintegration ins Arbeitsleben darf nicht übersehen werden, dass nur die befriedigende, sinnstiftende und selbstwertstärkende Arbeit psychosozial stabilisierend wirkt. Unter dieser Bedingung gelingt die Distanzierung von der Drogenszene und die Verbesserung der gesundheitlichen und sozialen Lage der Suchtkranken. Kalke et al. (2004) haben 10 Jahre Substitutionstherapie in Deutschland evaluiert und die Ergebnisse in der Wiener Zeitschrift für Suchtforschung 1998 veröffentlicht. Ihre Forschungsergebnisse bestätigen diesen Zusammenhang deutlich.
Gleichzeitig darf nicht übersehen werden, wie viele Sucht auslösende Faktoren in der Arbeitswelt zu finden sind. Arbeit wirkt dann überhaupt nicht stabilisierend, sondern schädigend. Nach den jüngsten Studien von Puls (1999) und Renn (Renn und Feser, 1982) führen folgende Faktoren in der Arbeitswelt zu einem erhöhten Risiko, zu Suchtmitteln zu greifen:

- Schichtarbeit
- Unsicherheit des Arbeitsverhältnisses
- Hohe Anforderungen bei wenig Stressbewältigungsstrategien
- Unzureichende soziale Unterstützung
- Geringe Entscheidungsspielräume
- Geringe Anerkennung durch fehlende Aufstiegschancen, geringen Lohn oder Gratifikationen

Man kann davon ausgehen, dass die zukünftigen Entwicklungen in der Arbeitswelt dazu beitragen werden, dass Arbeit viele dieser Belastungsfaktoren impliziert:

- Flexible Arbeitszeiten
- Flexible Arbeitsplätze (Telearbeit)
- Unregelmäßig stark ansteigende Anforderungen und
- Leistungsdruck (Projektarbeit)
- Häufiger Arbeitsplatzwechsel

Die Flexibilisierung der Arbeit birgt Chancen und Risiken für chronisch kranke Menschen. Einerseits gibt es eine Fülle von unterschiedlichen Rahmenbedingungen der Arbeit (Teilzeitarbeit, Telearbeit, wechselnde Arbeitszeiten), die durchaus auch dazu genutzt werden können, einen Arbeitsplatz zu suchen, der den individuellen Möglichkeiten entspricht. Andererseits herrscht in den letzten Jahren ein immer stärker zunehmender Druck auf dem Arbeitsmarkt, der dazu beiträgt, dass gerade Menschen mit gravierenden Beeinträchtigungen, wie z.B. Suchtkranke, davon bedroht sind aus dem Arbeitsmarkt herausgedrängt zu werden.
Suchtkarrieren können durch Arbeitsbedingungen aber auch vorprogrammiert werden. Denn der Griff zu Tranquilizern wird wahrscheinlicher, wenn der Arbeitnehmer durch wechselnde Arbeitszeiten zunehmend in seinem Schlaf-Wach-Rhythmus gestört ist.
Der permanente Druck zur beruflichen Qualifizierung kann gefährdete Personen dazu verleiten, leistungssteigernde Medikamente und Drogen einzunehmen. Wechselnde Arbeitsplätze, verbunden mit hohen Mobilitätsanforderungen, erschweren es, soziale Kontakte zu pflegen und durch den sozialen Kontext Halt zu bekommen.
Es ist eine Herausforderung an die Ergotherapeuten, sich mit den Entwicklungen in der Arbeitswelt auseinander zu setzen. Es stellen sich die Fragen: Wie soll man instabile Klienten auf die Arbeitswelt vorbereiten? Wie soll man diese krank machenden Faktoren berücksichtigen?
Einige der Klienten haben noch einen Arbeitsplatz. Nicht immer ist es sinnvoll, auf diesen zurückzukehren. Hier ist die Suchterkrankung vielleicht bekannt oder es gibt an diesem Arbeitsplatz weiterhin Sucht auslösende Faktoren. Manche Arbeitsstelle kann dazu beitragen, dass das Suchtverhalten aufrechterhalten wird.

Beispiel
L., 31 J., hat in den letzten drei Jahren in einer Werkstatt für behinderte Menschen als Gruppenleiter gearbeitet. Er war vor vier Jahren nach einer Therapie drogenfrei und dann sehr stolz, trotz seines diskontinuierlichen beruflichen Werdegangs als Schlosser, diese Stelle bekommen zu haben. Er hatte dort zunächst ein Praktikum gemacht, um dann als Zweitkraft in der Verwaltungsgruppe eingestellt zu werden. Seine Aufgabe war die Betreuung der 18 behinderten Mitarbeiter gewesen, sechs davon rollstuhlpflichtig. Er musste mehreren behinderten Mitarbeitern beim Essen und den Toilettengängen helfen. Die Gruppe bekam leichte Verwaltungstätigkeiten zugewiesen. Schwierige Aufträge erledigte die Erstkraft alleine und hatte damit so viel zu tun, dass sie sich gar nicht um die Mitarbeiter kümmern konnte. L. fühlte sich wohl und kam mit den Behinderten gut zurecht.

Dann wurde die Erstkraft versetzt und L. bekam deren Aufgaben übertragen. Als Hilfe stand ihm nun ebenfalls eine Zweitkraft zu Seite, die seine bisherigen Aufgaben übernahm. Nach wenigen Wochen meldete sich diese langfristig krank. L. hatte „keine Ahnung von Computern" und sah sich plötzlich einem überwältigenden Arbeitspensum ausgesetzt. Er engagierte sich sehr, setzte sich zunehmend unter Druck, scheiterte aber auch immer mehr. Er wurde nach fast drei Jahren zunächst mit Alkohol rückfällig, konsumierte aber schon Tage später alles, was er an Drogen bekommen konnte. Er schaffte es trotzdem noch, auf dem Arbeitsplatz rigoros Hilfe einzufordern und bekam eine Computerfortbildung, zwei Zivis und eine Verwaltungskraft zugesichert. Ein Jahr dauerte es, bis die Zusage umgesetzt war. Zwei Tage nach Arbeitsantritt der neuen Verwaltungskraft brach L. zusammen und ist seither krankgeschrieben. Der Arbeitgeber hat den kausalen Zusammenhang von Arbeitssituation und Rückfall anerkannt und L. für die Therapie frei gestellt. Er hat die Zusage, jederzeit an seinen Arbeitsplatz zurückkehren zu können.

Manche Suchtkranke haben jahrelang in einem Beruf gearbeitet, der sie nicht befriedigte. Ihre Frustrationstoleranz leidet hierunter in aller Regel. Häufig haben diese Menschen keine Ideen, was sie an ihrer Situation verändern könnten und stellen sich die Frage, ob eine Änderung überhaupt notwendig ist! Manche halten sich für leistungsfähig und kompetent in der Arbeit und ignorieren die Wechselwirkung, die mit ihrem Drogenkonsum zusammenhängt und sich auf ihre Arbeitsleistungen auswirkt.

Die Kostenträger fordern heute Interventionen zur beruflichen Rehabilitation schon während der Entwöhnungsbehandlung. Bis vor kurzem waren medizinische und berufliche Rehabilitation streng voneinander getrennt. Seit wenigen Jahren gibt es verschiedene Modelle, die beides miteinander verknüpfen. Als Beispiel sei das Modell der Fachklinik Eußertal unter der Trägerschaft der LVA Rheinland-Pfalz genannt (s.a. www.lva-rheinland-pfalz.de). Aber es gibt auch in anderen Bundesländern interessante Modellprojekte.

Beispiel

WEG – Wiedereingliederungsgemeinschaft Bad Bramstedt

- Modellprojekt über drei Jahre in einer medizinisch-psychosomatischen Klinik.
- Kooperation mit 100 Betrieben zur Belastungserprobung und enge Zusammenarbeit mit den Integrationsfachsdiensten verschiedener Landkreise.
- Indikationsgruppe: alle Patienten dieser Klinik, die schwerbehindert, gleichgestellt arbeitslos oder von Arbeitslosigkeit bedroht sind.

- Inhalte: Arbeits- und Berufsanamnese, Diagnostik, Beratung und Training, betriebliche Erprobung, Ergebnisbündelung (Fallkonferenz), Akquise geeigneter Arbeitsplätze, Integrationsbegleitung.
- Maßnahmedauer 6-12 Wochen Rehabilitationsmaßnahme, anschließend 6 Monate Integrationsmaßnahme.
- Ziel: Entwicklung und Erprobung eines berufsbezogenen Behandlungsansatzes und Förderung einer zügigen Integration

In diesem Zusammenhang sei auf die informativen Publikationen der Bundesarbeitsgemeinschaft für Rehabilitation BAR hingewiesen, aus denen auch dieses Beispiel stammt. (Bezugsadresse siehe Literaturverzeichnis)

Im Zuge der arbeitsmarktpolitischen Entwicklungen, mehr aber noch der zunehmenden Verknappung der Sozialkassen, entstand ein deutliches Interesse an der beruflichen Wiedereingliederung. 1995 fand in Heidelberg ein Kongress zum Thema „Sucht und Erwerbstätigkeit" statt, dessen Beiträge im Neulandverlag veröffentlicht wurden. Dort kann man sich über die verschiedenen Modelle und statistischen Erhebungen informieren und Denkansätze einzelner Fachkliniken vergleichen. Im Folgenden werden Eckpunkte für die berufliche Reintegration entwickelt, die Anregungen bieten, das eigene Konzept zu entwickeln.

3.1 Berufswunsch

Hat sich der Klient weitgehend stabilisiert, ist es notwendig, das Augenmerk auf die Perspektiven nach dem stationären Aufenthalt zu richten. Mit dem Klienten wird noch einmal die Berufs- und Arbeitsanamnese durchgesehen. Ich frage den Klienten nach seinen Wünschen. Hat er ein Ziel und wie wichtig ist ihm dieses? Klienten berichten oft, dass sie ihren eigentlichen Berufswunsch gegen den Widerstand der Eltern oder der Agentur für Arbeit nicht durchsetzen konnten. Alle bisherigen Tätigkeiten waren sozusagen zweite Wahl. Ich erfahre vom Klienten, ob er schon mal sein eigentliches Berufsziel angepeilt hat, aber immer wieder durch einen Rückfall oder andere Hindernisse gescheitert ist. Ich versuche herauszuhören, ob es sich bei dem eigenen Berufswunsch um einen irrationalen Wunschtraum im Fahrwasser einer völlig verzerrten Selbsteinschätzung handelt oder ob es sich um einen Wunsch handelt, den der Klient sich bisher gar nicht zu wünschen traute.
Eine Orientierung an den Berufswünschen des Klienten, wenn immer es möglich ist, ist m.E. sinnvoll, um seine größtmögliche Motivation zu aktivieren. Der „optimale" Arbeitsplatz trägt überdies maßgeblich zur Rückfallprophylaxe bei. Und letztendlich halte ich es für das Selbstwertgefühl unverzichtbar, einer Tätigkeit

nachzugehen, die den Begabungen entspricht und zufrieden macht. Der Klient kann im Zuge eines solchen Gespräches fast immer sehr genau benennen, wo seine Ressourcen und Defizite liegen. Darauf aufbauend entwirft der Klient im Gespräch einen imaginären Arbeitsplatz, an dem er sich richtig wohl fühlen würde. Ich lasse dabei meine Beobachtungen zu seinem Arbeitsverhalten in der Arbeitstherapie einfließen und lasse ihn reflektieren, wie diese Erfahrungen wohl in ein erfüllendes Berufsleben zu übernehmen sind.
Beispiel: Jemand hatte eine verantwortliche Position, die ihn nachhaltig unter Stress setzte. In den Arbeitssituationen während der Therapie taucht für ihn die Frage auf: „Warum ist mir eigentlich ein verantwortlicher Posten so wichtig?" Der Klient kann nun hier für sich die Erfahrung machen, wie entlastend es ist, im Team zu arbeiten und trotzdem „jemand zu sein". Diese Erfahrung kann in die Wahl eines neuen Arbeitsplatzes einfließen oder zur Veränderung der bisherigen Stelle führen. Mit diesem imaginären Arbeitsplatz als Ausgangspunkt der Überlegungen tun sich auch bisher nicht beachtete Alternativen für die Suche nach dem geeigneten Arbeitsplatz oder Beruf auf.

Beispiel
M., 37 J., durchlief eine steile Karriere in der Kommunalverwaltung. In der Verwaltungsausbildung fielen dem Arbeitgeber, die heimische Gemeinde, seine Leistungen so positiv auf, dass er überdurchschnittlich gefördert und bei jedweder Weiterbildung unterstützt wurde. So kam es, dass er mit 34, nach mehreren leitenden Posten, stellvertretender Bürgermeister und Leiter des Ordnungsamtes war. Er war Vorsitzender mehrer Ortsverbände, engagierte sich dort weit über Durchschnitt und war in seinem Ort eine Honoration. Er trank keinen Alkohol, rauchte nicht und war ein religiöser Mann.
M. berichtete in der Therapie: Bevor er seine letzte Stelle in der Gemeindeverwaltung antrat, sei er fünf Jahre Umweltbeauftragter gewesen. Dies war seine Traumstelle. Er hatte sich für die leitende Stelle im Ordnungsamt aus dem Wunsch heraus beworben, „noch weiter oben auf der Leiter zu stehen und noch mehr Geld zu verdienen". Nach Zusage der Stelle wusste er sofort, dass er einen Fehler gemacht hatte. Ein Jahr lang lebte er mit diesem Gefühl, bevor er dennoch die Stelle antrat. Noch in der Therapie ärgerte er sich, dass er die Entscheidung damals nicht revidierte.
Im gleichen Jahr wurde zudem eine HIV-Infektion festgestellt und er fing an, Kokain zu konsumieren, nachdem es ihm von Freunden angeboten worden war: „Alle Angst und alles Grübeln war schlagartig weg".
Im Ordnungsamt schlug ihm nun die Arbeit über dem Kopf zusammen. Sein Vorgänger hatte sehr viel liegen gelassen, was er aufarbeiten musste. So betreute er immer mehrere Projekte gleichzeitig, ging darüber hinaus

seinen zahlreichen ehrenamtlichen Verpflichtungen nach. Heute sei ihm klar, dass sein Streben, „alles am besten selbst schnell zu erledigen", von vielen Mitarbeitern ausgenutzt wurde. Er hatte gar keine Privatzeit mehr, sei zu jeder Tages- und Nachtzeit verfügbar und ansprechbar gewesen. Abendliche Sitzungen und Überstunden waren die Regel.
Immens belasteten ihn unmotivierte Kollegen und kollegiale Dispute. Dann fühlte er sich ohnmächtig und hatte Schwierigkeiten, sich (auch kraft Amtes) durchzusetzen. Dies bereitete ihm einen ungeheuren Stress. Es war nicht die Arbeit an sich, die anstrengend war, sondern seine Schwierigkeiten bei Konflikten.
Nach einem Sportunfall (Bezirksliga Handball) 01 und der damit verbundenen Ruhezeit wurde ihm deutlich, wie sehr seine Arbeitsleistung unter dem Einfluss der Drogen nachgelassen hatte. Er sei darüber derart verzweifelt gewesen, dass er sich das erste Mal krankschreiben ließ. Wenige Monate später trat er die Therapie an.
Das Therapieergebnis nach intensiver arbeits- und psychotherapeutischer Behandlung war die frühzeitige Teilberentung (38. LJ.). Dies war u.a. dadurch motiviert, dass die HIV-Erkrankung ausbrach und der Klient ausreichende Nebenbeschäftigungen (Ehrenämter und eigene Nebenerwerbsstelle) ausüben konnte.
M. übernahm nur noch jeweils ein Projekt des Ordnungsamtes und zog sich sonst aus allen politischen Verantwortungen zurück.
Sicherung des Leistungsbildes bedeutete auch in diesem Fall, die Belastungsgrenze sehr genau zu benennen und dann das zukünftige Arbeitspensum anzupassen.

Mancher Klient äußert den Wunsch, eine neue Ausbildung zu beginnen. Im therapeutischen Gespräch wird hinterfragt, warum er dieses möchte und welche persönliche Bedeutung es für ihn hat. Im Gespräch werden dann Bedenken und Ängste deutlich: z.B.

- die Angst vor der Berufsschule wegen einer Legasthenie,
- die Scheu vor der Länge der Ausbildung,
- „Bringe ich das überhaupt noch, mich als Stift unterzuordnen, schließlich war ich sechs Jahre Dealer!"

Manchmal verbirgt sich hinter dem Ausbildungswunsch das Motiv, einen Ausweg aus der Eintönigkeit des derzeitigen Arbeitsplatzes zu finden. Alternativen zu einer Ausbildung sind dann vielleicht eine Fortbildung, ein Wechsel des Betriebes, der Erwerb eines Anleiterscheins. Der Klient könnte so auf seiner ursprünglichen beruflichen Position bleiben und durch neue Kompetenzen neue Aufgaben übernehmen. Diese Lösungen wären nicht mit einem Verlust der sozialen Position als Arbeitnehmer verbunden, sondern würden eine individuelle Lösung darstellen. Diese sollte möglichst das Ziel sein.

Es ist dabei allerdings darauf zu achten, dass der Ergotherapeut sich nicht in die Rolle des „großen Zauberers" drängen lässt. Der Hang des Suchtkranken zu Passivität wird hier besonders deutlich. Vielfach wurde bisher immer die Agentur für Arbeit dafür verantwortlich gemacht, wenn es mit der Arbeit nicht klappte, jetzt soll der Therapeut die Dinge für den Klienten regeln. Oberstes Gebot in der Planung des beruflichen Wiedereinstiegs ist es von daher: So viel wie möglich den Klienten selbst machen lassen. Das betrifft z.B. Stellenanzeigen, Kontakte zur Agentur für Arbeit und Arbeitgebern.

Auch den Entwurf eines Wunscharbeitsplatzes sollte der Klient selbst anfertigen. Vor allem dann, wenn er starke Versorgungsansprüche hat. Der Prozess wird in unserer Klinik durch die Ergotherapeutin strukturiert, notwendige Informationen werden bereitgestellt. Ein Eingreifen ist beim Entwurf des Wunscharbeitsplatzes immer dann nötig, wenn der Klient irrationale Ziele verfolgt.

Parallel dazu hat in aller Regel der Bezugstherapeut damit begonnen, die Anschlussmaßnahmen zu planen. Dabei kann es sich zum Beispiel um einen sechs Monate dauernden Aufenthalt in einer sozialtherapeutischen Wohngemeinschaft oder in einer Adaptionseinrichtung handeln. Als Ergotherapeutin weiß ich dann, wohin der Klient geht und welcher zeitliche Handlungsspielraum in der Ergotherapie bleibt. Geht der Klient in eine Wohngemeinschaft, die Realitätstraining zur Aufgabe hat, wird sich dorthin auch die konkrete Planung der Wiederaufnahme der Berufstätigkeit verlagern.

Bis zum Ende der Therapie werden dann noch weitere berufsvorbereitende Maßnahmen durchgeführt, wie z.B. die Vorbereitung auf Bewerbungsgespräche. Was muss der Klient gegebenenfalls bei Bewerbungen beachten? Bewerbungstrainings gehören in den Aufgabenbereich jeder Arbeitsagentur und können da selbstständig vom Klienten wahrgenommen werden. Ich biete den Klienten an, ihre Bewerbungsschreiben noch einmal zu reflektieren und beantworte Sachfragen. Hierbei handelt es sich z.B. um die Gestaltung des Lebenslaufes. Es ist immer wieder eine Frage, wie arbeitsfreie Zeiträume hier deklariert werden sollten. Gegebenenfalls kann man in der Gruppe Rollenspiele zum Thema Bewerbungsgespräch machen. Hier geht es darum, sich damit auseinander zu setzen, wie man mit der Suchterkrankung im Bewerbungsgespräch umgeht: z.B. Was kann ich erzählen, was ziehe ich an, wie antworte ich auf heikle Fragen? ...

Kümmert sich der Klient selbst um Stellenausschreibungen, unterstützt es ihn, wenn er Strukturhilfen für die Suche erhält und entwickelt.

Im Therapierahmen lassen sich folgende Themen sehr gut mit dem Klienten erarbeiten:

- Was biete ich dem Arbeitgeber an?
- Was sind meine Forderungen?
- Wozu bin ich bereit?
- Warum sollte der Arbeitgeber sich gerade für mich entscheiden?

3.2 Besondere Schwierigkeiten der beruflichen Reintegration

Der Ergotherapeut hat also drei Aufgaben in der beruflichen Reintegration: die Klärung des Fähigkeitsprofils, die strukturierende Planung und die Bereitstellung von Informationen. So sollte der Klient auch für die Zeit nach der Therapie wissen, wo er weitere Hilfe bekommt:

- **Agentur für Arbeit**: Berufsberatung, Arbeitsberater, Reha-Berater
- **Berufsbildungswerk**: berufsvorbereitende Maßnahmen, Berufsfindung, Arbeitserprobung, ausbildungsbegleitende Hilfen
- **Berufsförderungswerk**: überbetriebliche Ausbildungen, Berufsfindung, Vorbereitungslehrgänge
- **Berufstrainingszentren**: berufliche Rehabilitation, Qualifizierung, Arbeitstraining, Bewerbungstraining, psychoedukative Gruppenangebote (diese kommen für Suchtkranke jedoch nur selten in Frage)
- spezielle Angebote des **Suchthilfesystems**
- **Integrationsfachdienste** bei anerkannter Behinderung: Sicherung/Adaption eines geeigneten Arbeitsplatzes, begleitende Hilfen

An dieser Stelle möchte ich auf besondere Umstände von Drogenabhängigen hinweisen, die bei der Anamnese deutlich werden und oft eine Klippe auf dem Weg zur beruflichen Wiedereingliederung darstellen:

3.2.1 Haftzeiten

In der Anamnese frage ich regelhaft nach Haftzeiten, da Hafterfahrungen den Klienten wesentlich prägen: Seine soziale Wahrnehmung verändert sich, seine sozialen Kompetenzen haben sich „spezifiziert" und die Arbeitshaltung verändert sich. Im Gefängnis bedeutet Arbeit eine willkommene Abwechslung, wird aber anders bezahlt und oft nicht an den eigenen Kompetenzen ausgerichtet. Trotzdem lernen hier viele Klienten neue Arbeitsfelder kennen, entwickeln Interesse für einen Beruf oder bauen Fachkompetenzen auf.
Arbeitgeber außerhalb des öffentlichen Dienstes verlangen oft kein polizeiliches Führungszeugnis. Für die Klienten stellt sich dann die Frage: Wie gehe ich mit den Haftzeiten im Lebenslauf um. Am einfachsten ist auch hier die Ehrlichkeit.

Oft kann man die Klienten jedoch nicht dazu bewegen. Daher kann es ratsam sein, dass der Klient diese Zeitspanne im Lebenslauf auslässt. Daraufhin im Bewerbungsgespräch angesprochen, muss er natürlich Auskunft erteilen. Wie er das diplomatisch macht, ohne seine Chancen auf ein Minimum zu reduzieren, kann er sich vorher überlegen. Er kann auch mit dem Ergotherapeuten verschiedene Möglichkeiten im Rollenspiel erproben, diese Information zu geben. Meine Erfahrung hat gezeigt, dass Klienten bei Bewerbungen am besten zurechtkommen, wenn sie offen mit ihrer Drogenkarriere und Haftzeiten umgehen. Sie erscheinen sicher, ehrlich und geben dem Arbeitgeber eine reelle Chance für eine Entscheidung, die beide Seiten zufrieden stellt. Ich vertrete diese Meinung vor den Klienten auch als Schritt auf dem Weg zur Geradlinigkeit. Der Klient muss an der Stelle aber selbstverantwortlich handeln. Mancher traut sich die Offenheit nicht zu.

3.2.2 Abgebrochene Ausbildungen

Dies ist eines der häufigsten Probleme. Ich erinnere mich an eine Klientin mit elf verschiedenen abgebrochenen Ausbildungen! Entscheidend auf dem Weg zum Zutrauen in die eigenen Ressourcen ist es, die Gründe für die Abbrüche zu reflektieren. Es könnte sein, dass bisher keine Ausbildung den eigenen Erwartungen entsprach. Diese Erwartungen an einen Arbeitsplatz können auf ihren Realitätsbezug hin betrachtet werden und eventuell korrigiert werden. Es kann aber auch immer wieder mangelndes Durchhaltevermögen oder Stressvermeidung Ursache für den häufigen Ausbildungsabbruch sein. Es muss dann Ziel der arbeitstherapeutischen Behandlung sein, andere Verhaltensweisen auszuprobieren und Erfolgserlebnisse zu verarbeiten. Man sollte zudem die Gründe für die Ausbildungsabbrüche auf ihre Bedeutung hin überprüfen.

Beispiel

Eine Klientin trug ausschließlich schwarze Kleidung und brach die Ausbildung zur Arzthelferin ab, weil sie die weiße Berufskleidung nicht ertragen konnte. Diesen Grund gab sie jedenfalls an. Hin und her gerissen zwischen Wertschätzung der Klientin und Unverständnis ihrer Argumentation gegenüber, begann ich mit ihr die Hintergründe dieser Abneigung zu suchen. Im Laufe des Gesprächs wurde klar, dass die Kleidungsfrage nur der Anlass für den Abbruch war. Es tauchten darüber hinaus Schwierigkeiten im Umgang mit dem Chef und im Team auf, der Berufsschulbesuch war unregelmäßig und es gab eine eher geringe Motivation zu arbeiten.

Anhand von abgebrochenen Ausbildungen lassen sich der Selbstwert, die Selbstwirksamkeit und die Leistungsmotivation gut bearbeiten. Darüber hinaus sollte der Ergotherapeut auf Informationsquellen und weiterführende Hilfen verweisen. Es ist sinnvoll, selbst viel Informationsmaterial bereit zu halten. Dieses kann man sich von verschiedenen Einrichtungen zuschicken lassen oder bei entsprechenden Informationsveranstaltungen sammeln.

3.2.3 Unrealistische Selbsteinschätzung

„Ich bin Tischler, ich hab' zwar keinen Brief, aber ...", Klienten geben manchmal an, Kompetenzen zu besitzen, die sich sehr schnell als unrealistisch erweisen. Gibt ein Klient an, Tischlerarbeiten verrichten zu können, arbeitet jedoch grundsätzlich ungenau und vernachlässigt jede Handlungsplanung, ist eine Überprüfung der Angaben angezeigt. Weist die Berufsanamnese dabei auch eine deutliche Diskontinuität auf, muss mit dem Klienten diese Diskrepanz besprochen werden: Was waren die tatsächlichen Gründe dafür, dass er Arbeitsplätze als Tischler immer wieder verlor?

Solchen Klienten schlage ich eine Arbeitserprobung im Arbeitstrainingsprojekt vor, wenn sie als Tischler weiter arbeiten wollen. In der Holzwerkstatt stellt sich dann sehr schnell heraus, wie es sich mit ihren derzeitigen Fähigkeiten in diesem Arbeitsbereich verhält. Daraus können Konsequenzen gezogen werden. Der Klient sollte dann nach der Therapie noch in ein Berufsförderungsprogramm oder in ein Arbeitstrainingsprojekt gehen.

Der Klient erhält eine klare Einschätzung seiner Kompetenzen, die jedoch in jedem Fall wertschätzend und Perspektiven schaffend formuliert wird, um ihn zur Korrektur der Eigenwahrnehmung anzuregen.

3.2.4 Ausländische Schulabschlüsse

Da es schwierig ist, über Schul- und Berufsabschlüsse aus anderen Staaten vollständig informiert zu sein, ist es notwendig, in diesen Fragen eng mit einer Agentur für Arbeit zusammenzuarbeiten.

3.2.5 Vermeidungshaltung

Durch die Tendenz zur Vermeidung haben die Klienten häufig weder Schulabschluss noch Ausbildung. Sie gehen Stress jeder Art aus dem Weg. Prüfungen, Kollegenstreit, Kritik an der eigenen Leistung oder sogar ein zu weiter Arbeitsweg sind Kündigungsgründe für sie. Immer wieder trifft man auf Klienten, die aus Unlust, Schamgefühl oder falsch verstandener Entscheidungsfreiheit einfach nicht mehr zur Arbeit gingen und in aller Ruhe auf die Kündigung warteten, um sich dann etwas Neues zu suchen oder aber Arbeitslosengeld zu erhalten. Ein extremes Beispiel in meiner Berufszeit war ein Klient, der mit dieser Haltung acht Jahre Arbeitslosengeld bezog und 16 Stellen „angefangen hatte".

Neben der arbeitstherapeutischen Behandlung dieser massiven Arbeitsstörung ist es wichtig, die Ressourcen des Klienten herauszufinden. Denn er wird nur einen Arbeitsplatz befriedigend finden, der ihn nicht überfordert. Solche Klienten profitieren oft auch nachhaltig von dem geschützten Rahmen eines Arbeitstrainingsprojektes, wo sie den Umgang mit Misserfolgen lernen, die Frustrationstoleranz und Kritikfähigkeit verbessern und so eine stabilere Selbstwirksamkeit entwickeln können. Dort können sie ihre Grundarbeitsfähigkeiten schulen.

3.2.6 Klienten ohne Berufsausbildung

Für Klienten ohne eine Schul- oder Berufsausbildung ist es Teil einer gelungenen Rehabilitation hier ein Perspektive zu entwickeln. Während der Rehabilitationsmaßnahme kann der Antrag auf berufliche Reha beim Kostenträger oder bei der Agentur für Arbeit gestellt werden. Bei Bewilligung erhält der Klient auch nach Abschluss der stationären Maßnahme Unterstützung, um dieses Ziel zu erreichen.
Der Ergotherapeut kann mit dem Klienten eine berufliche Orientierung erarbeiten. Hierzu muss herausgefunden werden, was der Klient besonders gut kann. Dies geschieht über das Gespräch und die Beobachtung seiner Arbeitsfähigkeiten. Es gilt seine Interessen einzukreisen.
Spätestens in der sechsten Woche empfiehlt es sich, den Berufsinteressentest B.I.T.II durchzuführen (Irle und Allehoff, 1984).
Wenn sich aus vagen Vorstellungen heraus ein realisierbarer Wunsch beim Klienten verfestigt, kann auf den Test verzichtet werden. Oft kann der Klient ziemlich genau benennen, wie seine Arbeit aussehen müsste, kennt aber keinen Beruf dazu.

Beispiel

„Ich würde gerne etwas mit Tieren machen."
Frage: Was für Tiere? Haustiere. Ich stelle ihm dann anhand verschiedener Infoblätter aus dem Arbeitsamt Berufe vor, die möglich wären:
Tierpfleger, tierärztliche Sprechstundenhilfe, Tierwirt, Verkäufer in einer Zoohandlung, Landwirt.
„Nein, eine Ausbildung soll es möglichst nicht mehr sein." Dann empfiehlt sich vielleicht ein Praktikum im Tierheim, Zoo, Tierpark, Zooladen, beim Landwirt oder beim Schäfer.
Wir finden auf diese Weise meistens eine Vorstellung, wohin der Weg gehen kann.

Über ein Praktikum einen Beruf bzw. ein Berufsfeld kennen zu lernen, ist sicher ein guter Schritt zu Entwicklung einer realistischen beruflichen Perspektive.
Leider ist es nicht in jeder Suchteinrichtung möglich, ein Praktikum durchzuführen. In vielen Langzeittherapien gehört die externe Belastungserprobung jedoch zum Therapiekonzept. In unserer Institution finden ca. 30% der Klienten mit Hilfe eines Praktikums eine Vollzeit- oder Teilzeitstelle oder auch einen Ausbildungsplatz. Viele Arbeitgeber erkennen die hohe Motivation, die dahinter steht, wenn man mit 30 Jahren und älter noch zu einem Praktikum bereit ist.

Schon bei der Akquise von Praktikumsplätzen müssen die Arbeitgeber darauf vorbereitet werden, dass die zukünftigen Praktikanten während des Praktikums durch den Ergotherapeuten begleitet und betreut werden.
Eine weitere Möglichkeit für die Vorbereitung auf das Arbeitsleben ist die Teilnahme des Klienten an einem Arbeitstrainingsprojekt. Der Klient lernt das Arbeitstrainingsprojekt schon während der Therapiezeit durch einen Besuch kennen und erhält Informationen über die vorhandenen Möglichkeiten. Klienten können beispielsweise in einer Nachsorgewohngruppe wohnen und gleichzeitig am Arbeitstrainingsprojekt teilnehmen. Die Maßnahmen können bis zu einem Jahr dauern. In diesem Zeitraum hat der Klient die Möglichkeit, seine Fähigkeiten zu überprüfen und eine tragende Arbeitshaltung zu entwickeln. Die weitere berufliche Reintegration wird von hieraus dann geplant und begleitet.

3.2.7 Klienten ohne Nachsorgemaßnahmen

Wenn der Klient im Anschluss an die Therapie an keiner Nachsorgemaßnahme teilnimmt, beginnt für ihn nach Abschluss der Therapie das selbstständige Leben und er muss Geld verdienen, um seinen Lebensunterhalt zu sichern.
Hierzu muss geprüft werden, welche Möglichkeiten ihm offen stehen. Er kann zu einem früheren Arbeitgeber Kontakt aufnehmen und sich nach den Möglichkeiten einer Wiedereinstellung erkundigen. Das kann durchaus erfolgreich sein (ca. 20% der Fälle), da einige Arbeitgeber ehemaligen Mitarbeitern nach einer Therapie sehr wohlwollend gegenüberstehen.
Darüber hinaus kann es unterstützend wirken, dass der Arbeitgeber von der Bundesagentur für Arbeit befristete Lohnzuschüsse als Eingliederungshilfe erhalten kann. Diese Lohnkostenzuschüsse werden von der zuständigen Agentur für Arbeit individuell bewilligt und können bis zu zwei Jahren gezahlt werden. Der Arbeitsberater für Rehabilitation in der Agentur für Arbeit fällt auch die Entscheidung darüber, ob der Klient sogar den Anspruch auf eine „Rehabilitations-Umschulung" hat.
Viele Klienten finden ihre erste Anstellung häufig bei einer Zeitarbeitsfirma. Dies kann jedoch nur sehr stabilen Klienten angeraten werden, da hier oft enorme Arbeitsleistungen verlangt werden bei unregelmäßigen Arbeitszeiten und oft langen Anfahrtswegen.
Um während einer Übergangszeit eine allmähliche Belastungssteigerung zu gewährleisten, kann der Klient vom Klinikarzt als nur bedingt arbeitsfähig geschrieben werden. Dann ist es möglich, Sozialleistungen zunächst weiterhin zu erhalten und mit einer reduzierten Stundenzahl zu arbeiten.

3.2.8 Bisheriger Arbeitgeber scheut die Neu- oder Weiteranstellung

Die Arbeitgeber hatten oft lange Zeit Geduld mit dem Suchtkranken am Arbeitsplatz. Häufige Fehlzeiten, sinkende Arbeitsleistung, steigende Fehlerquoten, vielleicht auch Straftaten haben das Arbeitsverhältnis belastet und das Vertrauen des Arbeitsgebers auf ein Minimum reduziert. Bisherige Arbeitgeber, die gegenüber dem suchtkranken Arbeitnehmer eine soziale Verantwortung empfinden, wünschen sich dann Sicherheit darin, dass der Arbeitnehmer nicht erneut rückfällig wird. Hier kann es sinnvoll sein, den Betriebsrat und ggf. den betrieblichen Suchtkrankenhelfer zu einem Gespräch hinzuzuziehen. Ziel ist es, den Betrieb über die Arbeitsfähigkeiten des Klienten zu informieren und gemeinsam einen Reintegrationsplan zu entwickeln. Drei Maßnahmen haben sich hier bewährt, die den Bedürfnissen aller Beteiligten entgegenkommen.

a) Man vereinbart eine Probezeit mit klaren vertraglichen Regelungen darüber, bei welchen Vorkommnissen das Arbeitsverhältnis aufgelöst wird. In dieser Zeit kann sich der Arbeitgeber von der Leistung des Klienten überzeugen.
b) Unter der Voraussetzung des Einverständnisses des Klienten kann man vereinbaren, dass der Klient durch Urinproben nachweist, dass er clean bleibt. Diese sollten durch den Betriebsarzt oder ggf. den Hausarzt erhoben werden. Regelmäßige Urinkontrollen werden jedoch schnell uneffektiv. Es muss genau festgelegt werden, welche Befunde welche Konsequenzen haben, z.B.: Wie viel Urinkontrollen müssen positiv sein, bevor gekündigt wird? Was passiert bei unklaren Befunden? Wer bezahlt die Urinkontrollen? Auf welche Stoffe wird getestet? In welchem Zeitraum wird diese Maßnahme durchgeführt?
c) Der Klient kann eine Verpflichtung abgeben, beim ersten Rückfall die Kündigung zu akzeptieren.

Es ist wichtig, den Betriebsrat zur Vereinbarung der Maßnahmen hinzuzuziehen, um die Absprachen im Sinne des Arbeitsrechtes zu gestalten. Die Maßnahmen sind in jedem Fall zeitlich zu befristen, damit sich für den Klienten kein Druck- und Abhängigkeitsverhältnis einstellt, das extrem demotivierende und destabilisierende Auswirkungen haben kann.
Die genannten Vorschläge kann der Klient jedoch einem Arbeitgeber machen, um seinen Arbeitsplatz zu sichern und einen Beitrag zum Arbeitsfrieden zu leisten.

Beispiel
M., 48 J., arbeitet seit 20 J. in einer Klinikgroßküche als Küchenhelferin. Sie ist seit einigen Jahren kokainabhängig. Sie berichtet: Ihr Arbeitsplatz sei sehr laut und es sei dort oft über 30° Grad heiß. Sie müsse oft schwer heben und habe zunehmende Schwierigkeiten mit dem langen Stehen. Das Arbeitstempo sei sehr hoch und Pausen würden meistens nicht gemacht. M. arbeitet täglich sechs Stunden bei ständig wechselnden Arbeitszeiten, oft auch zu ungewöhnlichen Zeiten wie morgens um 4.30 Uhr. Dieser Schichtdienst, vor gut einem Jahr eingeführt, macht ihr am meisten Schwierigkeiten, weil ihr ganzer Alltag aus dem Tritt geraten ist. Sie schafft es nicht, einen normalen Tagesrhythmus von Arbeit und Entspannung zu gestalten. Sie kommt dem Schichtdienst zwar problemlos nach, fühlt sich dann aber bei der Versorgung der Kinder und des Haushaltes mit Schrebergarten völlig überfordert. Sie kann den Schlaf nicht nachholen und ist daher ständig übermüdet.
Sie berichtet, dass auch die Kolleginnen unter dem Schichtdienst leiden würden. Das Arbeitsklima habe sich seither gravierend verschlechtert. Den Konflikten am Arbeitsplatz fühle sie sich zunehmend hilflos ausgeliefert, sie fühle sich oft gemobbt. Sie reagiere darauf mit zunehmendem eigenem Leistungsdruck, um keinen Anlass für Kritik zu liefern. Bemühe sich um perfekte Leistungen, mache alles am liebsten selbst und verlasse sich lieber auf keinen mehr.
M. hat am Arbeitsplatz kein Kokain konsumiert, zeigte aber wegen der Restdrogenwirkung und vor allem der „durchgefeierten Nächte" zunehmend Konzentrationsschwächen. Sie gibt an, sie sei eigentlich inzwischen auch selbst mit ihren Leistungen am Arbeitsplatz nicht mehr zufrieden.

Mit dem Betrieb wurde folgendes Wiedereingliederungsmodell erarbeitet. Innerhalb der kommenden 18 Monate kann M. selbst den Zeitpunkt bestimmen, wann sie die Arbeit wieder aufnimmt. Bis zum Zeitpunkt der Arbeitsaufnahme wird sie krankgeschrieben. Danach verpflichtet sie sich ein Jahr dazu, auf Aufforderung Urinproben abzugeben. Der Arbeitsbeginn wird stufenweise gestaltet mit zunächst vier Stunden am Tag. M. beantragt eine Umbesetzung in eine Stationsküche. Dies wird ihr vom Arbeitgeber zugesagt, denn die Wiedereingliederung an ihrem bisherigen Arbeitsplatz würde ein zu hohes Rückfallrisiko beinhalten.

3.2.9 Gefährdende Berufe

Es gibt Berufe, die für Suchterkrankte nicht geeignet sind. Leider ist es für die Arbeitnehmer in den weiter unten beschriebenen Berufen häufig sehr schwierig, eine berufliche Weiterbildung oder Umschulung genehmigt zu bekommen, denn die Berufe weisen sog. „weiche" Risikofaktoren auf.

In der Werbebranche ist die Verfügbarkeit von Drogen meist sehr hoch. Klienten aus diesen Berufen verfügen aber oft über eine sehr gute fachliche Kompetenz, die meistens über lange Jahre erworben wurde. Die persönliche Identifizierung mit der eigenen Arbeit ist überproportional. Diese Fachkräfte sind auf dem Arbeitsmarkt sehr gefragt. Alternative Berufsfelder für diese fachlichen Ressourcen sind kaum zu finden, aber die Rückkehr in dieses Arbeitsumfeld stellt eine enorme Rückfallgefahr dar.

Auch Tätigkeiten im Kulturbetrieb, in medizinischen Berufen oder in der Gastronomie weisen große Gefährdungen auf. Altenpfleger haben z.B. freien Zugang zu Psychopharmaka aller Art. Köche schmecken viele Gerichte mit alkoholischen Getränken ab.

Auch Berufe, bei denen der Umgang mit größeren Geldsummen üblich ist, sind für manche Klienten gefährdend: Schaffner, Kellner, Buchhalter.

Im Zuge der beruflichen Wiedereingliederung muss bei diesen Berufsbildern der Spagat gewagt werden zwischen Zutrauen in die Selbststeuerung des Klienten und oft unattraktiven Alternativen. Einen Koch, der seit 10 Jahren im eigenen Restaurant gearbeitet hat, wird man nur schwer zu einer Anstellung in der Großküche eines Krankenhauses bewegen können. Dennoch gibt es auch immer wieder Klienten, die die Notwendigkeit des Stellenwechsels einsehen und ihrer Gesundheit wegen in Kauf nehmen. Dann jedoch muss auch geklärt werden, ob der Stellenwechsel mit Unterforderungen verbunden sein könnte, die wiederum zu Frustration und Selbstwerteinbußen führen und destabilisierend sein können.

Zu den gefährdenden Berufen gehören:

- Alle Berufe, die mit der Produktion und dem Vertrieb alkoholischer Getränke zu tun haben
- Berufe, bei denen Alkohol stets verfügbar ist
- Berufe, die es wegen Belastung durch Hitze und Staub erforderlich machen, dass viel getrunken wird
- Berufe in der Bauwirtschaft
- Berufe, bei denen Alkoholkonsum zum gesellschaftlichen Standard gehört, z.B. Medienberufe, Rechtsanwälte
- Berufe, in denen oft neue Kontakte aufgenommen werden müssen
- Berufe, die mit viel Stress verbunden sind, z.B. Unternehmer, Manager, Freiberufler

Die schlechteste Prognose haben Klienten, bei deren Entlassung noch keine Aussichten auf einen festen Arbeitsplatz bestehen.
Bis eine Stelle im eigenen Beruf in Sicht ist, wird diesen Klienten dringend geraten, eine Tätigkeit aufzunehmen, die die Monotonie des Alltags unterbricht: z.B. ein Praktikum, eine ehrenamtliche Tätigkeit, ein berufsfremder Job .
Es bleibt festzustellen, dass die wirtschaftliche Sicherheit und eine befriedigende Tätigkeit wesentlich zur Stabilisierung und damit zur Überwindung der Suchterkrankung beitragen.

3.2.10 Resümee

Zwei Aspekte der beruflichen Reintegration sollen im Folgenden noch genannt werden:

1. Zusammenarbeit mit der Agentur für Arbeit

Eine enge Zusammenarbeit mit der Agentur für Arbeit ist wünschenswert. Selbst wenn der Rehabilitationsberater der Agentur für Arbeit zu einem Informationsgespräch in die Einrichtung kommt, ist der Informationsfluss häufig nicht gänzlich befriedigend, da die Klienten einen sehr individuellen Informationsbedarf haben. Viele Rehabilitationsberater können lediglich Auskunft über die regionale Arbeitsmarktsituation geben. Die Klienten stammen jedoch aus verschiedenen Regionen und haben Probleme ihre regionalen Arbeitsberater zu erreichen. Persönliche Kontaktaufnahmen sind ihnen nur während der wenigen Belastungstage möglich. Die Fachklinik Eußertal hat von daher mit der zuständigen Regionaldirektion (früher Landesarbeitsamt) den Kontakt aufgebaut und arbeitet daran, dass der Rehabilitationsberater aus dieser überregionalen Behörde die Klinik regelmäßig aufsucht.
Auch die langwierige und komplizierte Bearbeitung von Anfragen und Anträgen durch die Behörden ist für die Rehabilitation Suchtkranker hinderlich. Eine Überbrückungszeit von nur wenigen Wochen zwischen Entlassung und Aufnahme einer Tätigkeit oder weiteren Rehabilitationsmaßnahme ist für den Klienten mit einer immensen Rückfallgefahr verbunden.

2. Ambulante arbeitsrehabilitative Begleitung

Diese muss folgende Ziele beinhalten:

- Den bisherigen Behandlungserfolg stabilisieren und die Verselbstständigung des Klienten vorantreiben, Unterstützung also kontinuierlich reduzieren
- Eigenverantwortung und Selbstkontrolle stärken, die Klienten für Rückfallsituationen sensibilisieren
- Eigenverantwortliche Strukturierung des Alltags, der Arbeitswelt, Förderung der selbst organisierten aktiven Freizeitgestaltung

Bei immer knapper werdenden personellen Ressourcen ist zzt. ungeklärt, wer diese Aufgabe übernehmen kann. Ideal wäre es, wenn die Klinik Personalressourcen zur Verfügung stellen könnte, um die ambulante Begleitung am Arbeitsplatz für eine Übergangszeit zu ermöglichen.
Je stärker die berufliche Rehabilitation an Bedeutung bei der Behandlung Suchtkranker gewinnt, desto mehr muss die stark psychotherapeutische Orientierung der Fachklinik einer eher sozialtherapeutischen Sichtweise weichen. Arbeitstherapie als Ergänzung der Psychotherapie bleibt auf Dauer uneffektiv.
Meiner persönlichen Einschätzung nach gibt es auf diesem Gebiet noch sehr viel Entwicklungsbedarf. Massenarbeitslosigkeit, leere Sozialkassen und Druck der Kostenträger stehen der zunehmend klientenzentrierten, indikativen und ressourcenorientierten Therapie Suchtkranker behindernd gegenüber.
Trotzdem stehen eine Reihe von Angeboten zur beruflichen Wiedereingliederung zur Verfügung, die im Folgenden genannt werden.

3.3 Angebote der beruflichen Rehabilitation

Im Arbeitsleben ist nicht die Suchtform das entscheidende Merkmal, sondern die Auswirkung des Suchtverhaltens auf die Leistungsfähigkeit.

„Die Leistungspflicht des Rentenversicherungsträgers im Rahmen der medizinischen und beruflichen Rehabilitationsmaßnahme endet erst, wenn der/die Berechtigte beruflich (wieder) auf einem Dauerarbeitsplatz eingegliedert ist oder aber die mangelnde Erfolgsaussicht weiterer beruflicher Rehabilitationsmaßnahmen festgestellt wird." (Urteil des Bundessozialgerichtes AZ 13RJ 79/93-)
Seit das Sozialgesetzbuch IX im Juli 2001 in Kraft getreten ist, verpflichtet es die Rehabilitationsträger zur Errichtung gemeinsamer Servicestellen. Berufliche Rehabilitation bietet die erforderlichen Hilfen, die Leistungsfähigkeit zu erhalten, zu bessern oder (wieder) herzustellen.
Das Arbeitsförderungsgesetz tritt in Kraft, wenn nicht andere Rehabilitationsträger wie Renten- oder Krankenversicherung berufsfördernde Leistungen zahlen. Die Agentur für Arbeit vermittelt dann die nötigen Informationen zu den Leistungen der Arbeitsförderung und Adressen von Integrations- und psychosozialen Fachdiensten. Für Behinderte sind außerdem die Integrationsämter zuständig.
Leistungen sind

- Hilfen zum Erhalt oder Erlangen eines Arbeitsplatzes
- Berufsfindung, Berufsvorbereitung und Arbeitserprobung
- berufliche Erstausbildung
- berufliche Fortbildung, Umschulung und Anpassung

Nachfolgend sollen einige Begriffe der Arbeitsförderung und der beruflichen Rehabilitation erklärt werden:

RPK	Einrichtungen zur medizinischen und beruflichen Rehabilitation psychisch kranker Menschen
BTZ	Berufliche Trainingszentren zur beruflichen Rehabilitation und Integration psychisch kranker Menschen
BfW	Berufsförderungswerk: Berufsfindung, Arbeitserprobung, Vorbereitungslehrgänge für Menschen mit einer Behinderung, die schon eine Ausbildung absolviert haben
BBW	Berufsbildungswerk: überbetriebliche Erstausbildung für behinderte Menschen
WfbM	Werkstatt für behinderte Menschen
Integrationsfirmen	Firmen, die im Segment der freien Wirtschaft tätig sind und zwischen 25-50% anerkannt schwerbehinderte Menschen beschäftigen; die Mitarbeiter erhalten Tariflöhne, für schwerbehinderte Menschen kann ein Minderleistungsausgleich beantragt werden, außerdem können die Firmen Fördermittel für Investitionen und Beratung beantragen
Integrationsfachdienste	Einrichtungen mit dem Ziel, durch Beratung und Begleitung zur beruflichen Integration schwerbehinderter Menschen beizutragen
Integrationsamt	Zuständig für die Koordination der beruflichen Rehabilitation schwerbehinderter und behinderter Menschen in Trägerschaft der Landeswohlfahrtsverbände und Landschaftsverbände der Länder

Arbeitsassistenz	Rechtsanspruch für behinderte Menschen nach SGB IX, direkte und persönliche Hilfen am Arbeitsplatz zu erhalten
Case-Management	Erstellen eines individuellen Konzeptes zum Erhalt des durch Behinderung oder Langzeiterkrankung bedrohten Arbeitsverhältnisses; der Case-Manager wird entweder von den Rehabilitationsträgern oder der Agentur für Arbeit eingesetzt und koordiniert alle notwendigen Interventionen
Zuverdienstarbeitsplätze	Niederschwelliges Arbeitsangebot (einige Stunden die Woche) für chronisch psychisch Kranke. Es handelt sich in der Regel nicht um sozialversicherungspflichtige Arbeitsverhältnisse. Die Lohnkosten werden nicht bezuschusst und sind von daher von den Einnahmen der jeweiligen Firma oder Institution abhängig
Arbeitstrainingsprojekt	Von den Rehabilitationsträgern bezahlte arbeitstherapeutische Einrichtung unter nahezu realistischen Arbeitsbedingungen

4 Statistische Daten

Zur Behandlungskontrolle wurde 2000 in der Fachklinik Bokholt eine Statistik zur Arbeitstherapie zu folgenden Fragen erhoben:

- Welche Altersverteilung weisen die Patienten auf?
- Aus welcher Region stammen die Patienten?
- Haben die Patienten Erfahrungen mit Inhaftierungen?
- Welche Schulabschlüsse weisen die Patienten auf?
- Wie war ihr Erwerbsstatus zu Beginn der Therapie?
- Welche Berufsausbildungen weisen die Patienten auf?
- Welche funktionellen Einschränkungen lagen zu Therapiebeginn vor?
- Welche Rehabilitationsergebnisse wurden erzielt?

Mit Hilfe der Daten sollte der Behandlungserfolg überprüft werden, um ggf. das Konzept zu modifizieren. Die Daten ermöglichten es, einen Überblick über das Klientel zu erhalten. Die Auswertung der Statistik lässt verschiedene Rückschlüsse zu, die hier im Folgenden dargestellt werden.
Der größte Teil der Klienten war 1999 zwischen 26 und 35 Jahre alt. 22% waren jünger und 22% waren bis zu 50 Jahre alt. Das Durchschnittsalter betrug 31 Jahre. Im Jahr 2000 war die Verteilung ähnlich, es gab aber mehr junge Klienten, sodass das Durchschnittsalter auf 29 Jahre sank.

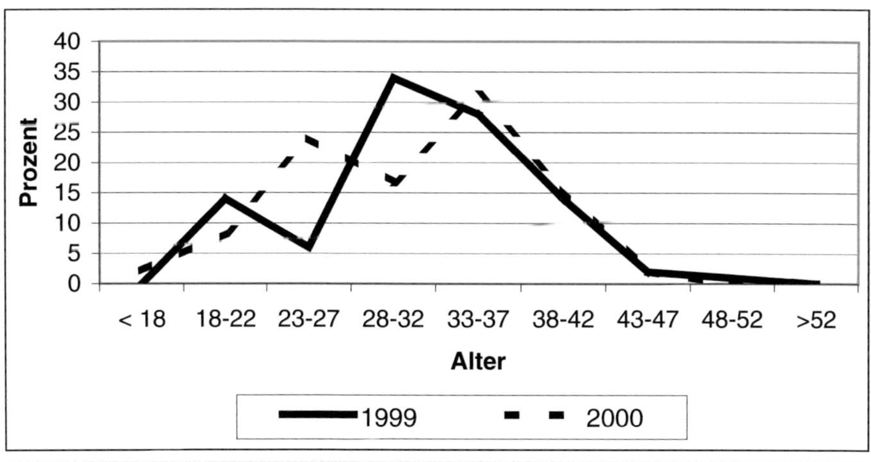

Abbildung 4: Altersverteilung der Klienten

In welcher Lebenssituation sind Menschen in diesem Alter? Kann daraus ein Rückschluss auf Therapiemotivation und -erfolg gezogen werden?
Schein (2000) hat die Phasen der Entwicklung im Erwachsenenalter beschrieben. Sein Modell ist besonders interessant, da er vor allem auf die Berufswelt bezogen geforscht hat. Seine Thesen lauten:

- Beim Eintritt in das vierte Lebensjahrzehnt (d.h. 30 Lebensjahre und älter) sollte die Wahl des Berufsweges abgeschlossen sein.
- Mit dem dreißigsten Lebensjahr sollte ein Mensch seinen Platz in der Gesellschaft gefunden haben und meistens ist die erste langfristige Paarbeziehung eingegangen worden.

Drogensüchtige benötigen in aller Regel in diesem Lebensalter eine Phase der Nachreifung. Viele Klienten haben die erste Phase des Erwachsenseins noch nicht vollendet, manchmal noch nicht einmal begonnen. Sie sind noch mit der Ablösung von der Ursprungsfamilie beschäftigt. Ihre Themen sind wie bei einem jungen Erwachsenen Autonomie und Selbstgenügsamkeit. Diese erste Phase des Erwachsenseins zu erreichen, ist ein Therapieschwerpunkt für viele Klienten. Denn erst nach Abschluss dieser Phase kann die Suche nach der persönlichen Identität, die Sinnsuche und das Festlegen langfristiger Ziele (z.B. Familienplanung) beginnen (s. S. 23). Bis Ende des dreißigsten Lebensjahres haben die meisten Menschen Wurzeln geschlagen und streben nach Anerkennung und Erfolg. Sie etablieren sich auf allen Gebieten. Auch viele Drogenabhängige hatten eine tief empfundene Sehnsucht danach. Dies ist im Behandlungsalltag immer wieder zu beobachten. Viele Klienten, gerade auch die älteren, erschrecken, wenn sie eine Bestandsaufnahme ihres bisherigen Lebens durchführen, sie reagieren mit Panik oder Resignation. Es ist eine wesentliche Aufgabe der Therapie, ihnen Wege aufzuzeigen, wie man „sich etablieren kann" und soziale Anerkennung erwirbt. Dazu gehört es, dem beruflichen Leben wieder einen neuen Sinn zu geben. Der Klient muss jetzt festlegen, welchen Stellenwert das berufliche Leben in seinem Leben einnehmen soll. Er muss seine Ideale an der Realität messen, Zugeständnisse machen und Verantwortung übernehmen.
Der Hauptanteil unserer Klienten befindet sich in dieser Phase, die mit viel Selbstkonfrontation verbunden ist.

Bei der Wohnort-Statistik fällt auf (Abb. 5), dass bei den Klienten, die aus Millionenstädten kommen, ein Rückgang zu verzeichnen ist, während die Zahl der Klienten aus Kleinstädten ansteigt. Das kann verschiedene Gründe haben:

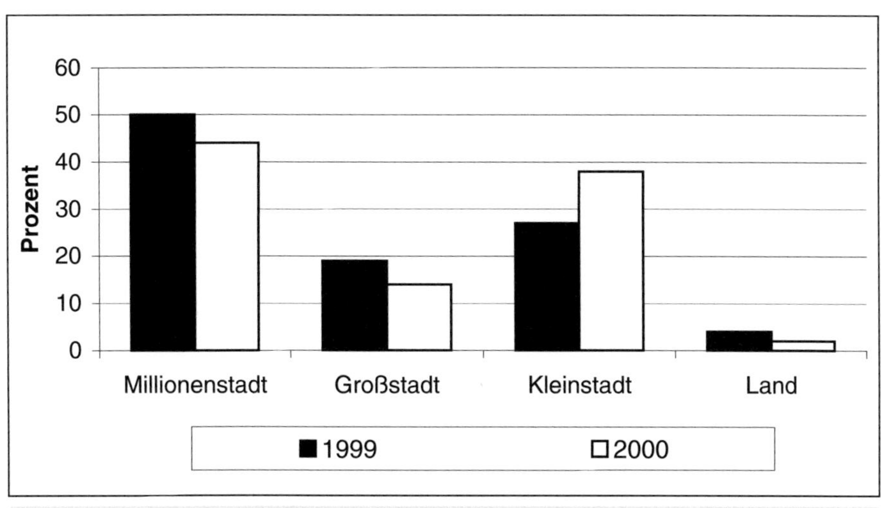

Abbildung 5: Wohnorte der Klienten

- Die Drogenszene wird in die kleineren Städte im Umland des Großraumes verdrängt.
- Die Angebote des Suchthilfesystems in der Großstadt sind umfangreicher geworden.
- Kleinstädte weichen dem Drogenproblem nicht mehr aus.
- Die Beratungsangebote in den Kleinstädten sind besser geworden.
- Auffallend wenig Klienten kommen vom „platten Land". Es wäre sicher spannend, die Gründe dafür zu untersuchen.
- Die Klinik verstärkt ihr Bemühen um regionale Anbindung.

Haft	**1999**	**2000**
Ja	38	32
Nein	62	66

Tabelle 5: Erfahrungen der Klienten mit Inhaftierungen

Tabelle 5 gibt einen Überblick über die Hafterfahrungen der Klienten. Etwa ein Drittel unserer Klienten haben Hafterfahrung. Nicht erfasst wurde, wann die Hafterfahrungen im Lebenslauf gesammelt wurden. Sicherlich sind diejenigen, die direkt aus der Haft (über §§ 35 StGB) zu uns kommen, häufig akut traumatisiert. Bei einigen Klienten liegt eine Posttraumatische Belastungsstörung vor. Diese äußert sich:

- in wiederholten sich aufdrängenden Erinnerungen
- in stark belastenden Träumen
- in intensivem psychischem Leid bei der Konfrontation mit ähnlichen Ereignissen

- in Vermeidung bestimmter Anstrengungen, Gedanken und Gefühle
- in psychogener Amnesie
- in dem Gefühl der Entfremdung von anderen
- in eingeschränkten Affekten
- in dem Gefühl verkürzter Zukunftsperspektiven
- in erhöhtem Erregungsniveau
- in Schlafstörungen
- in Konzentrationsschwierigkeiten

Sie zeigen darüber hinaus oft eine reduzierte Therapiemotivation, auf die sie im Vorgespräch sehr deutlich hingewiesen werden. Im Sinne des Schutzes für die Gruppe muss vom therapeutischen Team auf „knasttypisches" Verhalten geachtet werden, um dieses zu korrigieren. Damit alle Klienten optimal von der Therapie profitieren, bemüht sich die Klinik, diese „Knastgruppe" klein zu halten. Die Symptome, die ihr Verhalten und Erleben prägen, können die Therapie und das Gruppensetting nachhaltig beeinträchtigen. Von daher ist die Information über Hafterfahrungen und deren Zeitpunkt wichtig für die Therapieplanung.
1999 verfügten 70% der Klienten über einen Haupt- oder Realschulabschluss.

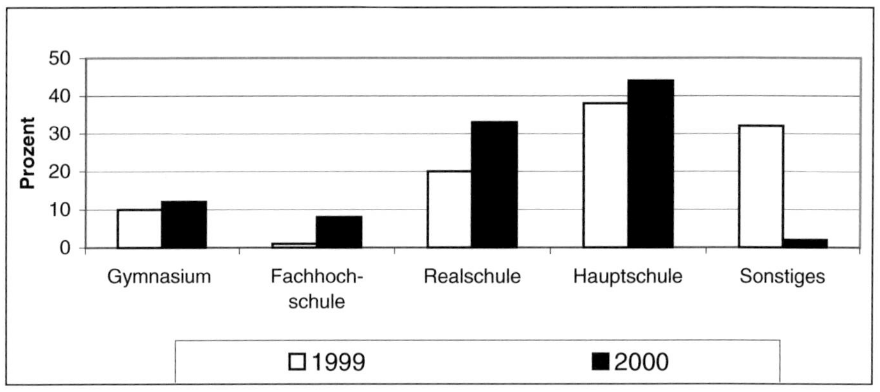

Abbildung 6: Schulabschüsse der Klienten

Im Jahr 2000 stieg der prozentuale Anteil dieser Gruppe weiter. Es wurde darüber hinaus noch erfasst, ob die Schule abgebrochen wurde, ob der Abschluss an einer Sonderschule oder ob über ein Berufsvorbereitungsjahr der Hauptschulabschluss erreicht wurde. Dieser Prozentsatz war so niedrig, dass er zu vernachlässigen war und keine Schlussfolgerungen zuließ, zumal es sich nicht um eine repräsentative Statistik handelt. Der Fachhochschulreife lag meistens ein abgebrochener Gymnasialbesuch zu Grunde. Die Tatsache, dass weit über 80% der Klienten einen diskontinuerlichen Schulverlauf haben oder mit ihrem

Bildungsabschluss unzufrieden sind, lässt Vermutungen zu, dass im Vorfeld der Abhängigkeitserkrankung bereits

- die Chancen in der Gesellschaft deutlich geringer sind
- Broken-home Situationen zur Vernachlässigung der Bildung beitragen
- es in der Persönlichkeitsstruktur des Suchtkranken liegt, die Bildung zu vernachlässigen

Die Daten lassen in jedem Fall die Aussage zu, dass eine berufliche Reintegration häufig nur in Verbindung mit einer Bildungsmaßnahme gelingen kann. In immer mehr Berufen werden gehobene Bildungsabschlüsse benötigt und auch in handwerklichen Berufe werden infolge der Technisierung immer komplexere Kenntnisse verlangt.

Viele Klienten sind fest davon überzeugt, von vorneherein schlechtere Chancen zu haben und legen keinerlei Energie mehr in die Stellensuche. Fehlende Perspektiven, Chancenlosigkeit und fehlendes Selbstwertgefühl führten zu Blockaden, die in der Therapie abgebaut werden müssen.
Über 60% der Klienten waren im Jahr 2000 vor Beginn der Therapie erwerbstätig oder weniger als 1 Jahr arbeitslos oder arbeitsunfähig. Das Konzept der Klinik sieht eine verhältnismäßig kurze Verweildauer vor. Die Therapie ist von daher vor allem für Klienten mit einer guten sozialen Anbindung geeignet.
Erwerbstätige können sich keine Langzeittherapie leisten. Mit der konzeptionellen Hinwendung der Klinik an die Patientengruppe der Kokainabhängigen wurden

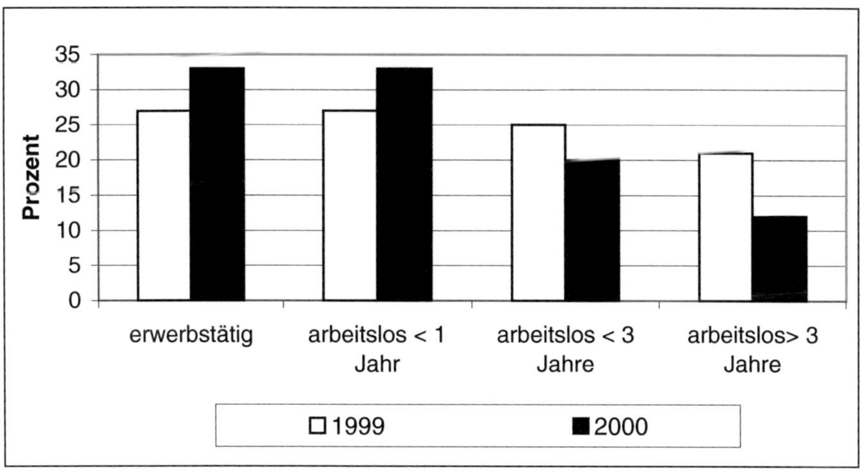

Abbildung 7: Erwerbsstatus der Klienten zu Beginn der Therapie

hier flexible Konzepte für diese Klientel eingeführt, die den Faktor der Berufstätigkeit berücksichtigen. Die Zahl der Klienten, die länger als ein Jahr arbeitslos sind, ist daher rückläufig (ein Drittel des Gesamtklientel). Etwa 36% der Klienten bezogen Arbeitslosengeld oder -hilfe, 29% Sozialhilfe.
Vor diesem Hintergrund wird deutlich, wie wichtig die berufliche Reintegration und wie groß der Bedarf der Fachkliniken ist, mit den Agenturen für Arbeit zusammenzuarbeiten. Obwohl beide Institutionen das Interesse haben, die Klientel in die Arbeitswelt zu integrieren, funktioniert die Zusammenarbeit äußerst unbefriedigend. Die Zuständigkeitsregelungen sind ein großes Problem. Da die Klienten aus sehr unterschiedlichen Regionen kommen, ist es nicht möglich, mit allen zuständigen Arbeitsagenturen zusammenzuarbeiten. Hinzu kommt, dass die Klienten mit Antritt der Therapie aus dem Zuständigkeitsbereich der Arbeitsagentur herausfallen. Sie sind in der Zeit weder Leistungsbezieher noch für den Arbeitsmarkt verfügbar.
Ähnliche Hindernisse gibt es bei der Zusammenarbeit mit den Sozialämtern. Hier hatte die Wiederherstellung der Erwerbstätigkeit bisher nicht immer einen hohen Stellenwert. Die Klienten werden nicht immer gut über ihre Rechte informiert und vieles liegt dann in ihrer Eigenverantwortung.
Wie sich die Situation angesichts der anstehenden arbeitsmarktpolitischen Reformen ändern wird, in deren Zuge sich die Zuständigkeiten für alle erwerbsfähigen Arbeitslosen in die Arbeitsverwaltung verlagern werden, kann noch nicht beurteilt werden.

Laut unserer Statistik (Abb. 8) kommt ein Drittel der Klienten aus handwerklichen Berufen, ein weiteres Drittel hat keinen Beruf. Der Rest verteilt sich auf verschiedene andere Berufe, wobei Dienstleistungsberufe nur gering vertreten sind und

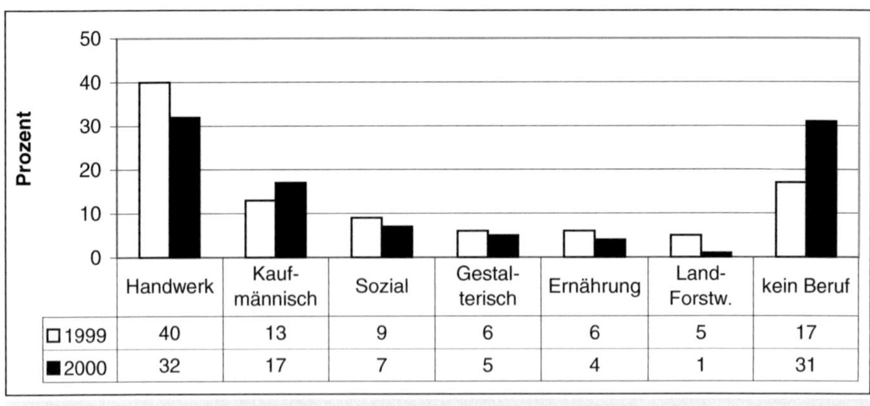

	Handwerk	Kaufmännisch	Sozial	Gestalterisch	Ernährung	Land-Forstw.	kein Beruf
□1999	40	13	9	6	6	5	17
■2000	32	17	7	5	4	1	31

Abbildung 8: Berufsausbildungen der Klienten

dann meist aus dem kaufmännischen Bereich stammen. Wir werden in Kürze die Berufsverteilung noch einmal differenzierter statistisch erfassen. Es scheint bisher so, als ob bestimmte Berufe unter den Klienten so gut wie nie vertreten sind, andere auffallend gehäuft.
So finden sich z.B. gehäuft Suchterkrankungen bei Bauarbeitern, Köchen, Tischlern.
„Kein Beruf" heißt wiederum nicht „keine Arbeit". Viele Drogensüchtige arbeiten als Aushilfskräfte und Angelernte an häufig wechselnden Arbeitsstellen.

Im Jahr 2000 wurde erstmals erfasst, welche Maßnahmen zur beruflichen Reintegration für die Zeit nach der Therapie geplant wurden (Abb. 9). Unser Anspruch ist es, jeden Klienten mit einem Plan zur beruflichen Reintegration zu entlassen. Die Maßnahmen sind dann in der Regel schon eingeleitet. Wir sehen darin einen wesentlichen Stabilisierungsfaktor.
Laut unserer Statistik kehren über 20% der Klienten wieder an ihre ehemalige Arbeitsstelle zurück oder haben sich im bisherigen Beruf eine neue Arbeitstelle gesucht. Das entspricht unserem ressourcenorientierten Ansatz: Qualifikationen und Kompetenzen sollen nicht ohne weiteres aufgegeben werden, auch wenn sich die Arbeit oder die Arbeitssituation schwierig gestaltet.

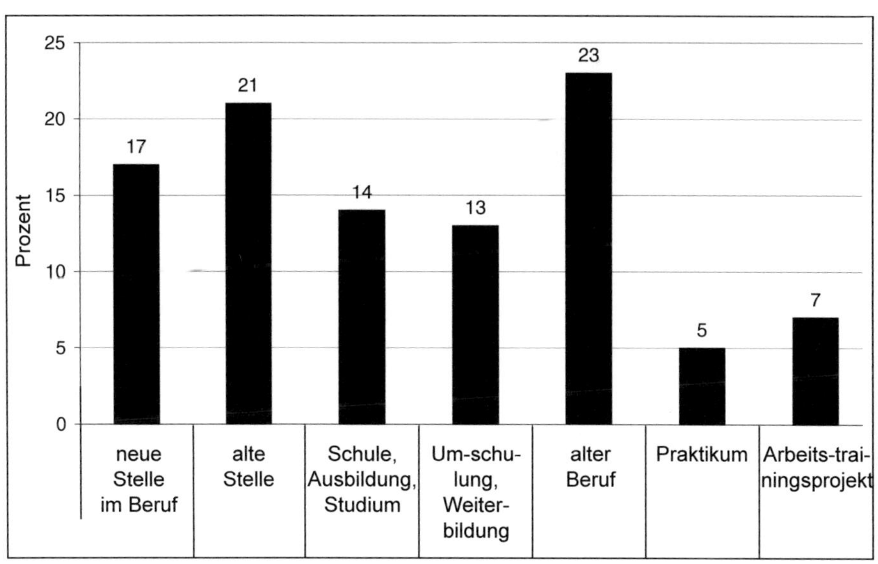

Abbildung 9: Rehabilitationsergebnis 2000

Ca. 15% der Klienten suchen eine neue berufliche Orientierung. Der Prozess des Suchens sollte am Ende der Therapie beendet sein, d.h., die Entscheidung für einen Beruf sollte gefallen sein. Es kann dann z.B. ein Praktikum, eine Ausbildung oder Weiterbildung erfolgen. Angestrebt wird, solide Grundlagen für langfristige berufliche Ziele zu schaffen. Rasch irgendeine Arbeitsstelle anzunehmen, ist auf Dauer unbefriedigend.

Qualifikation ist das Kapital, mit dem am Arbeitsmarkt gute Chancen geschaffen werden. Drogensüchtige ziehen die schnellen Lösungen oft vor. Aufgabe der Arbeitstherapie ist es dann, die Spanne der Wirksamkeitserwartung auszudehnen, d.h. die Einsicht zu fördern, dass eine vielleicht mehrjährige Ausbildung im Endeffekt sinnvoller und befriedigender ist.

Ca. 7% der Klienten gehen in ein Arbeitstrainingsprojekt, weil die Arbeitsfähigkeiten zum Ende der Therapie noch nicht ausreichend stabilisiert sind.

4.1 Rückblick – Ausblick – Erfolge – Misserfolge

- In unserem psychotherapeutisch orientierten Konzept bleibt für die Arbeitstherapie wenig Raum. Ich nutze jedes vorhandene Arbeitsfeld, denke aber, dass vor allem in der Ablösephase der Schwerpunkt noch erweitert werden könnte. So werden wir die Malerwerkstatt ausbauen, um realistische Arbeitsbedingungen weitestgehend imitieren zu können.
- Dadurch, dass ich alleine für alle Patienten zuständig bin, muss ich immer wieder Abstriche bei dem machen, was m.E. nötig wäre, z.B. externe Arbeitserprobungen, individuelle Aufgabenstellungen, genauere Beobachtung von Arbeitssituationen.
- Die Verteilung der Dienste und Aufgaben unterliegt oft dem Druck der Gegebenheiten, was eine therapeutisch sinnvolle Einteilung in der Ämtergruppe erschweren kann. Die Verteilung der Dienste sollte auch von den Therapeuten mit gestaltet werden, um maximale Effizienz zu erreichen.
- Zurzeit erarbeite ich einen Bogen zur Erfassung katamnestischer Daten. Diese sind m.E. für die Qualitätssicherung unverzichtbar. Zunächst sollen diese im Rahmen unseres alljährlichen Ehemaligentreffens erhoben werden. Erfasst werden soll z.B., ob der ehemalige Klient eine Arbeit hat oder arbeitslos ist bzw. eine Ausbildung oder berufliche Weiterbildung durchführt.
- Des Weiteren werden zurzeit verschiedene Evaluationssysteme in der Ergotherapie eingesetzt und ausprobiert. Mein Wunsch ist ein standardisiertes Modell, das meinen Informationsbedarf abbildet.
- Eine lückenlose Dokumentation des individuellen arbeitstherapeutischen Verlaufs ist in unserer Einrichtung kaum möglich. Dokumentiert werden die Anamnese, die Arbeitsdiagnostik, die Zielhierarchie, der therapeutische Verlauf

(dies geschieht nur sehr grob und erscheint mir noch nicht befriedigend) und die Ergebnisse mit der Erstellung einer Prognose.

- Um in der Einrichtung Möglichkeiten zu schaffen, eine Arbeitssituation wirklichkeitsnah zu erleben, wäre beispielsweise die Einrichtung eines kliniknahen Dienstleistungsbetriebes nötig.
- Insgesamt gibt es in der Klinik viele verschiedene Berufsfelder, die für Arbeitserprobungen genutzt werden könnten. Hierzu müsste an der Bereitschaft aller Mitarbeiter der Klinik gearbeitet werden, sich an der arbeitsrehabilitativen Aufgabe zu beteiligen.
- Ziel ist eine engmaschige Zusammenarbeit mit der Agentur für Arbeit. Regelmäßige Beratungen der Klienten durch Mitarbeiter der Agentur für Arbeit im Haus könnten den Kontakt und die Ergebnisse nachhaltig steigern. Im Anschluss an eine suchtspezifische medizinische Rehabilitationsleistung müssen nahtlos berufliche Eingliederungshilfen und Fördermaßnahmen der Agentur für Arbeit zur Verfügung stehen.
- Die Teilnahme an arbeitsmarktpolitischen Fördermaßnahmen (z.B. mit Hilfe von Mitteln der Europäischen Union) ist für die Klinik anzustreben.
- Die Teilnahme an Forschungsprojekten, die Anbindung an eine Hochschule oder Universität könnte es leichter machen, die Behandlung und ihre Ergebnisse zu evaluieren und Evidenznachweise zu erbringen.
- Ein intensiver inhaltlicher und konzeptioneller Austausch mit den Kostenträgern würde die Behandlung effektiver machen und Entwicklungen vorbereiten. Zurzeit wird man immer wieder mit der Situation konfrontiert, dass gerade erarbeitete Konzepte den ständig modifizierten Anforderungen der Kostenträger immer wieder neu angepasst werden müssen.

5 Literaturverzeichnis

Aktion Psychisch Kranke, Schmidt-Zadel, R. (Hrsg.). 25 Jahre Psychiatrie – Enquete. Bd. 1 und 2. Bonn: Psychiatrie-Verlag; 2001

Arendt H. Vita activa. München, Zürich: Piper Verlag; 1981

Bäuerle D. Suchtgefahren – Kinder und Medikamente. Bergisch-Gladbach: Bastei-Lübbe; 1994

Bahlke S., Hans Braun (Hrsg). Arbeitsplatznahe Rehabilitation Behinderter. Idstein: Schulz-Kirchner-Verlag; 2000

Basdeskis-Jozsa R., Krausz M. Komorbidität bei Abhängigkeitserkrankungen. In: Sucht aktuell. 1/2002: S. 63

Battegay R. Vom Hintergrund der Süchte. 5. vollständig überarbeitete und ergänzte Auflage. Bern: Blaukreuz-Verlag; 1993

Beck U., Schöne neue Arbeitswelt. Bd. 2. Frankfurt/Main, New York: Campus Verlag; 1999

Berg IK., Reuss NH. Lösungen – Schritt für Schritt. Bd. 19. Dortmund: Verlag modernes lernen; 1999

Berger Pl., Luckmann Th. Die gesellschaftliche Konstruktion der Wirklichkeit. Frankfurt: Fischer; 1970; 1980

Böttger A., Holterhoff-Schulte I. Therapie und Arbeit. Hannover: Niedersächsische Landesstelle gegen die Gefahren von Suchtgefahren; 2001

Brink W. v. d. 1995, „Personality disorders and addiction“. In: European Addiction Research, vol. 1, pp. 161-165

Bundeskriminalamt (Hrsg.). Daten zur Rauschgiftkriminalität in der Bundesrepublik Deutschland 1999; Falldatei Rauschgift Stand 31.1.2000 Wiesbaden http://www.bka.de 2000

Bundeskriminalamt (Hrsg.). Rauschgiftkriminalität 2002. PKS Berichtsjahr 2002, -7300-220

Bundesministerium für Gesundheit und Soziales: Lebenslagen in Deutschland. Der erste Armuts- und Reichtumsbericht der Bundesregierung, Kapitel V.6.1. Bundestagsdrucksachen Nr.14/5990

Bundessozialhilfegesetz (BSHG). 12. Auflage; München: Beck – Texte im dtv; 2001

Cohn R. Von der Psychoanalyse zur themenzentrierten Interaktion. Stuttgart: Klett; 1987

Deutsche Hauptstelle für Suchtgefahren (DHS). Substanzbezogene Störungen am Arbeitsplatz. In: DHS Info. Ahaus: Lensing Druck; 2000

Deutsche Gesellschaft für Sozialpsychiatrie (DGSP) (Hrsg.). Passt die Arbeit noch? Perspektiven der Arbeitsrehabilitation. Schwerpunktheft Sozialpsychiatrische Informationen 1; 2001

Deutsche Hauptstelle gegen die Suchtgefahren (Hrsg.). Jahrbuch Sucht 2003; Geesthacht: Neuland Verlagsgesellschaft mbH; 2003

Dittmann V., Dilling H., Freyberger H. (Hrsg). Psychiatrische Diagnostik nach ICD-10. Göttingen: Huber; 1992
Dole VP & Nyswander M.A. Medical treatment for diacetylmorphine addiction. In: JAMA, 23, 193, 1989: 80-84
Ellgring H. Theorien und aktuelle Probleme der Emotionspsychologie. In: K.R. Scherer (Hrsg.). Psychologie der Emotion, Enzyklopädie der Psychologie (S. 1-38). Göttingen: Hogrefe; 1990
Fachverband Drogen und Rauschmittel (FDR) (Hrsg.). Akzeptanz und Grenzen – Beziehungsw(a)eisen in der Suchtarbeit. Dokumentation 15. Bundesdrogenkongress/e.V. Geesthacht: Neuland-Verlagsgesellschaft mbH; 1993
Fachverband Sucht e.V. (Hrsg.). Sucht und Erwerbstätigkeit – wie erfüllen Rehabilitationseinrichtungen ihren Auftrag? Beiträge des 8. Heidelberger Kongresses 1995 Geesthacht: Neuland-Verlagsgesellschaft mbH; 1997
Fengler J. Süchtige und Tüchtige. München: J. Peiffer; 1994
Feser H., Renn, H. Alkoholmißbrauch junger Soldaten – Problemskizze und Modellentwicklung. In: Suchtgefahren, Jg. 28, Hamburg: Gesundheitsbehörde der Freien und Hansestadt Hamburg 1982, 3, S. 225-240
Festinger L. Theorie der kognitiven Dissonanz. Göttingen: Huber; 1978
Feuerlein W. Alkoholismus, Missbrauch und Abhängigkeit, Entstehung, Folgen, Therapie. Stuttgart: Thieme; 1998
Fischer T. Berufsfindung und Arbeitserprobung. Dortmund: Verlag modernes Leben; 1987
Föhres F., Kleffmann A., Müller B., Weinmann S. MELBA – Ein Instrument zur beruflichen Rehabilitation und Integration (Hrsg.). Bundesministerium für Arbeit und Sozialordnung, Siegen; 1997
Freyberger H.J., Stieglitz R. (Hrsg.). Kompendium der Psychiatrie und Psychotherapie. Basel: Karger; 1997
Frohn B. Handbuch der psychoaktiven Pflanzen. Augsburg: Weltbild Buchverlag; 1999
GEO Wissen. Sucht und Rausch. Hamburg: Gruner + Jahr AG & Co; 1990
Ganggel S., Kerkhoff G. Fallbuch klinischer Neuropsychologie. Göttingen: Hogrefe-Verlag; 1996
Goldberg H., Lewis R.T. Der Tanz um das goldene Kalb. Zürich: Schweizer Verlagshaus / SV international; 1983
Goldenberg G., Pössl J., Ziegler W. (Hrsg) Neuropsychologie im Alltag. Stuttgart: Thieme; 2001
Groth K., Schönberg R. Arbeitstherapie: Brücke zwischen Klinik und Alltag. In: Bock T., Weigand H. (Hrsg.). Handwerksbuch. Bonn: Psychiatrie Verlag; 1992: 317
Haerlin C. et al. Vernetzt oder verstrickt? Der psychisch Kranke im System

beruflicher Hilfen. Walldorf-Verlag: INTEGRA, Verein zur Integration und Beschäftigung e.V. Homepage: www.integra-walldorf.de
Haerlin C. Nicht nur behindert, sondern auch psychisch begabt und psychiatrieerfahren. Vortrag auf dem 46. Ergotherapiekongress in Nürnberg; 2001
Hartje W., Poeck K. Klinische Neuropsychologie. Stuttgart: Thieme; 2002
Heckmann W. Drogentherapie in der Praxis. Weinheim und Basel: Beltz Verlag; 1991
Heide M. „Wenn ich erst wieder Arbeit habe...". Geesthacht: Neuland-Verlagsgesellschaft mbH; 2001
Helma Sumsion (Hrsg). Klientenzentrierte Ergotherapie. Stuttgart: Georg Thieme Verlag; 2002
Hendin H. The age of sensation. W.W. Norton and Company; 1975
Herwig-Lempp J. Von der Sucht zur Selbstbestimmung. Dortmund: Löer Druck GmbH; 1994
Hüllinghorst R., Merfert-Diete C., Lindemann F. Jahrbuch Sucht 2000. Geesthacht: Neuland-Verlagsgesellschaft mbH; 1999
Irle M., Allehoff W. Berufsinteressentest B.I.T. Göttingen: Hogrefe Verlag, Testzentrale GmbH; 1984
Jahoda M. Wie viel Arbeit braucht der Mensch? München/Weinheim: Psychologie Verlagsunion; 1995
Jerosch-Herold C., Marotzki U., Hack B.M., Weber P. Ergotherapie – Reflexion und Analyse: Konzeptionelle Modelle für die ergotherapeutische Praxis. Bd. 49. Heidelberg: Springer Verlag Berlin; 1999
Jung, M. Seele – Sucht – Sehnsucht. Lahnstein: emu - Verlags - GmbH; 1999
Kajanoja J. Social capital – the missing link in the performance measurement (Sozialkapital – das fehlende Glied in der Leistungsbemessung); Vortrag 4.3. auf der internationalen Forschungskonferenz über soziale Sicherheit. Helsinki, 25.-27. Sept. 2000. Veröffentlicht über http://www.issa.int/germ/publ/4conthelsinki.htm.
Kalke J., Raschke P., Kern W. Handbuch der Suchtprävention. Freiburg: Lambertus; 2004
Karnath H.-O., Thier P. Neuropsychologie. Berlin: Springer; 2003
Kayser E., Schanz V., von Rotberg A. Objektbeziehungen und Ergotherapie. Idstein: Schulz-Kirchner Verlag; 1997
Kayser E. Objektbeziehungen und Körperselbst in der Ergotherapie. Idstein: Schulz-Kirchner Verlag; 1999
Kielhofner G. Model of Human Occupation. 3rd ed. Baltimore: Lippincott Williams and Wilkins; 2002
Kielholz P., Ladewig D. Die Abhängigkeit von Drogen. München: dtv; 1973
Kieselbach Th., Mutz G., Henkel D., Lubinski V., Heise Ch., Marhoffer K., Geisbühl W. (Un-)möglichkeiten der beruflichen Rehabilitation und Integration Sucht-

kranker. Süddeutsche Hilfsgemeinschaft der LIGA der freien Wohlfahrtspflege in Baden-Württemberg e.V.; 1996
Klußmann, R. Psychosomatische Medizin, 4. Auflage. Berlin Heidelberg: Springer Verlag; 1998
König K. Arbeitsstörungen und Persönlichkeitsstörungen. Bonn: Psychiatrie Verlag;1998
Kubny-Lüke B. (Hrsg.). Ergotherapie im Arbeitsfeld Psychiatrie. Stuttgart: Thieme; 2003
Künzel-Böhmer J., Bühringer G., Janik-Konecny Th. Expertise zur Primärprävention des Substanzmissbrauches. Schriftenreihe des Bundesministerium für Gesundheit; 20. Baden-Baden: Nomos; 1993
Kuhar M.J., Schuster Ch. Pharmacological Aspects of Drug Dependence New York, Heidelberg u.a.: Springer; 1996
Krausz M., Haasen C. Langzeitperspektiven süchtigen Verhaltens. Freiburg im Breisgau: Lambertus-Verlag; 1996
Krausz, M., Dittmann V. Störungen durch psychotrope Substanzen. In: Freyberger H.J., Steglitz R. (Hrsg.). Kompendium der Psychiatrie und Psychotherapie. Basel: Karger; 1997
Kruse G., Behrendt K., Bonorden-Kleij K., Gößlingen H.W. Fix(en) und fertig? Bonn: Psychiatrie Verlag; 1996
Längle G., Welte W., Buchkremer G. (Hrsg). Arbeitsrehabilitation im Wandel. Tübingen: Attempto Verlag; 1999
Landesstelle gegen die Suchtgefahren für Schleswig-Holstein e.V. (LSSH) (Hrsg.). Sucht und Lebensumfeld. Geesthacht: Neuland-Verlagsgesellschaft mbH; 1992
Landschaftsverband Rheinland (Hrsg.). Suchtkrank und psychisch krank – zwischen allen Stühlen. Dokumentation der Fachtagung am 27.6.2001 in Köln. Köln: Schriftenreihe des LVR; 2001
Landschaftsverband Rheinland (Hrsg.). Komorbidität: Empfehlungen der AG zur Umsetzung der Maßnahme 34 des Landesprogramms gegen Sucht. Köln: Schriftenreihe des LVR; 2001
Law M., Polatajko H., Carswell A., McColl M.A., Pollock N., Baptiste S. Das Kanadische Modell der Occupational Performance und das Canadian Occupational Performance Measure. In : Jerosch-Herold C., Marotzki U., Hack B.M., Weber P. (Hrsg.). Konzeptionelle Modelle für die ergotherapeutische Praxis. Rehabilitation und Prävention 49. Berlin: Springer; 1999
Law M., Baptiste S., Carswell A., McColl M., Polatajko H., Pollock N. COPM – Canadian Occupational Performance Measure. (Dehnhardt B., Harth A., Meyer A. Trans) Im Eigenverlag der Übersetzerinnen. Aha...Edition vita activa, Deutscher Verlag der Ergotherapeuten (DVE); 1999 (Originalarbeit erschienen 1998)
Linden M., Hautzinger M. Verhaltenstherapie. 3. überarbeitete und erweiterte Auflage. Berlin: Springer;1996

Löhmer C., Standhardt R. (Hrsg.) TZI – Pädagogisch-therapeutische Gruppenarbeit nach R. Cohn. Stuttgart: Klett-Cotta; 1995
Koch L., Marotzki W. (Hrsg). Die Zukunft des Bildungsgedankens. Weinheim: Deutscher Studienverlag; 1997
Maslow A.H. Motivation und Persönlichkeit. Reinbek: Rowohlt TB Verlag; 1994
Michal C. Neuropsychologisches Befundsystem für die Ergotherapie. Heidelberg: Springer; 1997
Mueser K.T., Glynn Sh. Behavioral Family Therapy for Psychiatric Disorders. New Harbinger Publications; 1999
Mutz G., Woderich R. Pfade in die Tätigkeitsgesellschaft. In: Berliner Debatte Initial. Berlin: Gesellschaft für sozialwissenschaftliche Forschung und Publizistik; 2001:4
Mutz G. et al. Diskontinuierliche Erwerbsverläufe. Wiesbaden: Vs Verlag für Sozialwissenschaften; 1995
Mutz G. et al. Diskontinuierliche Erwerbsverläufe. Wiesbaden: Vs Verlag für Sozialwissenschaften; 1995
Nowak M., Schifman R., Brinkmann R. Drogensucht. 2. völlig überarbeitete Auflage. Stuttgart: Schattauer Verlagsgesellschaft; 1996
Opaschowski H.W. Wir werden es erleben! Zukunftstrends für unser Leben von morgen. Darmstadt: Primus Verlag; 2002
Pechtold K., Jankowski P. Handeln Lernen. München Jena: Urban & Fischer Verlag; 2000
Perls F. Gestalt-Therapie in Aktion. Stuttgart: Klett-Cotta; 2002 a
Perls F. Grundlagen der Gestalt-Therapie. Stuttgart: Klett-Cotta; 2002 b
Petzold H.J. Multifaktorielle Genese psychotischer und anderer schwerer Erkrankungen. Paderborn: Junfermann Verlag; 1996
Platt K. Reden von Gewalt. Paderborn: Wilhelm Fink Verlag; 2002
Prinzhorn H. Bildnerei der Geisteskranken. Wien: Springer-Verlag; 1997
Puls W. Stress, Arbeitsbedingungen und der Konsum von Alkohol. Leverkusen: Leske + Budrich Verlag; 1999
Regier D.A., Farmer M.E., Rae D.S. et al. (1990) Comorbidity of mental disorders with alcohol and other drug abuse. Journal of the American Medical Association 264, 2511-2518
Reilly M. In: Miller R.J. and Walker K.F: Perspectives on theory for the practice of occupational therapy. Gaithersburg: Aspen; 1993
Renn H., Feser H. Alkoholmissbrauch junger Soldaten – Problemskizze und Modellentwicklung. In: Suchtgefahren, Jg. 28, 1982, 3, S. 225-240. Signatur: Z 002-3/82-2
Rogers C.R. Therapeut und Klient. 16. völlig überarbeitete Auflage. Frankfurt am Main: Fischer Taschenbuch Verlag GmbH; 2001
Rounsaville B., Babor T.F., Hofmann M., DelBoca F.K., Hesselbrock V., Meyer R.E., Dolinsky Z.S. Types of alcoholics. I. Evidence for an empirically derived

topology based on indicators of vulnerabilitiy and severity. Arch Gen Psychiatry 49,1992: 599

Saß H., Wittchen H.U., Zandig M., Houben I. Diagnostisches und Statistisches Manual Psychischer Störungen (DSM IV), deutsche Bearbeitung. Göttingen: Hogrefe Verlag; 1991

Schäfer C. Ungleichheiten politisch folgenlos? (WSI-Verteilungsbericht 2001) in: WSI-Mitteilungen 11/2001, S. 659-673

Scheiber I. Ergotherapie in der Psychiatrie. 2. überarbeitete Auflage. München: Bardtenschlager; Köln: Stam; 1995

Schein E.H. Prozessberatung für die Organisation der Zukunft. Köln: Edition Humanistische Psychologie; 2000

Schmidbauer W., vom Scheidt J. Handbuch der Rauschdrogen. 2. vollständig überarbeitete Auflage. Zwickau: Westermann Druck; 1997

Schneider R. Die Suchtfibel. Hohengehren: Schneider Verlag; 1998

Schuller A., Kleber J.A. Gier. Göttingen: Vandenhoeck und Ruprecht; 1993

Schwäbisch L., Siems M. Anleitung zum sozialen Lernen für Paare, Gruppen und Erzieher. Reinbek bei Hamburg: Rowohlt Taschenbuch Verlag GmbH; 2000

Jugend hilft Jugend e.V. Seminardokumentation des Hamburger Fortbildungs-Institutes Drogen und AIDS 1995/1996. Drogen und Aids. Bd. 1. Hamburg: Mottendruck; 1996

Stähler Th.P. Empfehlungsvereinbarung der Spitzenverbände der Renten- und Krankenversicherungsträger, Vereinbarung Sucht 1978. Schriftenreihe. Frankfurt am Main: Bundesarbeitsgemeinschaft für Rehabilitation; 1978

Stähler Th.P. Empfehlungsvereinbarung der Spitzenverbände der Renten- und Krankenversicherungsträger, Vereinbarung Sucht 2001. Schriftenreihe. Frankfurt am Main: Bundesarbeitsgemeinschaft für Rehabilitation; 2001

Steingass H.-P. Neuropsychologie und Sucht. In: Fachverband Sucht e.V. (Hrsg.). Entscheidungen und Notwendigkeiten. Geesthacht: Neuland-Verlagsgesellschaft mbH; 1999

Tasseit S. Ambulante Suchttherapie. Geesthacht: Neuland-Verlagsgesellschaft mbH; 1992

Therapiehilfe e.V. (Hrsg.). Jahrbuch 1991-2001 Fachklinik Bokholt. Eigenverlag. www.therapiehilfe.de.2001

Tölle R. Psychiatrie einschließlich Psychotherapie. Heidelberg: Springer; 1994

Trauernicht G. Prävention und Hilfe bei Suchtmittelmissbrauch. Bericht und Konzept. 2. völlig überarbeitete Auflage. Hannover: Niedersächsisches Ministerium für Frauen, Arbeit und Soziales; 2000

Tretter F., Müller A. Psychologische Therapie der Sucht. Göttingen: Hogrefe-Verlag; 2001

Vereinbarung Abhängigkeitskranker vom 04.05.2001 mit Anlage 2. www.suchthilfe.de/Rechtsgrundlagen/Recht/recht_uebersicht.pdf

Waldow M. Theorie und Empirie des poststationären Rehabilitationsverlaufes Alkoholabhängiger. Marburg: Verlag der Universitätsbibliothek; 1989
Weber P., Steier F. Arbeit schaffen. Bonn: Psychiatrie-Verlag; 1998
Weiser E. Sucht und Umwelt. 14. Landestagung 1993. Geesthacht: Neuland Verlagsgesellschaft mbH; 1994
Wienberg G., Driessen M. (Hrsg): Auf dem Weg zur vergessenen Mehrheit. Bonn: Psychiatrie-Verlag; 1992
Wilms R. Sucht. In: Kubny-Lüke B. (Hrsg.). Ergotherapie im Arbeitsfeld Psychiatrie. Stuttgart: Thieme; 2003
Wilson Schaef A. Co-Abhängigkeit. 5. völlig überarbeitete Auflage. München: Heyne; 1998
Zimbardo P.G. Psychologie. Berlin Heidelberg: Springer Verlag; 1992

5.1 Informationsmaterial

Archiv und Dokumentationszentrum für Drogenliteratur (ARCHIDO) der Universität Bremen FB 6, Postfach 330 440, 28334 Bremen
Internet: www.archido.de

Bundesarbeitsgemeinschaft für Rehabilitation (BAR), Walter Kolb Straße 9-11, 60594 Frankfurt/Main
Internet: www.bar-frankfurt.de

Bundesministerium für Gesundheit und Soziale Sicherung (BMGS), Postfach 500, 53108 Bonn
Internet: www.bmgs.de

Bundeszentrale für gesundheitliche Aufklärung (BzgA), Ostmerheimer Straße 220, 51109 Köln
Internet: www.bzga.de

Deutsche Hauptstelle für Suchtgefahren (DHS), Westring 2, 59065 Hamm
Internet: www.dhs.de

Fachverband Drogen und Rauschmittel (FDR), Odeonstraße 14, 30159 Hannover
Internet: http://fdr-online.info

Fachverband Sucht e.V. (FVS), Walramstraße 3, 53175 Bonn
Internet: www.sucht.de